小児・若年者の起立性頭痛と脳脊髄液減少症

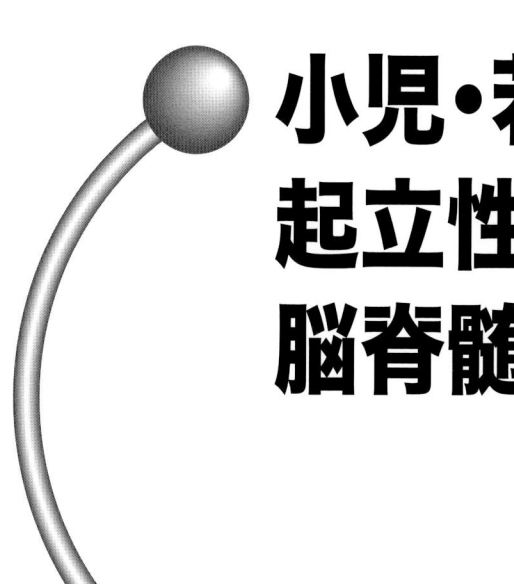

編著 | 中川紀充
明舞中央病院脳神経外科

著 |
小林修一
こばやし小児科・脳神経外科クリニック脳神経外科

髙橋明弘
東札幌脳神経クリニック

高橋浩一
山王病院脳神経外科

(五十音順)

金芳堂

序　文

　筆者が医師になった20数年前,「起立性頭痛」「低髄液圧性頭痛」などの症状名は,聞き慣れないものであった。当時の教科書を見直しても「牽引性頭痛」があるのみで,腰椎穿刺後やシャント手術などに関わる特殊な頭痛と考えられていた。最近では,よく知られるようになったが,「起立性頭痛は,起き上がって15分以内に増悪するもの」,「脳脊髄液減少症の起立性頭痛は,歩いて病院へ来られないほど強い」などの誤った認識は,現在でも少なくないようである。また,小児・若年者に脳脊髄液減少症は発症しない,または稀な病態であるとする意見もある。実際に,脳脊髄液減少症患者は存在するし,稀なものでもないと考えている。日常診療において,一般的な画像検査（頭部CT,MRIなど）で異常を認めにくいことから,見過ごされているのが現状であろう。起立性調節障害,心因性,外傷後頭痛,その他の診断を受けている場合が多いと考える。

　本書は,小児・若年者の起立性頭痛,脳脊髄液減少症について述べている。第Ⅰ部では,頭痛診療の視点から「起立性頭痛」に着目し,実際の病状や診察方法,診断,治療についての知見が詳述されている。本年代の「起立性頭痛」の訴えでは,起立性調節障害・体位性頻脈症候群と脳脊髄液減少症との鑑別は大切であり,この点について解説もされている。第Ⅱ部では,3名の筆者が10年近く脳脊髄液減少症診療に取り組むなかで,多数の小児・若年者症例を診療してきており,その経験に基づいて診断と治療について記した。

　現在,厚生労働省の研究班により脳脊髄液減少症の診断・治療法の確立に関する研究が進行中であるが,診断確定例以外の周辺病態については,まだ行われていない。さらに,小児・若年者例の検討については,未定である。本書は,研究班のこれまでの成果を踏まえながら,小児・若年者例の特性を考慮したものである。

　今後の新たな知見にも,柔軟に対応していくつもりである。

2014年8月

明舞中央病院脳神経外科

中　川　紀　充

【目次】

頭痛診療という視点から見た小児・若年者の起立性頭痛

1 総論 ▶ 小児・若年者の頭痛診療における起立性頭痛の位置づけ ……（小林修一） 2

1 小児・若年者において特に重要な頭痛は何か？ ……… 2
- ａ 国際頭痛分類　2
- ｂ 片頭痛の重要性　2

2 片頭痛以外の重要な頭痛としての起立性頭痛 ……… 5
- ａ 起立性頭痛とはどのような頭痛か？　5
- ｂ 起立性頭痛の頻度　6
- ｃ なぜ起立性頭痛を取り上げるのか？　7

3 起立性頭痛の検出方法をめぐる問題 ……… 8
- ａ 自覚症状としての起立性頭痛　8
- ｂ 起立性頭痛を検出するための新しいアプローチ──LUP test　9

4 潜在する起立性頭痛の問題 ……… 9
- ａ 問題提起──多くの起立性頭痛は見逃されているのではないか？　9
- ｂ 慢性難治性頭痛に対する起立性頭痛からのアプローチ　10
- ｃ 見逃された起立性頭痛はどうなるのか？　10

5 小児・若年者における起立性頭痛の特異性 ……… 11

2 各論 ▶ 小児・若年者の起立性頭痛をめぐる問題と慢性化回避の strategy ……………（小林修一） 12

1 起立性頭痛の病態とその検出法 ……………12
- a 起立性頭痛の病態生理　12
- b 起立性頭痛の検出法　12

2 Lumbar-uplift test（LUP test） ……………13
- a LUP test の原理　13
- b LUP test の基本体位　13
- c LUP test の手技　13
  - 1◆Phase Ⅰ（LUP position）　13
  - 2◆Phase Ⅱ（sit-up position）　13
- d LUP test における基本的な頭痛変化　14
  - 1◆起立性頭痛の場合　14
  - 2◆片頭痛発作の場合　15
  - 3◆LUP test 陽性頭痛　17
- e Phase Ⅰ増強法　17
- f LUP test の標準的な手技運用と実施上の注意点　18
  - 1◆効率的な手技のコンビネーション（標準的運用法）　18
  - 2◆手技施行上の注意点　19
    - a）静脈洞内圧亢進の回避　19
    - b）主観的な感覚である頭痛変化を評価するむずかしさについて　20
- g LUP test の応用技術（1）——self-LUP test　22
- h LUP test の応用技術（2）——LUP 体位による起立性頭痛の誘発　22
- i LUP test による起立性頭痛のスクリーニング成績——感度・特異度と，施行時の各種パラメータ値について　22

3 起立性頭痛の臨床的特徴 ……………25
- a LUP test 陽性頭痛の年齢別・性別頻度　25
- b LUP test 陽性頭痛の症候　26
- c 頭痛以外の症状　27

4 LUP test を取り入れた低髄液圧性頭痛のスクリーニング ……………28
- a 起立性頭痛の定義をめぐる混乱とこれからの方向性　28
- b どのような頭痛で低髄液圧性頭痛を疑うのか？——LUP test 陽性頭痛という考え方　29

5　低髄液圧性頭痛への最初のアプローチ
　　——持続性・連日性頭痛の鑑別診断 ……………………………………… 30

a 急性連日性頭痛の鑑別診断　31
　1◆起立性頭痛（LUP test 陽性頭痛）
　　31
　　a）着眼点になる臨床的特徴　31
　　b）問診　32
　　c）画像診断　32
　　d）身体診察　33
　　【症例1】13歳，女性　33
　　【症例2】13歳，男性　35
　　【症例3】16歳，女性　36
　　【症例4】14歳，女性　37
　2◆急性副鼻腔炎による頭痛　38
　　a）着眼点になる臨床的特徴　38
　　b）問診　39
　　c）画像診断　39
　　d）身体診察　41

　　【症例5】5歳，男性　43
　　【症例6】8歳，女性　44
　　【症例7】10歳，女性　44
　3◆連日性（重積）になった片頭痛
　　46
　　a）着眼点になる臨床的特徴　46
　　b）問診　47
　　c）画像診断　47
　　d）身体診察　47
　　【症例8】9歳，女性　48
　　【症例9】13歳，女性　49
b 慢性連日性頭痛の鑑別診断　50
　　【症例10】10歳，男性　51
　　【症例11】12歳，男性　52
　　【症例12】17歳，男性　53
　　【症例13】11歳，男性　54

6　LUP test 陽性頭痛（起立性頭痛）をひき起こす原因疾患 …………… 56

a 髄液漏出がある LUP test 陽性
　頭痛（起立性頭痛）　57
　1◆外傷性脳脊髄液漏出症　57
　　【症例14】9歳，男性　57
　　【症例15】13歳，男性　58
　2◆特発性脳脊髄液漏出症　59
　3◆二次性脳脊髄液漏出症　59
b 髄液漏出がない LUP test 陽性
　頭痛（起立性頭痛）　59
　1◆急性の脱水　59

　　【症例16】10歳，男性　59
　2◆体位性頻脈症候群（POTS）　60
　3◆腰仙部硬膜嚢のコンプライアンス
　　増大　61
　4◆特発性　61
　5◆その他　61
　6◆心因性（placebo 効果）　62
c この疾患の原因は脳脊髄液の漏出
　なのか，それとも脳脊髄液の減少
　なのか？　62

7　小児のPOTSをめぐる問題 ……………………………………………… 64

a 小児頭痛診療における起立性調節障害（OD）の重要性　64

b ODによるLUP test陽性頭痛（起立性頭痛）——診断と鑑別　66

1◆ODの診断——問診（OD症状の確認）　66

2◆ODの診断——起立負荷試験　67

3◆ODによる起立性頭痛と髄液漏出による起立性頭痛の鑑別　68

【症例17】13歳，男性　70

【症例18】16歳，女性　71

8　LUP test陽性頭痛（起立性頭痛）：外来での初期対応と改善の乏しい症例への対応 …………………… 74

a 現在当クリニックで行っているLUP test陽性頭痛（起立性頭痛）の診療方針　74

b LUP test陽性頭痛（起立性頭痛）に対する保存的治療：治療成績のまとめ　77

9　症例（Illustrative cases）……………………………………………… 77

【症例19】14歳，男性　77

【症例20】12歳，女性　78

【症例21】17歳，女性　80

【症例22】13歳，男性　80

おわりに ……………………………………………………………………… 84

小児・若年者の脳脊髄液減少症

1 小児・若年者の脳脊髄液減少症の概要
…………………………………………………（中川紀充・髙橋明弘） 90

2 脳脊髄液減少症の病態，症状について………（中川紀充・髙橋明弘） 95

1 脳脊髄液減少症の病因・病態 …………………………………………………… 95

2 脳脊髄液減少症の発症原因・誘因 ……………………………………………… 96

3 脳脊髄液減少症の症状 …………………………………………………………… 98

- a 起立性頭痛　98
- b 起立性頭痛の程度について　98
- c 二次性頭痛における起立性頭痛・脳脊髄液減少症の頻度　98
- d 病悩期間による問題　99
- e 脳脊髄液減少症に起立性頭痛は必発症状か　99
- f その他の症状　99
  - 1◆全身倦怠感・易疲労性　99
- 2◆頭痛以外の疼痛症状　99
- 3◆めまい・ふらつき，聴覚異常（耳鳴，聴覚過敏），視覚異常（光過敏，視力低下など）など　100
- 4◆自律神経症状　100
- 5◆集中力・記憶力・注意力低下，学力低下，うつ症状など　100
- 6◆その他　101

3 病名について（成人例を中心として） ……………（中川紀充） 102

1 低髄液圧症 …………………………………………………………… 102

2 脳脊髄液漏出症 ……………………………………………………… 103

3 脳脊髄液減少症 ……………………………………………………… 104

4 初期対応における病名 ……………………………………………… 105

4 検査 ………………………………………………………（中川紀充） 106

1 頭部 CT・MRI …………………………………………………… 106

a 髄液の漏出・減少に対する代償作用（Monro-Kellie の仮説に従う）としての所見　107

b 浮力低下に伴う脳下方偏位所見　107

2 脊髄 MRI/MR ミエログラフィー ………………………………… 109

3 RI 脳槽・脊髄液腔シンチグラフィー ……………………………… 112

1◆髄液圧（cm H_2O または mm H_2O）　114

2◆硬膜外 RI 異常集積所見　114

3◆早期膀胱内（尿中）RI 集積所見（2.5〜3時間目）　115

4◆脳脊髄液循環不全所見　116

5◆24 時間後 RI 残存率・RI クリアランス　117

4　CTミエログラフィー …… 119

5　その他：硬膜外生理食塩水注入試験 …… 120

検査のまとめ …… 122
- **a** 頭部MRI（造影を含む）　122
- **b** 脊髄MRI/MRミエロ（造影を含む）　122
- **c** 脳槽シンチ・CTミエロ　122
- **d** 硬膜外生食水注入試験　124
- **e** 検査結果と治療適応　124

5　治療 …… 127

1　外来での保存的治療　（髙橋明弘）127
- **a** 急性期保存的治療　127
  - 1◆説明・指導内容　128
  - 2◆経緯　128
  - 3◆治療成績　128
  - 4◆患者から学んだこと　128
  - 5◆「厳重な安静臥床」の問題点　129
- **b** 他の保存的治療（ブラッドパッチ後の安静期間を含む）　130
- **c** 慢性期保存的治療（ブラッドパッチ後のアフターケア）　130

最後に …… 130

2　入院による保存的治療　（中川紀充）131

3　治療としての硬膜外生理食塩水注入　（中川紀充）131

4　ブラッドパッチ治療について　（高橋浩一）132
- **a** ブラッドパッチ治療成績　134
- **b** 合併症　134
- **c** 治療後の注意点　135

最後に ……………………………………………………………………………………… 136

5　各施設の症例 ……………………………………………………………………… 137

a 東札幌脳神経クリニック症例
（髙橋明弘）　137

【症例1】9歳，女性　137
【症例2】11歳，男性　137
【症例3】16歳，男性　139
【症例4】17歳，男性　140
【症例5】8歳，男性　140
【症例6】13歳，男性　141
【症例7】17歳，男性　143
【症例8】9歳，女性　143
【症例9】14歳，女性　144

b 明舞中央病院症例
（中川紀充）　146

【症例1】13歳，男性　146
【症例2】18歳，男性　147
【症例3】12歳，男性　149
【症例4】11歳，男性　151

c 山王病院症例
（高橋浩一）　153

【症例1】13歳，女性　153
【症例2】12歳，男性　155
【症例3】15歳，女性　158
【症例4】27歳，女性　159
【症例5】22歳，女性　161
【症例6】14歳，男性　162

日本語索引　164
外国語索引　168

I 頭痛診療という視点から見た小児・若年者の起立性頭痛

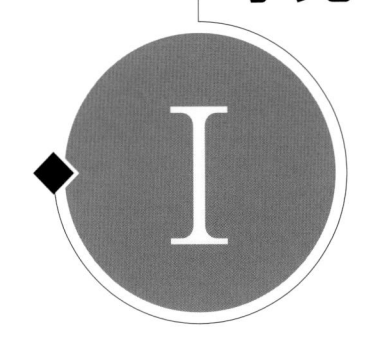

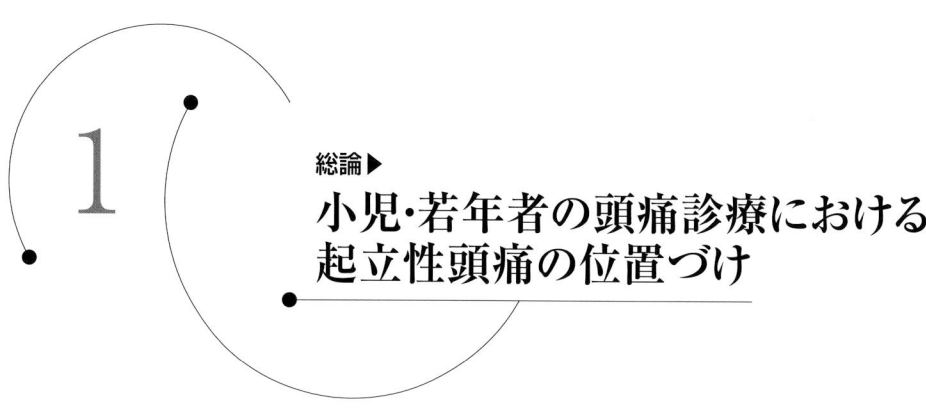

総論▶
小児・若年者の頭痛診療における起立性頭痛の位置づけ

1 小児・若年者において特に重要な頭痛は何か？

a 国際頭痛分類

　頭痛を診療する際に最も基本となる考え方は，頭痛をその原因別に分類して診断基準を示した国際頭痛分類（ICHD）である。ICHD は 2004 年に発表された第 2 版（ICHD-II）[1]が長らく使われてきたが，2013 年 6 月に第 3 版の beta version（ICHD-3 beta）[2]が公開され，その使用が開始された。

　ICHD によれば頭痛は，
　Part 1：脳の機能障害によって反復性，習慣性に起こる一次性頭痛（機能性頭痛）
　Part 2：頭痛をきたすさまざまな基礎疾患の症状としての頭痛である二次性頭痛
　Part 3：頭部の疼痛性神経障害，その他の顔面痛およびその他の頭痛
の 3 つに大きく分けられている。

　生命を脅かす脳腫瘍や脳出血，頭部外傷，髄膜炎等に伴う二次性頭痛は，特に急性頭痛や進行性頭痛では重要であるが，頭痛患者全体に占める頻度は高くはない。それに対し，慢性頭痛や反復性頭痛を主訴に医療機関を受診する患者の多くは一次性頭痛である。

　したがって二次性頭痛は，頻度は低いものの，ときに生命を脅かす危険な頭痛も含まれるため，鑑別診断の対象として重要であるのに対し，片頭痛や緊張型頭痛を代表とする一次性頭痛は，必ずしも危険ではないものの，生活支障度が大きい場合もあり，日常的に遭遇する点において重要である。一般的に，頭痛診療はこのような一次性頭痛と危険な二次性頭痛とをまず見分けるところからスタートする。

b 片頭痛の重要性

　一般人口を対象とした疫学調査では，最も頻度が高い頭痛は緊張型頭痛であるとされている[3,4]。ところが医療機関を受診した頭痛患者では，最も頻度の高い頭痛は片頭痛であるとする報告が散見される。たとえば，Tatsuoka は神経内科クリニックを受診した一次

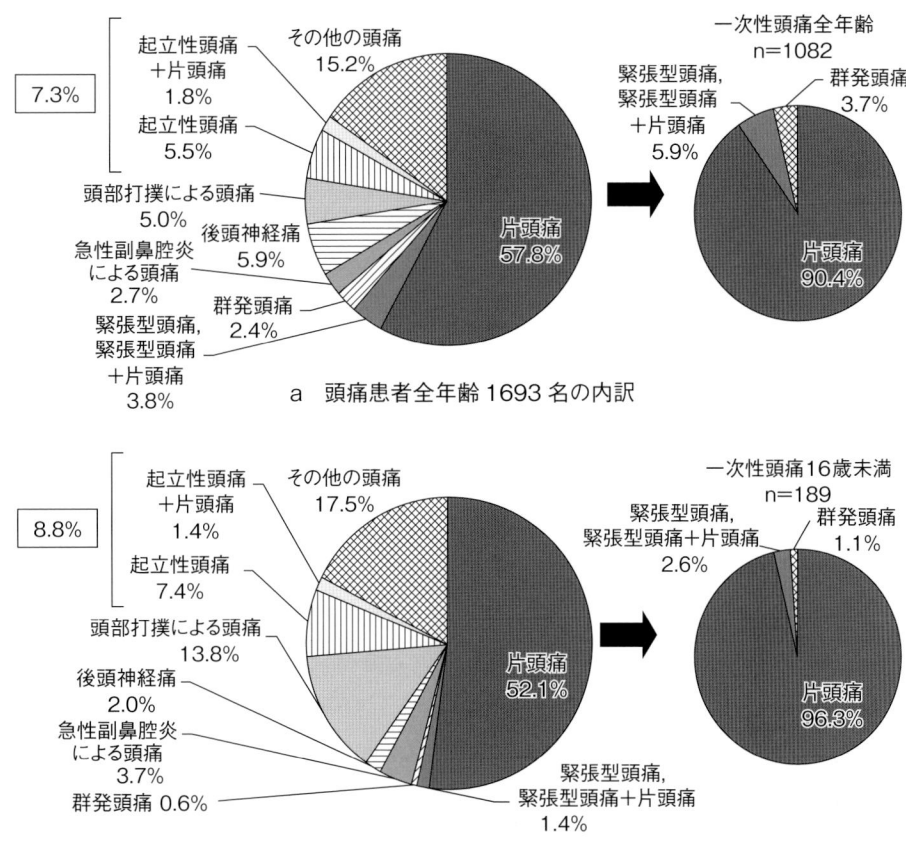

図 I-1-1　当クリニック外来頭痛患者の内訳（カルテベース，2012 年 1 月～12 月）
その他の頭痛には頻度の少ない一次性頭痛および二次性頭痛，原因不明の頭痛が含まれる。ただし薬物乱用頭痛はそのベースになった頭痛の項に分類した。

性頭痛患者の 84% が片頭痛であったと報告しており[5]，頭痛専門外来を受診した全頭痛患者について検討した Guerrero らも，全頭痛患者の 51.4% が片頭痛の患者であったと報告している[6]。片頭痛は習慣性に反復し，日常的な動作で頭痛が悪化するため，生活支障度が大きいことから，医療機関を受診する可能性が高いと推測され，外来で頻回に遭遇する点において，頭痛診療で最も重要な頭痛と考えられている。

図 I-1-1a は，2012 年の 1 年間に当クリニック外来で診察した全頭痛患者 1693 人について，頻度の高い頭痛を示したものであるが，全頭痛患者に占める片頭痛の割合は 57.8% と過半数を占めて最も多い。これを一次性頭痛に絞って検討すると，片頭痛の頻度は一次性頭痛の 90.4% となり，これまでの報告とほぼ同様の傾向が示されている。さらに当クリニックのデータを 16 歳未満に限定して，小児頭痛患者 349 人で検討してみると（図 I-1-1b），小児頭痛患者に占める片頭痛患者の割合は 52.1% で，小児の一次性頭痛では 96.3% が片頭痛であった。ちなみにわが国の小児科系頭痛外来からの報告では[7,8]，小児頭痛患者での片頭痛の割合は 60% 前後であり，比較のために当クリニックのデータも，小児科では扱わない頭部外傷後の頭痛症例を除いて集計してみると（図 I-1-2），小児頭痛患者

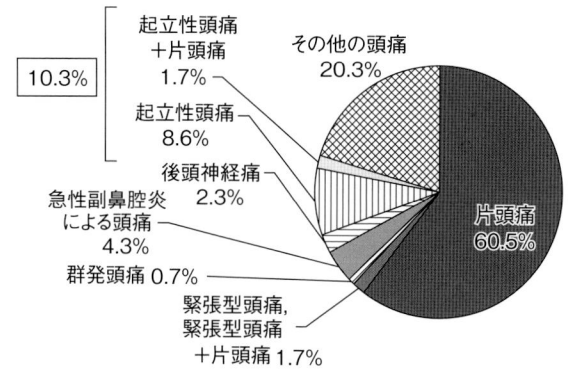

図Ⅰ-1-2　16歳未満小児頭痛患者（頭部外傷例は除く）301名の内訳
（当クリニック外来カルテベース，2012年1月～12月）

その他の頭痛には頻度の少ない一次性頭痛および二次性頭痛，原因不明の頭痛が含まれる。ただし薬物乱用頭痛はこのシリーズでは1例もなかった。

に占める片頭痛患者の比率は60.5%となって，やはり他の小児科系頭痛外来からの報告とよく一致していた。したがって，小児においても医療機関を受診する最も頻度の高い頭痛は，片頭痛であると考えられる。

注1：当クリニックの頭痛統計では緊張型頭痛の頻度が低いことを指摘される方がおられるかもしれない。ICHDにおける緊張型頭痛の診断基準を見ていただくとわかることだが，緊張型頭痛の診断基準は，片頭痛の診断基準のちょうど裏返しのような設定になっている。したがって，これといった特徴がない頭痛で，原因疾患が特定できず，片頭痛でなければ，除外診断の結果として緊張型頭痛という診断名に落ち着く可能性があり，いわば「ごみ箱的な診断名」になる可能性が否定できない。除外診断の精度が低ければ，さまざまな二次性頭痛がこの診断名になってしまう恐れがあるため，当クリニックでは筋・筋膜性疼痛が頭痛の原因として，解剖的かつ時間的に整合している場合（頭蓋周囲の圧痛を伴う緊張型頭痛）と，気分障害などの心理的不快感が頭重感として自覚され，抗不安薬や抗うつ薬に反応するような頭痛の場合（頭蓋周囲の圧痛を伴わない緊張型頭痛）を中心に緊張型頭痛と診断することにしている。すなわち非拍動性頭痛で他の診断名が付かないために，この診断名に落ち着くといった事態を積極的に回避していることが，当クリニックの頭痛統計で緊張型頭痛の頻度が低い原因と考えられる。

注2：図Ⅰ-1-1aにおいてその他の頭痛に分類された頭痛に含まれるのは，頻度が低いその他の一次性頭痛や二次性頭痛などである。たとえば，一次性労作性頭痛，一次性咳嗽性頭痛，性行為に伴う一次性頭痛，睡眠時頭痛，くも膜下出血による頭痛，椎骨動脈解離による頭痛，下垂体卒中による頭痛，Chiari奇形による頭痛，ウイルス性髄膜炎による頭痛，Crowned dens syndrome，持続性特発性顔面痛，貨幣状頭痛などの頭痛がここに含まれている。また薬物乱用頭痛の頻度は高いが，その全例で片頭痛を基礎の疾患として持っているため，このカルテベースの集計では片頭痛の中に含めて分類している。それに対し図Ⅰ-1-1b（小児例）において，その他の頭痛に含まれる頭痛は，診断基準の一部を満たさない疑い症例や，原因が不明で分類できなかった頭痛がほとんどで，頻度が低いその他の一次性頭痛や二次性頭痛などはごく少数であった。また薬物乱用頭痛もきわめて頻度が低く，この年の集計では一例も症例がなかった。

❷ 片頭痛以外の重要な頭痛としての起立性頭痛

頻度が圧倒的に高く生活支障度も高度なことから，小児・若年者を含め医療機関を訪れる頭痛患者の中で，片頭痛が最も重要な頭痛であると考えられるが，実際の頭痛診療では，片頭痛以外にもさまざまな頭痛が入り混じって来院するため，頻度は低くても，その他の重要な頭痛に対する適切な対応も大切である．本稿では，このようにさまざまに入り混じる頭痛の中で，小児・若年者の頭痛診療において特に注意が必要な頭痛として，起立性頭痛を取り上げて解説する．

a 起立性頭痛とはどのような頭痛か？

起立性頭痛というのは「片頭痛」のような疾患名ではなく，「拍動性頭痛」のように頭痛の性質を表す症状名で，臥位により軽快し，座位・立位になることで悪化する頭痛のことである．言い換えれば，その痛みがorthostaticな体位性要素をもった頭痛が起立性頭痛である．このように起立性頭痛は頭痛の性質を表す用語であるため，頭痛をその原因別に分類したICHDの中に起立性頭痛という頭痛が分類されているわけではない．実際，起立性頭痛を示す原因疾患にはさまざまなものがあげられているが，起立性頭痛といえば，低髄液圧症や脳脊髄液漏出症，脳脊髄液減少症における，最も基本的かつ特徴的な頭痛と考えるのが一般的である．低髄液圧症や脳脊髄液漏出症，脳脊髄液減少症というのは，何らかの原因により髄液圧が低下したり，脳脊髄液が硬膜外腔に漏出して減少したりすることにより，さまざまな症状がひき起こされる疾患で，ICHDの中では7.2 低髄液圧による頭痛（表I-1-1 a, b）というのがそれに相当する．ICHDの7.2 は，さらに硬膜穿刺後頭痛，髄液瘻性頭痛，特発性低髄液圧性頭痛に細分類され，低髄液圧という用語が使われていても，これらの頭痛は必ずしも実際に低髄液圧である必要はないとされている．その病態の本質は髄液の漏出によって起こった脳脊髄液量の減少であると考えられており，ICHDではこれらの病態を包括的に総称する形で，低髄液圧による頭痛という用語が使用されている．

一方わが国では，脳脊髄液減少症という病名が普及しつつあったが，臨床的には脳脊髄液量の減少を直接評価する方法がないことから，現在は直接評価可能な髄液圧低下あるいは脳脊髄液の漏出を証明できた場合に限って，それぞれ低髄液圧症および脳脊髄液漏出症という用語を，この病態を表す病名として使用することが推奨されている．したがってわが国における呼び方と違って，ICHDでは低髄液圧による頭痛や低髄液圧性頭痛といった用語を，語義どおりの低髄液圧という意味では使用していないことに注意する必要がある．これらの低髄液圧症や脳脊髄液漏出症，脳脊髄液減少症，ICHDで言う低髄液圧性頭痛の病態において，最も基本的かつ特徴的な症状とされるのが起立性頭痛である．

表Ⅰ-1-1a　7.2 低髄液圧による頭痛の診断基準（ICHD-Ⅱ）

7.2.2 髄液瘻性頭痛（ICHD-Ⅱ）

診断基準

A. 座位または立位をとると15分以内に増悪する頭痛で，以下のうち少なくとも1項目を有し，かつCおよびDを満たす
　1. 項部硬直
　2. 耳鳴
　3. 聴力低下
　4. 光過敏
　5. 悪心
B. 既知の手技または外傷が持続的髄液漏出の原因であり，少なくとも以下の1項目を満たす
　1. 低髄液圧の証拠をMRIで認める（硬膜の増強など）
　2. 髄液漏出の証拠を通常の脊髄造影，CT脊髄造影，または脳槽造影で認める
　3. 座位髄液初圧は60mmH$_2$O未満
C. 頭痛は髄液漏出と時期的に一致して起こる
D. 髄液漏出部封鎖後，7日以内に頭痛が消失する

7.2.3 特発性低髄液圧性頭痛（ICHD-Ⅱ）

診断基準

A. 頭部全体および・または鈍い頭痛で，座位または立位をとると15分以内に増悪し，以下のうち少なくとも1項目を有し，かつDを満たす
　1. 項部硬直
　2. 耳鳴
　3. 聴力低下
　4. 光過敏
　5. 悪心
B. 少なくとも以下の1項目を満たす
　1. 低髄液圧の証拠をMRIで認める（硬膜の増強など）
　2. 髄液漏出の証拠を通常の脊髄造影，CT脊髄造影，または脳槽造影で認める
　3. 座位髄液初圧は60mmH$_2$O未満
C. 硬膜穿刺その他髄液瘻の原因となる既往がない
D. 硬膜外血液パッチ後，72時間以内に頭痛が消失する

（国際頭痛分類第2版　新訂増補日本語版．医学書院；2007[1]．から）

b 起立性頭痛の頻度

　当クリニックの集計では，このような起立性の頭痛要素が確認できる症例は全頭痛症例の7.3％（起立性頭痛5.5％＋片頭痛と起立性頭痛の合併1.8％，図Ⅰ-1-1a）を占めており，対象を16歳未満の小児に限定して検討してみると，その頻度は8.8％（図Ⅰ-1-1b）と若干増加する傾向であった．特に，小児科では取り扱わない頭部外傷後の頭痛を除いて集計した場合は片頭痛に次いで多く，10.3％を占める頭痛が起立性の特徴を示す頭痛となっていた（図Ⅰ-1-2）．したがって，起立性頭痛は小児頭痛患者において，比較的頻度が高い頭痛であると考えることができる．

　本当に起立性頭痛はこんなに頻度が高いのか？　通常の頭痛統計ではそのような話は聞かないという方が多いと思われる．その理由の一つとして，ここで示した当クリニックの頭痛集計では，目的があって症状を表す起立性頭痛を，一次性頭痛や二次性頭痛と並列で

表Ⅰ-1-1b　7.2 低髄液圧による頭痛の診断基準（ICHD-3 beta）

7.2 低髄液圧による頭痛（ICHD-3 beta）
診断基準
A．頭痛はCを満たす B．低髄液圧（60mm CSF 未満）または画像による髄液漏出の証拠（あるいはその両方）を認める C．頭痛は低髄液圧あるいは髄液漏出と時期的に一致して起こったか，その発見につながった D．ICHD-3 における他の診断基準によってうまく説明できない
7.2.2 髄液瘻性頭痛（ICHD-3 beta）
診断基準
A．頭痛はCを満たす B．以下の両方を満たす 　1．既知のある時点で持続的髄液漏出（髄液漏）の原因となる手技が行われたか，あるいは外傷を受けた 　2．低髄液圧（60mm CSF 未満），低髄液圧の証拠または MRI，脊髄造影，CT 脊髄造影，または RI 脳槽造影における髄液漏出の証拠のいずれか一つ以上を認める C．頭痛は手技または外傷と時期的に一致して起こった D．ICHD-3 における他の診断基準によってうまく説明できない
7.2.3 特発性低髄液圧性頭痛（ICHD-3 beta）
診断基準
A．頭痛はCを満たす B．低髄液圧（60mm CSF 未満）または画像による髄液漏出の証拠（あるいはその両方）を認める C．頭痛は低髄液圧あるいは髄液漏出と時期的に一致して起こったか，その発見につながった D．ICHD-3 における他の診断基準によってうまく説明できない

（許可を得て文献2から翻訳して転載）

集計していることがあげられる。これまで長年使われてきた ICHD-Ⅱ のカテゴリーに準じて分類集計すれば，これら起立性頭痛は ICHD-Ⅱ 7.2 低髄液圧による頭痛に分類されるか，低髄液圧による頭痛の診断基準を満たさないために，そこまで診断が確定できない場合は，ICHD-Ⅱ 14.1 分類不能の頭痛として集計されるべき頭痛である。実際に ICHD-Ⅱ の診断基準を用いて低髄液圧による頭痛と診断するためには，表Ⅰ-1-1a に示すように侵襲を伴う医学的検査や，硬膜外ブラッドパッチのような治療の結果を満たすことが必須要件で，そのハードルはきわめて高く，現実問題として本稿で取り上げようとしている頭痛は，起立性要素を持った頭痛という特徴が明らかであるにもかかわらず，ICHD-Ⅱ 7.2 低髄液圧による頭痛と確定診断できる場合は少ないと思われる。したがって ICHD-Ⅱ の診断基準に従えば，集計上は 14.1 分類不能の頭痛という扱いにならざるを得ないと考えられる。

C なぜ起立性頭痛を取り上げるのか？

すでに述べたように，当クリニックの頭痛患者の集計では，最も重要な頭痛である片頭痛の頻度は，これまでに報告された国内外の頭痛診療医療機関のデータと比べて，ほぼ同様の傾向が示されているにもかかわらず，他の医療機関からのデータには出てこない，起

立性頭痛というカテゴリーの頭痛が7〜10％も含まれていることに注目していただきたい。これら起立性頭痛の患者は，他の医療機関のデータではどこに分類されているのだろうか？

　これらの頭痛は起立性に増悪する頭痛であるという特性に気づかれなかった場合，問診で片頭痛の診断基準を満たす習慣性頭痛の既往が確認されれば片頭痛，そのような習慣性頭痛が確認できなければ緊張型頭痛や，3カ月を超えて慢性化しておれば新規発症持続性連日性頭痛，あるいは鎮痛剤の頻回服用が確認されれば薬物乱用頭痛などと分類されているものと推察される。また起立性頭痛の特性が検出されている場合も，低髄液圧性頭痛として分類するためには，すでに述べたような大きなハードルがあり，それを超えられなければ分類不能の頭痛として集計せざるを得ないのである。

　そこで本稿では意図的にICHD-IIの分類を無視して，起立性頭痛を起立性頭痛というカテゴリーのまま集計することで，場合によっては頭痛患者全体の1割近くを占める，明らかに起立性要素をもった，これらの頭痛に対しスポットライトを当ててみたいと考えた。これだけの頻度で検出されるにもかかわらず，分類不能の頭痛としたり，その明らかな起立性要素に目をつぶって，他の頭痛に分類したりするのは問題があるうえに，頭痛の起立性要素が確認できれば，少なくともそれに応じた対応が可能であり，治療戦略的にも重要であると考えたからである。起立性頭痛を取り上げるにあたって，当クリニックではなぜ起立性頭痛が目につくのか，まずは起立性頭痛を検出する方法をめぐる問題点を整理するところから始めたいと思う。

3 起立性頭痛の検出方法をめぐる問題

a 自覚症状としての起立性頭痛

　一般的な頭痛診療において起立性頭痛は，臥床すると軽快するか，起立で悪化するか，などを患者から直接聞き出す（問診する）ことで判断されていると思われる。すなわち起立性頭痛はあくまで自覚症状であって，何らかの方法で他覚的にとらえることはできない頭痛なのである。このことは起立性頭痛を画像診断などで，客観的にとらえることはできないという問題を提起している。読者の中には造影MRIでの硬膜のびまん性増強所見，静脈洞の拡張や下垂体の腫大，脳構造物の尾側偏倚，視神経周囲くも膜下腔の減少など[9]，客観的な画像所見としてそれをとらえられるという意見の方もおられるかもしれない。しかし，これらは低髄液圧症の画像所見であって，起立性頭痛そのものを示しているわけではないうえに，発症後の経過によってその陽性率が変化するなど，検査としての特異度は高くても感度は高くないことが問題になっている[10]。

　一方，少数ながら低髄液圧症候群に伴う頭痛を，身体診察でとらえようという試みもあり，2008年にRozenらは，Trendelenburg体位を利用して低髄液圧症候群をスクリーニングするという報告を行っている[11]。この方法は，ベッドごと患者を仰臥位からおよそ

10°〜20°頭部を下げたTrendelenburg体位とし，5分間で頭痛が軽快あるいは消失するかを，観察するという方法である．この方法は，身体診察からアプローチして自覚症状を補完したという点で画期的であったが，いくつかの問題点をあげることができる．まず患者をベッドごと傾けるために，ティルトテーブルやリクライニングベッドのような特別なベッドが必要で，どこでも手軽に実施することはできないという点である．また5分間観察するとされているが，この5分間の根拠は論文には示されていない．さらに低髄液圧症候群のスクリーニングなので，Trendelenburg体位で頭蓋内圧を亢進させたとき，頭痛が軽減するかどうかが判定基準であり，起座あるいは立位にして増悪する頭痛（起立性頭痛）かどうかについては，触れられていないのである．しかし，筆者はこの報告に興味をもち，RozenらのTrendelenburg体位と同様の効果を，特殊なベッドを使わないで，もっと簡便に実現できないか検討した結果，Lumbar-uplift test（LUP test）という診療技術を開発するに至った[12]．

b 起立性頭痛を検出するための新しいアプローチ —— LUP test

　LUP testは，仰臥位にした患者の腰仙部をクッション等で挙上して腰高位にすることで，急激に頭蓋内圧を上昇させたり，再び起座位に戻して頭蓋内圧を低下させたりして頭痛の変化を観察する一種の身体診察技術で，特殊な体位変換をすることで頭蓋内圧を急激に変化させ，診察室において，短い時間で実際に起立性頭痛を再現してスクリーニングするものである．低髄液圧症に伴う起立性頭痛の場合，腰高位にすることで頭蓋内圧が上昇し，頭痛が軽快あるいは消失する．その後，起座位にすると頭蓋内圧が低下するため，起立性頭痛の痛みが再び出現してくる．典型的には20秒程度の短い時間で，体位変換に伴って頭痛が大きく変化するため，体位の変化に関連して頭痛が消失したり再出現したりすることを，患者自身が容易に自覚できるようになるというのが，この検査の最大のメリットである．当クリニックで検出された起立性頭痛は，すべてこのLUP testを用いて検出したものであり，これが当クリニックの頭痛統計で起立性頭痛の頻度が高いもう一つの理由と考えられる．

　当クリニックでは2008年からLUP testを用いて起立性頭痛の患者を診療してきたが，LUP testを通してさまざまな頭痛を検討していくうちに，次第に起立性頭痛をめぐるいくつかの問題点に気づくようになってきた．次章ではそれらの問題点を，潜在する起立性頭痛の問題として解説する．

4　潜在する起立性頭痛の問題

a 問題提起 —— 多くの起立性頭痛は見逃されているのではないか？

　起立性頭痛をめぐる最も大きな問題は，多くの起立性頭痛，特に急性期の軽症起立性頭痛は，それと気づかれないまま，見逃されているのではないかと思われることである．す

なわち，当クリニックで診察時に頭痛が出現しているすべての患者に対し，積極的にLUP testを検討してみたところ，明らかな起立性要素をもった頭痛が，すでに述べたように全頭痛患者のおよそ7～10％と，予想以上の頻度で検出されることがわかってきた。厄介なことに，それらの起立性頭痛患者の多くは，外傷など何か特別なイベントが先行したわけでもなく，ある日を境に始まった連日性持続性頭痛という訴えだけで，頭痛が起立性に増悪するということを自ら訴えないばかりか，逆に起立性頭痛を否定する場合さえあるのである。なぜそのようなことが起きるのかというと，LUP testのように極端な条件下では，頭痛の体位性変化が自覚できても，日常生活では臥位になってから短い時間では頭痛が軽減しなかったり，睡眠中も頭痛が続いたりする患者が珍しくないことや，体を起こしてから頭痛が増悪するまでに時間がかかって，体を起こしたことと，頭痛が悪化したことの因果関係を自覚できない場合が往々にしてあるからである。したがって日常生活では頭痛の起立性要素に気づかないため，LUP testを行わない通常の診察では，当然ながら起立性頭痛とは判断されず，知らないうちに見逃されてきたのではないかと考えられるのである。

b 慢性難治性頭痛に対する起立性頭痛からのアプローチ

さらに深刻な問題として，原因不明の慢性難治性頭痛として紹介されて来院した患者や，複数の医療機関を受診後に来院した，難治性片頭痛や心因性頭痛などと診断されてきた患者の一部（決して全部ではない）は，LUP testで検討することにより初めて頭痛の起立性要素が確認でき，低髄液圧症や脳脊髄液漏出症・脳脊髄液減少症などの可能性を考慮した治療の方向性を，決定できる場合があることも明らかとなってきた。これら慢性難治化した症例では，少なくともこれまでに受診した医療機関では，頭痛の起立性要素については指摘されておらず，もっと早期にわかっていれば，慢性化せずに済んだかどうかはわからないが，原因不明や心の問題などと言われ，複数の医療機関を受診するといった苦労は，少なくともなかったのではないかと考えられる。

c 見逃された起立性頭痛はどうなるのか？

起立性頭痛の自然経過はまだ完全にはわかっていないので推測の域を出ないが，これまでに経験した多数例の経過からは，その原因疾患にもよるが急性期の起立性頭痛の大多数は，たとえ見逃されても自然に治癒しているのではないかと思われる。一方，見逃された起立性頭痛の一部は治癒せず慢性化し，小児であれば不登校の原因になるなど，日常生活や社会生活に大きな影響を及ぼしている場合もあると推察される。こう言うと人によっては，起立性頭痛のほとんどが自然に治癒するのであれば，「見逃しても大した問題にはならないのではないか」「慢性化してから検討すれば十分なのではないか」という考え方をされるかもしれない。しかし，見逃された起立性頭痛は非ステロイド抗炎症薬（NSAIDs）などの消炎鎮痛剤やトリプタンには反応しないため，頭痛診療の治療精度を確実に低下させるうえに（要するに医療機関で処方されたお薬なのに効かない），慢性化した起立性頭

痛は難治性で生活支障度も高く，患者を不登校や休職に追い込むなど，個人的にも社会的にも患者にとっては大きな苦悩となるため，それらの考えには決して同意できない。すべての起立性頭痛は可能な限り発症早期に検出されることが望ましく，起立性頭痛として一定の方針に沿って早期から対応することが最良であると考える。

5　小児・若年者における起立性頭痛の特異性

　ここまでに述べた潜在する起立性頭痛の問題およびその重要性は，小児に限らず一般的な頭痛診療においても当てはまることであるが，小児・若年者の頭痛診療で起立性頭痛を取り扱う場合は，さらに特別な注意が必要である。それは思春期の患者において頻度が高く，不登校においてもしばしば問題となる起立性調節障害（orthostatic dysregulation；OD），特にその中でも頭痛を伴いやすい体位性頻脈症候群（postural tachycardia syndrome；POTS）に特徴的な頭痛が起立性頭痛だからである。POTSの頭痛は脳脊髄液の漏出を伴わない起立性頭痛として重要で，これまでにもPOTSに対し，誤って無効な硬膜外ブラッドパッチ（epidural blood patch；EBP）を施行したという報告が見られる[13]。わが国においては，POTS患者の大多数は思春期に集中して発症するという特徴があるため，小児・若年者の起立性頭痛を診療する際には，成人の場合と異なり，POTSによる起立性頭痛と，EBPなど侵襲的な治療が有効な髄液漏出による起立性頭痛とを常に意識し，この両者を的確に区別して対応することが求められる。

　この総論で述べたように，小児・若年者の頭痛診療において起立性頭痛は，比較的頻度が高いにもかかわらず，適切な検出方法がなかったために見逃されやすく，潜在してそれと気づかれないままに慢性化して，不登校などの深刻な問題をひき起こす場合があり，頻度の高い片頭痛と並んで，常に注意を払っておく必要がある頭痛である。各論では，このような起立性頭痛にスポットライトを当て，その病態と検出方法，臨床的特徴，原因となる疾患，特に小児・若年者におけるPOTSとの鑑別や，治療対応をめぐる問題に関して，具体的な症例を提示しつつ解説する。

2 各論▶小児・若年者の起立性頭痛をめぐる問題と慢性化回避のstrategy

1 起立性頭痛の病態とその検出法

a 起立性頭痛の病態生理

起立性頭痛は低髄液圧による頭痛が代表的であるが，それでは低髄液圧による頭痛では，頭蓋内のどの構造物が，どうなることで痛みを感じているのだろうか？　現在，主に次の2つの機序が想定されている[14,15]。

①頭蓋内圧の低下に伴って頭蓋内構造物を上方に押し上げる浮力も減少するため，頭蓋内構造物が起立時に主に尾側へ偏倚し，痛覚感受性構造物である架橋静脈などが牽引されて痛みを感じるという機序。

②頭蓋内圧の低下や髄液量の減少に伴って，頭蓋内静脈や静脈洞が代償性に拡張し，痛覚感受性構造物である，それら構造物の壁が伸展されることで痛みを感じるという機序。

これら2つの機序は，症例ごとにさまざまな割合で混ざり合って，起立性頭痛を形成していると推測されている。たとえばすでに述べたように，起立性頭痛の患者の中には，臥床しても頭痛が続くという患者がいるが，このような患者の場合，臥床することで脳にかかる重力の方向が変化しているため，①にあげた架橋静脈などの牽引痛では説明がつかず，②にあげた静脈洞壁の伸展などによる頭痛の要素が大きいと考えられる。

b 起立性頭痛の検出法

当然であるが，自覚症状である起立性頭痛を検出するゴールドスタンダードは問診である。問診では頭痛が起立性要素をもつかどうかを確かめるために，日常生活の中での自覚について「臥床で軽減するか」「体を起こすと増悪するか」を中心に尋ねることになるが，すでに述べたとおり，日常生活の中で頭痛の体位性変化に気がついている患者は多くはないため，問診単独では起立性頭痛を確実に判断することは困難で，有効な方法とはいえない。したがって総論で述べたように当クリニックでは，診察時に頭蓋内環境を人為的に急

速に変化させて頭痛の変化を観察する LUP test で，問診を補完して起立性頭痛を検出している．次節ではこの LUP test について詳述する．

2 Lumbar-uplift test（LUP test）[12]

a LUP test の原理

　LUP test は仰臥位にした患者の腰仙部を挙上し，急激に頭蓋内圧を上昇させて頭痛の変化を観察する一種の身体診察技術である．具体的には，診察時に頭痛を訴えている患者に膝立仰臥位で臥床してもらい，腰仙部をクッション等で 10 cm 以上の高さに挙上させる．この姿勢を腰高位（lumbar-uplift position；LUP position）と呼んでいる．近年は仰臥位で頭部を低く，腰部を高くした体位のことを広く Trendelenburg 体位と呼ぶため，LUP position は一種の Trendelenburg 体位であり，LUP position を取らせることで頭蓋内圧が急速に上昇すると考えられる．LUP test では，この LUP position と起座位との間で体位変換することで頭蓋内圧を急激に変化させ，診察室で起立性頭痛を短い時間で実際に再現してスクリーニングする．低髄液圧症候群に伴う起立性頭痛の場合，LUP position にすることで頭蓋内圧が上昇し，頭痛が軽快あるいは消失する．その後，起座位にすると頭蓋内圧が低下するため，起立性頭痛の痛みが再出現してくるというのがこの検査の原理である．

b LUP test の基本体位（図 I-2-1）

　LUP test では診察室で実際に頭蓋内圧を変化させて，頭痛が起立性かどうかを患者自身に判断してもらうが，実際の LUP test の体位は図 I-2-1 に示すように大きく 2 つの phase に分かれている．1 つは LUP position を取らせて頭蓋内圧を上昇させる phase で，この phase を Phase Ⅰ（LUP position）と呼んでいる．もう 1 つは起座位にして頭蓋内圧を低下させる phase で，この phase を Phase Ⅱ（sit-up position）と呼んでいる．

c LUP test の手技

1 ◆ Phase Ⅰ（LUP position）（図 I-2-1a）

　Phase Ⅰ（LUP position）では，膝立仰臥位になった被検者の腰仙部の下に，人が乗っても 10 cm 以上の厚みを維持できるようなサポート（市販のクッションや毛布を折りたたんだものなど）を置いて，腰仙部をベッド面から 10 cm 以上を目標に挙上させる．この際，胸郭（特に肩甲骨）がベッド面から離れないように注意する（図 I-2-1a 矢印）．この状態で頭痛が検査前に比べてどう変化するかを観察する．観察時間は原則 60 秒までとしている．

2 ◆ Phase Ⅱ（sit-up position）（図 I-2-1b）

　Phase Ⅰでの頭痛の変化を確認したあと，まず腰仙部の下に入れたサポートを取り除き，

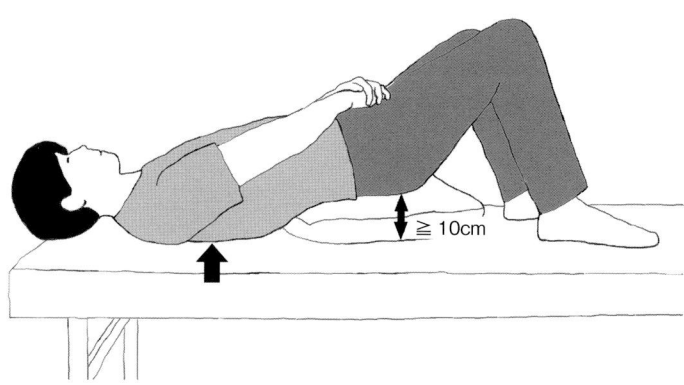
a　Phase I （lumbar-uplift position；LUP position, 腰高位）

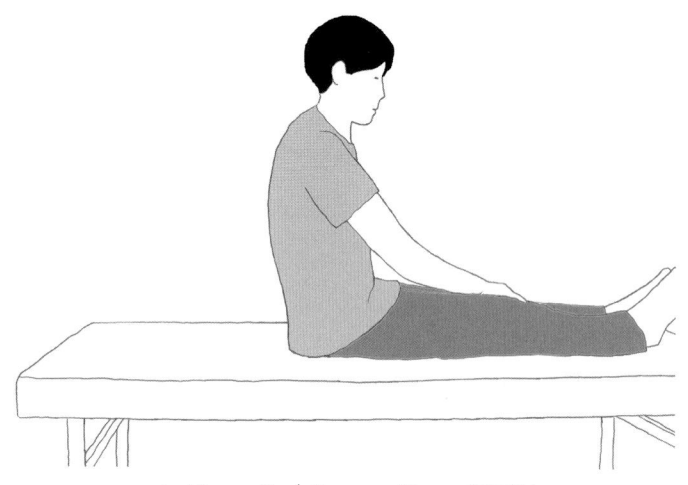
b　Phase II （sit-up position；起座位）

図I-2-1　Lumbar-uplift test（LUP test）の基本体位

a：Phase I 体位。膝立仰臥位で，腰仙部をクッションや毛布を畳んだものなどの上に載せて，ベッド面から10cm以上を目標に挙上させる。このとき背部，特に肩甲骨部がベッド面から離れて浮き上がらないように注意する（矢印）。
b：Phase II 体位。腰仙部を乗せていたクッションや毛布を畳んだものなどを取り除いたあと，上半身をゆっくり起こして座位にする。

通常の仰臥位を取らせる。そのあと上体をゆっくり起こし Phase II（sit-up position）に移行させる。Phase II に移行した直後に頭痛が消失していれば，再出現するかどうかを観察する。もし頭痛が残存している場合には，Phase I のときの頭痛と比べて，痛みの強さに差があるかどうか，そのあと頭痛が変化するかを観察する。観察時間はやはり原則60秒までとしている。

d　LUP test における基本的な頭痛変化（表I-2-1）

1◆起立性頭痛の場合　（O 型；orthostatic pain type）

　LUP test 施行時に観察される起立性頭痛の場合の典型的な頭痛の変化は，Phase I で頭痛が有意に軽減（検査前2分の1以下の頭痛強度を目安にしている）あるいは消失し，

PhaseⅡにすると再出現あるいは増悪するというもので，この起立性頭痛に特異的なLUP testの反応を，O型（orthostatic pain type）と呼んでいる．O型の反応ではPhaseⅠ体位を取ることで，頭蓋内圧が上昇すると同時に，頭蓋内の髄液コンポーネントも増加するため，低髄液圧症や脳脊髄液減少症の場合，病態が緩和されて頭痛が軽減し，次にPhaseⅠ体位からPhaseⅡ体位へ変換すると，逆に頭蓋内圧が低下すると同時に，頭蓋内の髄液コンポーネントも減少するため，病態が増強されて頭痛が増悪するといった変化が，起こっていると考えられる．またPhaseⅠとPhaseⅡの間で体位を変換した場合，脳にかかる重力の牽引方向がおよそ90°変化することも，O型の頭痛変化に影響を及ぼしていると思われる．

　PhaseⅠ体位にして頭痛が変化するまでの時間は，経験的には10秒から20秒前後であるが，完全に頭痛が消失するまでは，もう少し秒数がかかることがある．一方，PhaseⅡに戻して頭痛が再度出現，あるいは悪化するまでの時間は，経験的には20秒から30秒前後のことが多いが，症例によってはさらに時間がかかることもある．頭痛の変化が有意かどうかは，あくまで被検者の主観によるが，PhaseⅠで頭痛が完全には消失していない（少し残っている）と被検者が訴えても，PhaseⅡにしてみると消失していることがしばしば経験される．これはPhaseⅠでは頭の中が幾分張った感覚になる場合があり，これを痛みの残存と感じている場合があるためと思われる．したがって起立性頭痛の場合，最も頭痛の程度が軽減する時間帯は，必ずしもPhaseⅠ体位のときではなく，PhaseⅡ体位に変換した直後から頭痛が再出現するまでの間である．

　LUP testはLUP positionが特徴的なので，PhaseⅠで頭痛がすみやかに消失することこそが，この検査の本質であると考えがちであるが，実はそうではない．LUP testの本質は，PhaseⅠで消失あるいは軽減させておいた頭痛が，PhaseⅡに体位を変換したことで，再出現したり増悪したりするのを自覚できることにあり，これこそ起立性頭痛そのものを，診察時に実際に再現して確認していることにほかならない．したがってPhaseⅡに体位変換したあと，頭痛が再増悪することが自覚できるのであれば，PhaseⅠでは必ずしも頭痛が完全に消失している必要はない．またこのようにLUP testにおけるO型の反応は，極端な人為的条件下とはいえ，起立性頭痛そのものであるため，起立性頭痛の検出に対して，特異性がきわめて高いことが理解される．

2◆片頭痛発作の場合

　すでに示したように，片頭痛は頭痛外来において最も頻繁に遭遇する頭痛で，LUP testの結果を正確に判断するためには，片頭痛発作に対してLUP testを行った場合に観察される頭痛の変化についても，知っておく必要がある．片頭痛発作に対してLUP testを施行した場合，観察される頭痛の変化は，以下の3つのパターンに分類される．いずれも起立性頭痛に特異的なO型の反応とは異なる頭痛変化である．

　　RO型（reverse orthostatic pain type）：
　　　PhaseⅠで頭痛が増悪しPhaseⅡにするとPhaseⅠより幾分軽減するという，O型

とは逆の反応である。RO型は片頭痛発作に最も典型的な反応で，片頭痛発作の起こりはじめや回復期など，頭痛の強度がどちらかというと最強ではないときに観察されやすい。またRO型ではPhase IからPhase IIに体位変換する際，一過性の頭痛増強がしばしば観察されるが，この体位変換時の一過性頭痛増強がO型の反応に随伴することは少なく，比較的RO型に特徴的である。

S型（steady pain type）：

Phase IでもPhase IIでも，頭痛の強度が特に変化しないという，特徴や特異性がない反応である。片頭痛発作におけるS型は，どちらかというと痛みの極期で，頭痛強度がきわめて強いときに観察される傾向がある。

C型（combined pain type）：

C型はO型とRO型の頭痛が合併して，時間差や部位別に出現する反応で，起立性頭痛と片頭痛発作が同時に起きているときに観察される。C型の反応には2通りあり，頭痛の変化が時間差で出現する場合と，部位別に出現する場合に分かれる。

時間差で出現する場合は，Phase Iで頭痛がいったん軽快したあと増悪し，Phase IIにすると最初はPhase Iより幾分軽減するものの，その後次第に頭痛が増悪する。注意点として，この反応は頭痛強度がはっきりと軽減し，それに引き続いてはっきりと増悪したときだけ有意と判断したほうがよいと考えている。なんとなく頭痛が軽減して，なんとなく悪化するような変化を訴える場合は，経験的にはC型ではなくS型である可能性が高い。

部位別に出現する場合というのは，頭部のある部位はPhase I・Phase IIともにO型の反応を示し，頭部の別の部位はPhase I・Phase IIともにRO型の反応を示す場合である。O型の反応を示す部位の痛みは起立性頭痛によるもので，RO型の反応を示す部位の痛みは片頭痛発作によるものである。

片頭痛発作に対するLUP testの反応を理解するうえで，特に注意しておく必要があるのは，O型の反応というのは，起立性頭痛そのものをその場で再現していることになるため，起立性頭痛に対して特異性が高く，LUP testの結果だけで起立性頭痛であると判定できるが，S型やRO型の反応は，片頭痛に対して非特異的で，たとえば髄膜炎や急性副鼻腔炎に伴う頭痛ではRO型，緊張型頭痛ではS型など，片頭痛以外でもRO型やS型の反応を示す頭痛があるため，LUP testの結果だけをもって片頭痛と判定することはできない点である。

片頭痛におけるLUP testの役割は，ある程度の頻度で入り混じってくる起立性頭痛を確実に検出して除外することと，通常の問診や検査をとおして片頭痛発作が疑われるとき，LUP testでRO型の反応や，体位変換時の一過性頭痛増強が観察できれば，その頭痛は片頭痛であるという診断推論を，さらに補強できるということである。表I-2-1に起立性頭痛と片頭痛についてLUP testにおける反応をまとめて示した。

表Ⅰ-2-1 LUP test における基本的な頭痛変化

	type	特異性	Phase Ⅰ（腰高位）頭痛変化	Phase Ⅱ（起座位）頭痛変化
起立性頭痛	O 型	特異的	軽減または消失	再増悪
片頭痛発作	RO 型	非特異的	悪化	Phase Ⅰよりは楽
片頭痛発作	S 型	非特異的	不変	不変
片頭痛発作＋起立性頭痛	C 型	非特異的	軽快＋悪化	軽快＋悪化

3◆LUP test 陽性頭痛

　LUP test 自体は，もともと起立性頭痛の検出を目的とした手技なので，LUP test における O 型の反応を特別に「LUP test 陽性」と呼んで，O 型以外の反応とは区別するとともに，LUP test で O 型の反応を示す頭痛を「LUP test 陽性頭痛」と呼ぶことにしている。したがって LUP test 陽性頭痛は，LUP test によって頭痛の起立性要素が確認された頭痛といった意味である。

e Phase Ⅰ増強法（図Ⅰ-2-2）

　Phase Ⅰ増強法というのは，LUP position のときの頭蓋内圧をさらに上昇させるための工夫で，Phase Ⅰ体位にして頭痛強度が軽くなっても，検査前の半分以下にはならない場合やまったく変化しないとき，診断推論から予想される LUP test の反応（O 型や RO 型，

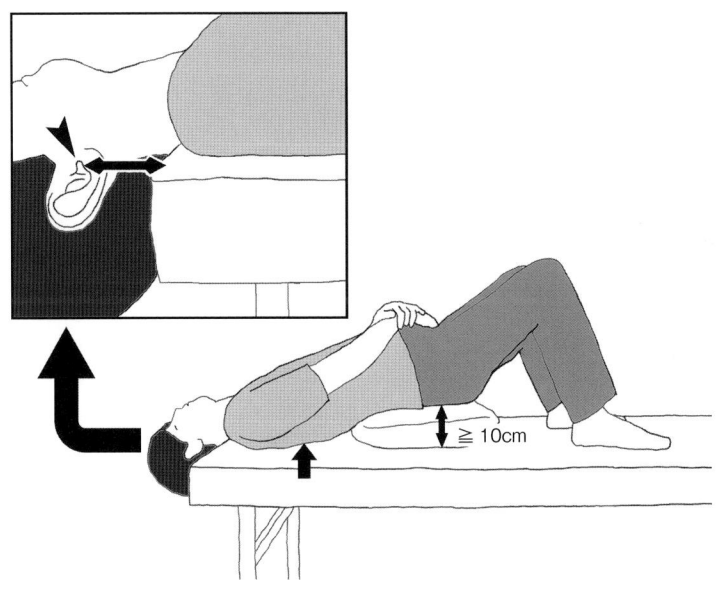

図Ⅰ-2-2　Phase Ⅰ増強法（head-hanging-down maneuver；HHD 法）

HHD 法では，頭部をベッドの外に出して，外耳孔とベッド表面が同じ高さになるのを目標に懸垂（頸部後屈）させた状態で，さらに図Ⅰ-2-1a に示す通常の Phase Ⅰ体位（直矢印で示す背部がベッド面から離れずに，腰仙部をベッド面から 10cm 以上挙上させた体位）を取らせる。その際外耳孔（拡大図：矢頭）の位置は，ベッド表面と同じ高さか，やや高くなる程度（拡大図：⟷）に調整し，ベッド表面より下にならないように注意する。

S型など）と，実際に観察された反応に乖離があるときには，確認のためにPhase I 増強法を試してみることがすすめられる。

　Phase I 増強法として現在採用しているのは，腰の下に入れるサポート（ランバーサポート）を増量して，さらに腰仙部を挙上する方法と，通常のPhase I 体位の際に，頭部をベッドの外側に突き出して，後屈・懸垂させる方法（head-hanging-down maneuver；HHD 法，図 I-2-2）の2種類である[12]。ランバーサポートを増量する方法は，体格にもよるが腰仙部の挙上が10cm 未満の場合か，頸部の後屈制限など何らかの理由で HHD 法が使えないときに行う程度で，Phase I 増強法には現在もっぱら HHD 法を使用している。HHD 法による Phase I 増強法の場合，通常の Phase I 体位と比べて頭蓋内圧がさらに上昇することに加え，重力によって脳が牽引される方向も 90°を超えて大きく変化することが，起立性頭痛に対抗する効果を増強させていると考えられる。

　HHD 法の手順であるが（図 I-2-2，☞ p.17），まず被検者を仰臥位で寝かせ，ベッドの端から頭部をベッドの外側に突き出させるように，頭頂側に身体を移動させる。突き出す程度は，頸部の中間点付近（およそ C4〜C5 の棘突起あたり）が，ベッドの端に一致する程度を目安にする。この位置で静かに頸部を後屈させ，外耳道孔部がベッド表面と同じか，やや高くなる程度を目標に頭部を懸垂させる。このとき外耳道孔部がベッド表面より下（床面寄り）に下がらないように注意する（図 I-2-2：拡大図）。次いで膝を立てて腰を浮かし，腰の下にランバーサポートを挿入して腰を乗せる。通常の Phase I 体位と同様に，腰部は 10cm 以上を目標にベッド面から挙上するが，このとき背部（直矢印）がベッド面から離れないように注意する。この姿勢で，頭痛が検査前に比べてどう変化するかを観察する。頭痛変化の判定基準は，通常の Phase I と同じで観察時間も原則 60 秒までとしている。

f LUP test の標準的な手技運用と実施上の注意点

　実際に LUP test を行う際，すでに述べた LUP test の基本的な手技と増強法およびその際の頭痛変化に関する知識に加え，次に述べる効率的な手技のコンビネーション（標準的運用法）と，手技施行上の注意点についても理解しておく必要がある。また LUP test は頭蓋内圧や頭蓋内髄液コンポーネントを人為的に急激に変化させる手技なので，検査を行う前提として頭蓋内出血や脳腫瘍・水頭症といった病変を，適切な方法（通常画像診断等）で否定しておくことを現在のところ原則にしている。ただ頭蓋内占拠性病変がある場合の LUP test のリスクについては，評価できるデータがないため，たとえば低髄液圧症で硬膜下血腫を伴っている場合，LUP test が安全に実施可能かどうかの判断は，各々の医師の裁量によると考えている。

1◆効率的な手技のコンビネーション（標準的運用法）（図 I-2-3）

　LUP test は通常まず Phase I のチェックを行う。増強法を用いない通常の Phase I 体位で頭痛が消失すれば 60 秒まで待つ必要はなく，ランバーサポートを除去したあと上体を起こして Phase II 体位に移行し，ここで再度頭痛が出現してくるのを確認する。通常，

手技は2度繰り返して所見の再現性を確認している。

　PhaseⅠで頭痛が軽減しても消失しない場合，または頭痛の強度に有意の変化がない場合は，60秒まで待ってPhaseⅡに移行させる。PhaseⅡにしたときに頭痛が消失していれば，そこから頭痛が再度出現するのを確認する。PhaseⅡにしたときに頭痛が多少残存していても，そこから頭痛強度が明らかに増悪していく場合は，起立性頭痛の可能性が高まる。通常，手技を繰り返してさらに確認を進めるが，2回目はHHD法を加えたPhaseⅠ体位（PhaseⅠ増強法）を使ってチェックを行う。

　診断推論から片頭痛が疑われる状況で，PhaseⅠにおいて頭痛が悪化する場合（RO型）や頭痛強度に有意の変化がない場合（S型）は，起立性頭痛は否定的で片頭痛の可能性が高くなる。RO型やS型の反応で病歴や問診の結果が片頭痛と矛盾しなければ，片頭痛の発作中と判断して通常そこで検査を終了する。手技を2回繰り返さない理由は，片頭痛発作時のLUP testの場合，S型はしばしば痛みの極期のこともあり，RO型は頭痛が増悪する反応であるため，患者にそれ以上不快な思いをさせないように，LUP testの結果が問診結果と一致して判定に疑問がないときは，1回の手技で終了することにしている。

　通常のPhaseⅠにおける頭痛の変化が非典型的であったり，病歴や問診結果から予想される診断推論の結果と乖離したりする場合は，HHD法など増強法を加えたPhaseⅠを使ってさらに確認を進める。通常のPhaseⅠ体位では特徴的な頭痛の変化が明確には自覚できない場合でも，PhaseⅠ増強法を使うと起立性頭痛であればO型，片頭痛であればRO型といった，それぞれの頭痛に特徴的な変化が強調されて容易に識別できるようになることが多い。したがって，2回目以降の手技では増強法によるチェックを試みることが望ましいと考えている。

　特殊な状況として，1回目のLUP testが典型的なC型を示した場合は，2回目のLUP testは通常のLUP体位で再現性を確認しているが，1回目のLUP testがC型を示しても典型的ではない場合は，2回目のLUP testは増強法を加えたLUP体位で行うことにしている。

　まとめると，LUP testはまず通常のPhaseⅠ体位とPhaseⅡ体位で頭痛の変化を観察し，
① 典型的なO型やC型の反応であれば手技を2度繰り返して再現性を確認する。
② 既往歴・問診結果から片頭痛が疑われ，LUP testがRO型や片頭痛の極期を示唆するS型を示すときは，片頭痛の発作中と判断して1回の手技で検査を終了する。
③ ①②以外は2回目のLUP testを行うが，その際はHHD法など増強法を加えたPhaseⅠ体位を使って検査する。

　以上が効率的な手技のコンビネーション（これを標準的運用法と呼んでいる）ではないかと考えている（図Ⅰ-2-3，☞ p.20）。

2◆手技施行上の注意点

a) 静脈洞内圧亢進の回避

　低髄液圧症候群における起立性頭痛の痛みは，頭蓋内構造物の尾側偏倚により架橋静脈

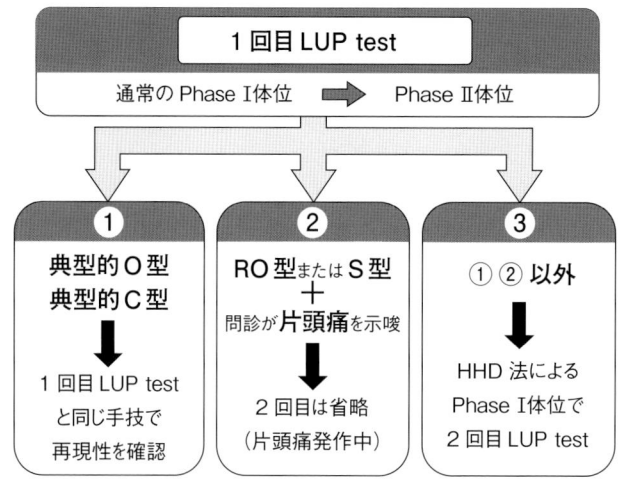

図Ⅰ-2-3　Lumbar-uplift test（LUP test）の標準的運用法

標準的運用法において，1回目のLUP testは通常のPhase Ⅰ体位で行う。2回目のLUP testは1回目の結果によって，①1回目と同じ手技で再現性を確認する場合，②2回目を省略する場合，③HHD法によるPhase Ⅰ体位を使って行う場合の3とおりに分かれる。

などが伸展されるための痛みと，髄液量減少に対する頭蓋内静脈や静脈洞壁の代償性拡張による痛みの2つが，さまざまな割合で混ざり合って形成されると推定されることはすでに述べた（☞ p.12）。仰臥位で腰部を挙上したLUP体位において，第一の機序である頭蓋内構造物の尾側偏倚や架橋静脈の緊張は緩和される反面，問題になるのが，第二の機序である頭蓋内静脈あるいは静脈洞壁の伸展による痛みである。LUP testのPhase Ⅰ体位で頭蓋内圧を上昇させるために仙骨部を高位にした際，頭部からの静脈環流が多少阻害されて静脈洞内圧が上昇すると，頭蓋内静脈あるいは静脈洞壁の伸展がさらに助長され，頭痛が逆に悪化する可能性が否定できない。実際，静脈洞内圧を亢進させるValsalva手技を行うと，低髄液圧性の頭痛がかえって増悪することはよく知られている[15]。したがってPhase Ⅰで腰高位にして頭蓋内圧を上昇させるとき，静脈洞内圧の上昇を最小限に抑えることを目的に，腰部の挙上に伴って胸郭部（特に肩甲骨）がベッド面から離れないようにすること（図Ⅰ-2-1a，矢印），すなわち頭蓋より心臓を極力高位にしないことと，増強法であるHHD法の際は，外耳道孔部をベッド面より下に下げないようにすること（図Ⅰ-2-2，矢印），すなわち頸静脈孔部と上大静脈との間で高低差を生じさせないようにすることを，それぞれPhase Ⅰ体位およびHHD法の体位を取る際の基準にしている。

原理的には頭蓋内圧を高くするほど起立性頭痛を打ち消すのに有利であるといっても，静脈洞内圧が亢進しすぎると結果が修飾される可能性があるため，体位がすでに述べた基準範囲内に収まっているのを確認することが大切である。

b）主観的な感覚である頭痛変化を評価するむずかしさについて

結論から言うと，LUP testで頭痛が変化したかどうかの判定は，あくまで患者自身の主観によると考えている。Visual analogue scale（VAS）などを使って頭痛の変化を半定量的に評価しようと考えた時期もあったが，侵害受容性の刺激強度とVASの値は必ずし

も直線的な関係ではないことがわかっており，電流刺激による疼痛知覚などでは，侵害刺激が強くなるに従って加速度的に痛み強度が増加するのが観察されている[16]。したがって刺激強度が弱い領域では，刺激強度が強い領域と比べて痛みの変化を感知しにくくなる（すなわち弁別閾値が増大する）ことになり，LUP testの体位変換前後におけるVAS値の変化率から起立性頭痛を客観的にとらえようとしても，VASの変化率は検査前の頭痛強度の影響を受けるため，一定の基準で評価することは困難である。また痛みの閾値は刺激強度だけでなく，痛みが変化する速度の影響も受けることから，同じ痛みの変化でも変化する速度が遅くなるほど変化が分かりにくくなる。そのほかにも頭痛の変化を客観的または定量的にとらえるには，頭痛以外のノイズ（たとえば頭蓋内の緊満感）などのさまざまな要素を考慮しなければならない[17,18]。そこで現在は，LUP testはあくまで自覚症状である頭痛の起立性要素を自覚しやすくする補助手段である以上，客観的な評価や定量的な評価を目標にせず，患者が単純に頭痛の起立性要素を自覚できるかどうかを唯一の判定基準にして，定性的なスクリーニングに徹するべきだと考えている。以上のことから，LUP testの結果を判定する場合，次の3つのことに注意している。

①起立性頭痛かどうかは，あくまで被検者の主観によって判定する

　本来LUP testは被検者の自覚症状を補完する手段なので，頭痛強度の変化が有意かどうか，あるいは頭痛が体位性に変化しているかどうかの判断は，検者ではなくあくまで被検者が主観的に判断する。

②検査前の頭痛が特に軽微な場合は無理に判定を確定しない

　検査を始めるときの頭痛がもともと軽微な場合は，すでに述べたように弁別閾値が大きくなるため患者の自覚症状があいまいになり，正確に判定できない可能性が高くなる。このような場合は無理に判定を確定せず，次項で述べるself-LUP testを利用するか，頭痛強度が強い別の日にLUP testを再検するといった対応が現実的である。

③いたずらにPhase I体位の時間を延長しない

　LUP testは頭蓋内環境をダイナミックに変化させることで，短時間に頭痛強度を次々変化させて，頭痛の体位性要素を自覚させることが目的である。したがって，Phase I体位で頭痛の消失や明らかな変化が確認できれば，60秒まで待たずにPhase II体位に変換させることが大切である。またPhase I体位を取らせて60秒までで頭痛が有意に変化しない場合や，完全に消失しない場合でも，いたずらにPhase I体位の時間を延長する必要はない。Phase I体位を長く取らせるよりもHHD法などのPhase I増強法で検討したほうが，起立性頭痛の検出感度も高くなるだけでなく，ほかの頭痛との鑑別も容易になる。逆にPhase Iで頭痛消失後も長時間その姿勢を取り続けると，Phase II体位にしてから頭痛が再出現するまでの時間が延長する。すなわち起立性頭痛を高い効率で検出するためには，短い時間で頭痛を変化させることに集中するべきで，時間をかけすぎることは，かえって体位変化と頭痛変化の因果関係が感知しにくくなるだけでなく，スクリーニングテストという観点からも好ましくない。

g LUP test の応用技術（1）── self-LUP test

　増強法を使わない標準のLUP testは手技が単純であるため，自宅など診察室以外で患者自身によりこれを行って，結果をチェックしてもらうことがある．このような患者自身によるLUP testをself-LUP testと呼んでいる．現在self-LUP testは主に次の2つの状況で利用している．

　①たまたま診察室では頭痛が軽微か，あるいはほとんど消失しているために，LUP testにおいて有意の結果が得られない場合，次に強い頭痛が来たとき，患者自身でLUP test（self-LUP test）を行って，後日結果を報告してもらうという使い方．

　②通院中の片頭痛患者に起立性頭痛が合併して連日性頭痛になったときのように，起立性頭痛と片頭痛発作が入り混じって連続的に出現する場合，現在の頭痛が起立性頭痛だけなのか，片頭痛発作も加わっているのか，一つひとつself-LUP testを利用して鑑別し，起立性頭痛の痛みであれば臥床と水分負荷，片頭痛の痛みであればトリプタン系薬剤の頓服など，それぞれの頭痛に最適化した対応を取るために必要な自己判定に利用する使い方．

h LUP test の応用技術（2）── LUP体位による起立性頭痛の誘発

　診察時点で頭痛がまったくないか軽微な場合，self-LUP testを試みてもらうための体位を説明する目的で，実際にPhase I体位を取ってもらうことがある．このような体位説明を目的としたPhase I体位のあと，上体を起こしてPhase II体位にしてみると，ときに検査前は消失していた頭痛が新たに出現したり，軽微だった頭痛が有意に増悪したりすることがある．通常このようにして誘発された頭痛は，引き続きLUP testを行うことで，起立性頭痛であることを容易に患者に自覚させることができるため，これをLUP体位による起立性頭痛の誘発と呼んでいる．したがって，診察時に頭痛が軽微あるいは消失していてself-LUP testによる自己判定を指示する場合，Phase I体位の説明は，図を見せたり口頭でしたりするのではなく，実際に体位を取ってもらうほうが合理的である．なぜなら体位を正確に理解してもらえるだけでなく，もし頭痛が誘発されれば，その時点で起立性頭痛かどうか，結論を出すことができるからである．

i LUP test による起立性頭痛のスクリーニング成績
　　── 感度・特異度と，施行時の各種パラメータ値について

　当クリニックでは起立性頭痛を検出するゴールドスタンダードである問診とLUP testとで，そのスクリーニング成績を直接比較するprospective studyを行い，現時点ではその中間解析結果までを報告している[19]．この試験では半構造化問診として，

　①「睡眠時などしばらく臥位になると軽減する頭痛か？」
　②「起床時など頭痛が上体を起こしたあとに増悪するか？」

の2点について質問し，その結果から考えて，頭痛が起立性に悪化する（起立性頭痛）と

表Ⅰ-2-2 起立性頭痛検出能力の比較

	半構造化問診（95%信頼区間）	LUP test（95%信頼区間）
検出感度	38.7（21.8-57.8）%	91.2（76.3-98.1）%
特異度	81.8（64.5-93.0）%	97.1（84.7-99.9）%
陽性的中率	66.7（41.0-86.7）%	96.9（83.8-99.9）%
陰性的中率	58.7（43.2-73.0）%	91.7（77.5-98.2）%
診断正確度	60.9（47.9-72.9）%	94.1（85.6-98.4）%
陽性尤度比	2.129（0.911-4.974）	31.000（4.483-214.373）
陰性尤度比	0.749（0.542-1.034）	0.091（0.031-0.268）

（小林修一．日本頭痛学会誌 2013；40：91-96[19] から）

思うかどうかをまず判定させた。問診による判定後 LUP test を行い，LUP test における頭痛の変化から考えて，現在の頭痛は起立性に悪化する（起立性頭痛）と思うかどうかを再度判定させて，この2つの判定結果を比較した。なおここで使用した LUP test は，HHD 法を使わない通常の Phase Ⅰ 体位での検討である。中間解析では2011年9月から6カ月間に当クリニックを受診し，一定の基準（全例画像診断で頭蓋内出血や脳腫瘍，急性副鼻腔炎などの器質性病変を除外し，診察で髄膜炎や頭部神経痛，群発頭痛を除外している）を満たした連日性頭痛で，診察時に頭痛を有する患者103例について検討した結果，半構造化問診と LUP test との一致度の検定において，Cohen の κ 係数は 0.21，McNemar 検定で$p<0.05$ となり，この2つの検査の判定結果には統計的に有意な隔たりが認められた。さらに最終診断結果から算出した，半構造化問診による起立性頭痛の検出感度は38.7%，特異度81.8%であったのに対し，LUP test は検出感度91.2%，特異度97.1%であった（表Ⅰ-2-2）。したがって起立性頭痛の検出に関して，LUP test は通常の問診より有意にすぐれており，問診の特異度は比較的高いものの，たとえ半構造化して実施しても，その検出感度は低いことが明らかとなった。すなわち問診単独で判断した場合，本当は起立性要素をもった頭痛であっても，非起立性頭痛として容易に見逃されてしまう可能性が実際に示された。

またこの中間解析報告には，最終診断が起立性頭痛と確定された31例について，その LUP test 施行時の，Phase Ⅰ 体位で頭痛が変化するまでの時間，Phase Ⅱ 体位にして頭痛が再増悪するまでの時間，Phase Ⅰ 体位で腰仙部がどの程度の高さに挙上されていたか，発症から LUP test で陽性と判定されるまでの期間など，各パラメータの実測データが示されている（図Ⅰ-2-4）。

それによると，Phase Ⅰ 体位で頭痛が変化する時間の中央値は20.5秒で，90パーセンタイル点は60秒，Phase Ⅱ 体位にして頭痛が再出現する時間の中央値は22秒で，90パーセンタイル点は73秒，Phase Ⅰ 体位で挙上された腰の高さの中央値は12cmで，値の10～90パーセンタイルは10～13cmの範囲内であった（図Ⅰ-2-4a）。したがって，ほとんどの症例で，1～2分以内に起立性頭痛かどうかの判断は可能で，この程度の腰部挙上に必要な資材は，毛布や枕など診察室で容易に調達できるため，外来診療中に身体診察の一

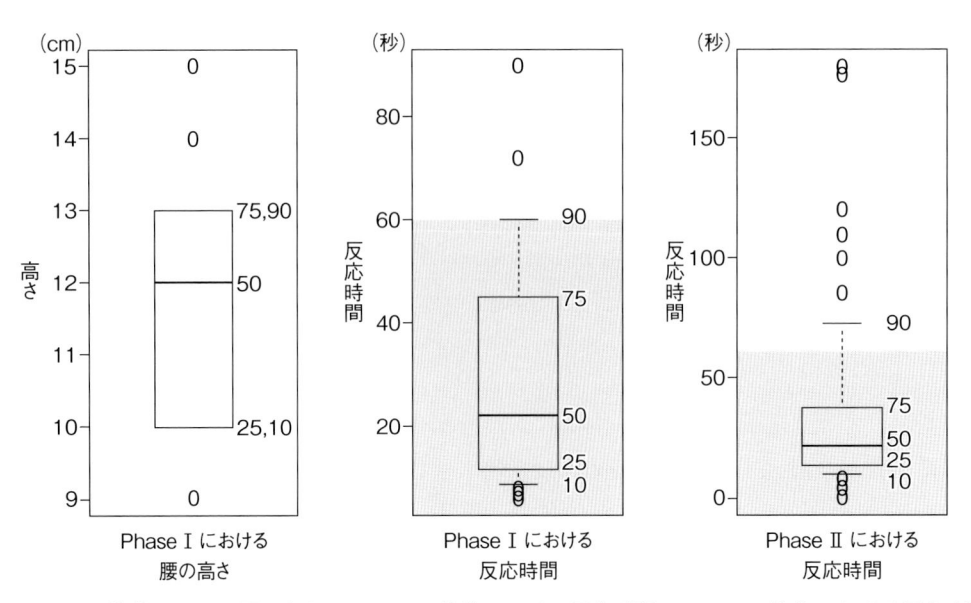

a　Phase I 体位における腰の高さ，Phase I 体位における反応時間，Phase II 体位における反応時間

各 box plot 右側の数値は 10, 25, 50, 75, 90 の各パーセンタイル点。50 パーセンタイル＝中央値。
また反応時間の図における網掛け部分は，基準観察時間である 60 秒間の範囲を示す。

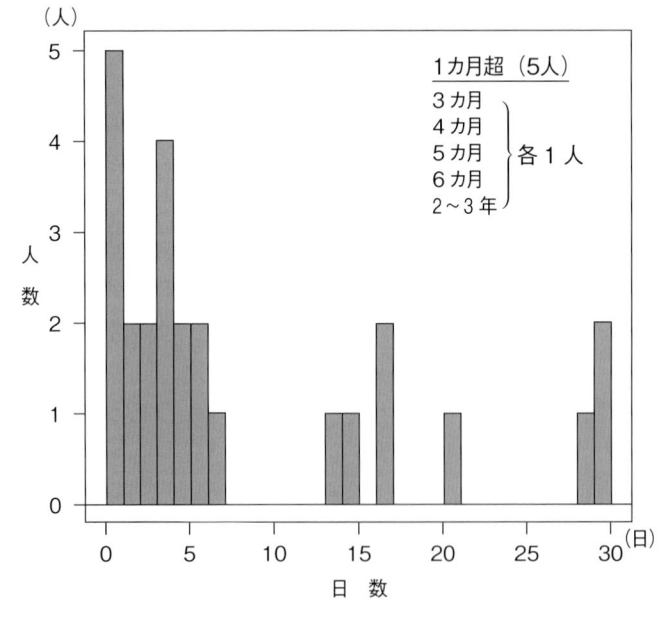

b　発症から LUP test 陽性頭痛検出までの期間

発症から初めて当クリニックを受診し，LUP test 陽性頭痛として検出されるまでに要した期間。

図 I-2-4　LUP test における各種パラメータ値

(小林修一. 日本頭痛学会誌 2013；40：91-96[19] から)

部として簡便に実施可能であることが示された。

　また発症から初めて当クリニックを受診して，LUP testで陽性と判定されるまでの期間は，84％が発症から1カ月以内，特に全体の過半数に当たる58％は1週間以内に来院して起立性頭痛と判定されており，なかでも24時間以内に受診したものが最多であった。したがって起立性頭痛は症状出現から検出までは1カ月以内，特に1週間以内に集中しており，多くの起立性頭痛は発症早期から医療機関を一度は受診している実態が推察される結果であった。一方1カ月を超えた症例は16％で，なかには2〜3年前から頭痛が続いていて初めて当クリニックを受診し，起立性頭痛と判明した症例もあった。慢性化した起立性頭痛をどの程度検出できるかについては，まだデータの蓄積が十分ではないが，一部の起立性頭痛は慢性期に入っても検出できる場合があると考えられた（図I-2-4b）。

3　起立性頭痛の臨床的特徴

　「LUP testによる起立性頭痛のスクリーニング成績」（☞ p.22〜25）の項で示されているように，起立性頭痛に対する問診の検出感度は高くないため，問診を中心とした従来の頭痛診療で起立性頭痛と判断されてきた頭痛と，LUP testによってその起立性要素が確認された起立性頭痛（LUP test陽性頭痛）とは同じものではない。LUP test陽性頭痛には，従来の頭痛診療では起立性頭痛と判断できなかった潜在する起立性頭痛が多く含まれている。したがって本節では，従来の頭痛診療における起立性頭痛ではなく，LUP test陽性頭痛を起立性頭痛として，その臨床的特徴について述べる。

a　LUP test陽性頭痛の年齢別・性別頻度

　図I-2-5は2012年の1年間に当クリニックで診察したLUP test陽性頭痛127人の年齢・

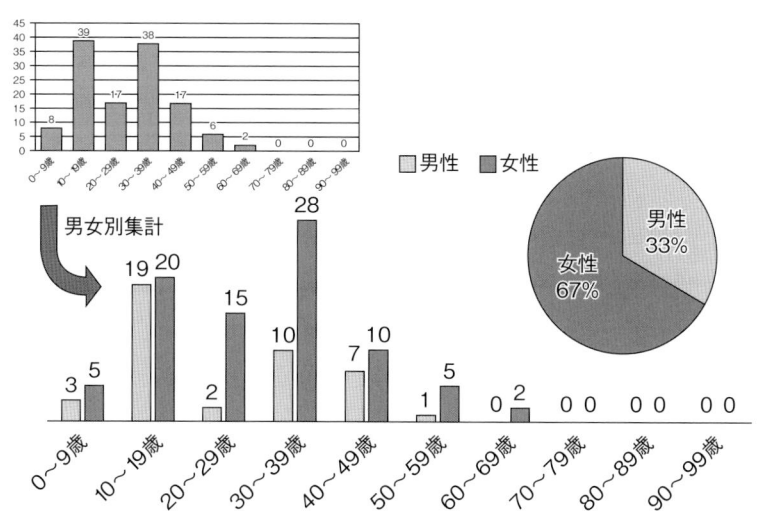

図I-2-5　LUP test陽性頭痛患者の年齢・性別分布（n＝127）

（当クリニック，カルテベース，2012年1月〜12月）

性別分布を示したものである．年代別では10歳〜20歳未満の患者が最多で，10歳未満の患者も8人（6.3％）おり，これらを合わせた未成年の患者が全体の3分の1以上を占めていた．

男女別にみると，男性はやはり10歳〜20歳未満のteenagerが最も多かったが，女性では30代の患者が最も多く，10代の患者がそれに次いでいた．全体の男女比は女性：男性=2：1と女性優位であった．

b LUP test 陽性頭痛の症候

LUP test 陽性頭痛の症候には変化が多く，一定の傾向を見出すのは困難である．痛みの部位に特異性はあまりなく，後頭部・頭頂部・前頭部・側頭部・頭全体・目の奥・眼窩周囲・頰部や首筋の痛みなどを訴える．頻度は少ないが上顎や下顎の疼痛を訴えた症例や，眼窩周囲および頰部の自発痛だけでなく圧痛を訴えた症例もあった．それらの場合，それぞれ歯科疾患や急性副鼻腔炎による頭痛との鑑別に注意が必要である．両側性の痛みが一般的だが，片側性の頭痛もしばしば経験される．痛む部位は患者ごとに毎日同じ部位・パターンの痛みのことが多いが，ときに痛む場所が日によって変化したり，次第に移動したりするという症例もある．時間的なパターンとしては，朝から晩まで起きて活動している限りは何らかの頭痛が波打ちながら持続するような場合や，どちらかというと午後から夜に向かって悪化する（second-half-of-the-day headache[15]と呼ばれている）のが一般的な傾向であるが，なかにはこのような持続的な頭痛に加えて数十秒間から数分間，ときに数十分間にわたって急に痛みが増強するという症例もある（［症例3］☞ p.36）．性状は持続性の痛みや締め付ける痛みが多いが，ときに拍動性の痛みや歩行時に頭に響くといった訴えも聞かれる．運動時に増悪してつらいという患者がいる反面，運動時にもまったく増悪しない患者もいる．診察時におじぎ（前屈）してもらうと，頭痛が増悪する患者，変化しない患者，軽快する患者とさまざまで一定の傾向はない．片頭痛患者でよく知られているような，天候の悪化（低気圧接近）に伴う頭痛の増悪を訴える患者もいる．痛みの程度も嘔吐を伴うような重度の場合から，何となくすっきりしないような，ごく軽度の場合までさまざまである．したがって頭痛の部位・性状・増悪因子・程度などは，LUP test 陽性の起立性頭痛とそれ以外の頭痛との鑑別には役に立たないと考えられる．

起立性要素をもった頭痛かどうかについて，頭痛が臥位で軽快する患者は当然多いはずであるが，すでに述べてきたように，実際は，臥床したことが頭痛を軽減したと認識できている場合は，それほど多くはない．臥床してもすぐには頭痛が軽減しない患者や，逆に頭痛がつらくてよく眠れないと訴える場合や，さらには頭痛のために目が覚めたといった訴えの LUP test 陽性頭痛も存在する．また起立することで頭痛が出現したり増悪したりするかどうかについても，何となく感じている場合は多いが，座位・立位になることと頭痛が増悪することに，明確な因果関係があると認識できている場合はやはり少数である．

LUP test 陽性頭痛の症候には一定の傾向を見出すのは困難な反面，頭痛の出現パターンは特徴的で，LUP test 陽性頭痛（特に脳脊髄液の漏出によるもの）は，ある日を境に

持続性・連日性の頭痛として発症してくる。このことは片頭痛のような episodic な出現パターンとは一線を画する特徴で，毎日朝から晩までの頭痛という訴えでも，丁寧に問診すると片頭痛が連日になっている場合は，頭痛がない日や頭痛がまったくない時間帯を確認できることが多いのに対し，髄液漏出が疑われる LUP test 陽性頭痛では，日中活動中はごく軽度でも原則頭痛が常に存在するのが一般的である。ただし POTS による LUP test 陽性頭痛では，厳密な連日性・持続性頭痛のことは少なく，朝の起床後から午前中は頭痛が続いても，夕方から夜には治まることが多く，調子の良い日は頭痛が起きない場合もある。また，ある瞬間から突発する一次性雷鳴頭痛様の LUP test 陽性頭痛（［症例 20］☞ p.78）や，持続的な痛みがなく，数十秒間から数分間の頭痛を断続的に繰り返す症例や，ある動作の瞬間に一瞬頭痛が出現するだけといった，持続性頭痛の形を取らない例外的な LUP test 陽性頭痛の症例を，少数ではあるが経験したこともある。

　LUP test 陽性頭痛のその他の特徴としては，架橋静脈などの牽引や硬膜の伸展による牽引性・伸展性の痛みであるということが重要である。炎症性の痛みではないため，消炎鎮痛剤やステロイドの効果が期待できない反面，特に急性期は LUP test などで牽引や伸展が解除されると，簡単に痛みが消失する点が特徴的である。

C 頭痛以外の症状

　低髄液圧症候群では，脳の尾側偏倚により視神経や聴神経等の脳神経が牽引されることによる症状はよく知られている。LUP test 陽性頭痛の頭痛以外の症状として，霧視や複視，音がこもる（耳閉感），耳鳴，難聴など目や耳の不調（視覚障害・聴覚障害）などの訴えが，LUP test で体位性に消失したり再出現するのを確認できた症例もある。また第 4 頚神経レベルより頭側の脊髄神経根障害（感覚障害）が，起立性に変化するのを LUP test で確認できたこともある。

　LUP test 陽性頭痛では嘔吐を伴う場合もあり，悪心は頻度が高い随伴症状である。これら悪心・嘔吐や目・耳の不調が強く訴えられた場合，前兆のない片頭痛との鑑別が問題になると考えられる。また LUP test 陽性頭痛がしばらく続くと，いわゆる肩凝りを訴える場合も多いが，両側肩甲骨間の背部痛・凝り（inter-scapular pain[15]）は低髄液圧症候群に比較的特徴的と考えられている。したがって，このような肩凝りを強く訴える場合は，頭蓋周囲の圧痛を伴う緊張型頭痛との鑑別に注意する必要がある。

　低髄液圧症候群では頭痛以外の症状として，意識障害や運動失調など重篤なものも報告されているが，当クリニックではまだ経験がない。当クリニックは外来のみの無床診療所なので，比較的軽症の起立性頭痛を多く診ているということかもしれない。

　また本書の第 II 部に脳脊髄液減少症の特徴としてあげられているように，頭痛をはじめとしたこれらの症状は天候に左右されやすく，低気圧の接近など天候の悪化で増悪する傾向があるとされている。しかし頭痛診療という視点からみると，天候に左右されやすく，悪天候で誘発される頭痛の代表は片頭痛である。片頭痛は日常的に遭遇する機会も多いため，おそらく大多数の頭痛診療医は，患者が天候の悪化に伴って頭痛が悪化すると訴えた

場合，脳脊髄液減少症や漏出症ではなく，片頭痛を思い起こすのが普通ではないかと思われる。したがって脳脊髄液減少症や漏出症の視点からみると，特徴的と思える悪天候による症状の悪化も，頭痛診療全体からみると，それほど疾患特異的な現象ではなく，片頭痛でもしばしば同様の症状を訴える可能性があることに注意しなければならない。

4 LUP testを取り入れた低髄液圧性頭痛のスクリーニング

a 起立性頭痛の定義をめぐる混乱とこれからの方向性

　ICHD-IIにおいて，起立性頭痛は低髄液圧による頭痛を診断するために必須の要件と規定され，座位・立位になると15分以内に増悪する頭痛と明確に定義されていた（表I-1-1a ☞ p.6）[1]。この15分以内に増悪するという時間規定が，現実に即さないという指摘は以前からあって，2時間以内の優位性を主張する報告や[20]，ICHD-IIの改訂版であるICHD-3に向けて，この時間規定を外すことが議論されてきた[21]。2013年6月に公開されたICHD-3 betaにおいて，起立性頭痛に関する時間規定は撤廃されたが，さらに進んで低髄液圧による頭痛の診断基準から，起立性頭痛そのものが削除されることとなった[2]。低髄液圧による頭痛は通常起立性頭痛であるが常にそうとは限らないため，明らかに座位・立位で増悪する頭痛，あるいは臥位で軽快する頭痛は，低髄液圧性頭痛の可能性が高いが，それでもそれを診断基準とするまでの絶対的な信頼性はないということである。頭痛が慢性化するに従って起立性の特徴が不明瞭になることなどにも言及し，ICHD-IIにおいて必須条件とされた起立性頭痛に代わって，ICHD-3 betaでは低髄液圧や髄液漏出の発症と時期的に一致して起こる頭痛か，低髄液圧や髄液漏出が見つかるきっかけになった頭痛であれば，どんな頭痛でも低髄液圧性頭痛であるという診断基準になった（表I-1-1b ☞ p.7）。ICHD-3 betaを見る限り，今後この頭痛の診断は症候に関する議論を離れて，一元的に低髄液圧を証明するか，髄液漏出を画像的に証明することに集中する方向で進もうとしているのが明らかである。

　一方わが国においては，厚生労働省の脳脊髄液減少症の診断・治療法の確立に関する研究班が2011年10月に，この疾患における髄液漏出を画像的に判断するための脳脊髄液漏出症の画像判定基準・画像診断基準，および低髄液圧症を診断するための低髄液圧症の画像判定基準・診断基準を策定して公表した[22]。その中の低髄液圧症の診断基準では，この疾患は起立性頭痛を前提にすると明記したが，起立性頭痛自体の定義には触れていなかった。2013年5月には，わが国の慢性頭痛の診療ガイドラインが7年ぶりに改訂されたが，その中の「CQ I-25. 特発性低髄液圧性頭痛はどのように診断し，治療するか」の項において，この疾患は起立性頭痛が特徴であるとし，さまざまなバリエーションはあるとしても中核となるのは起立性頭痛で，経過中のどこかで起立性頭痛を経験していることが多いと記載している[23]。しかし座位または立位を取ってから頭痛が起こるまでの時間に関しては，今後変更される可能性があるので，ICHD-IIの15分以内という基準を厳密に

適用すべきではないとしていた。

　ICHD-3 beta において，診断基準から起立性頭痛を含むあらゆる症候を排除して，低髄液圧か髄液漏出に関連した頭痛に絞り込んだ判断は，低髄液圧性頭痛の症候の多様性から考えて，それなりの妥当性を有し，この頭痛の症候をめぐる問題に一応の決着をつけた点で評価することができる。ICHD-3 beta の影響力はきわめて大きいため，わが国の診断基準やガイドラインの中に一部残る起立性頭痛を前提とする考えも，今後は訂正される方向へ進むことが予想され，この頭痛の診断は低髄液圧を臨床的に証明するか，あるいは髄液漏出を画像的に証明するという2点に集約されていくものと思われる。そして今後浮上してくるのが，実際の診療では具体的にどのような頭痛を指標に，低髄液圧性頭痛を疑って精査を進めればよいのかという問題である。

b どのような頭痛で低髄液圧性頭痛を疑うのか？── LUP test 陽性頭痛という考え方

　ICHD-3 beta が明示する低髄液圧性頭痛とは，突き詰めると頭蓋内圧が低下することによってひき起こされた頭痛か，あるいは髄液漏出による頭蓋内髄液量の減少によってひき起こされた頭痛である。これまで述べてきたようにLUP test は，Phase I 体位において腰部を高位にすることで，人為的に頭蓋内に圧負荷をかけると同時に頭蓋内の髄液コンポーネントを増大させておき，Phase II 体位にすることで急速に頭蓋内圧を低下させると同時に，頭蓋内の髄液コンポーネントを減少させて頭痛の変化を観察するもので，LUP test 陽性頭痛は低髄液圧性頭痛における頭蓋内環境（すなわち低髄液圧あるいは髄液量減少）を，極端な人為的条件下で時間を短縮して再現していることにほかならない。したがって低髄液圧性頭痛を疑う手がかりになる頭痛の一つとして，LUP test 陽性頭痛という考え方をあげることができる。LUP test 陽性頭痛とはLUP test によって頭痛の起立性要素が確認された頭痛であるが，いわゆる起立性頭痛と同じものではない。なぜならいわゆる起立性頭痛は，患者を問診することによって自覚症状として把握できるものであるが，LUP test を使うと，問診だけでは把握できない潜在した頭痛の起立性要素でも検出できる可能性があるからである。それではどのような頭痛のときにLUP test を実施して，LUP test 陽性頭痛かどうかを確認すればよいのだろうか？

　LUP test の必要性を強く感じる病歴というのは，「ある日を境に始まった連日性頭痛で，活動している日中は多かれ少なかれずっと頭痛が続いており，鎮痛剤やトリプタンなどの薬が効かない」というような訴えである。すなわち頭痛の体位性変化よりも，頭痛の持続性・連日性に着目して病歴を検討したほうが，LUP test 陽性頭痛を見つけやすいと考えている。これまで頭痛の既往がない患者の場合は，新規に発症した連日性頭痛を主訴に来院という形を取ることが多いし，片頭痛の治療で通院中の患者に発症した場合は，いつもの頓服薬（トリプタン製剤など）が急に効かなくなって，3日間毎日1～2回服用したが頭痛は止まらず，薬も足りなくなったので来院したというようなパターンが典型的である。

　一方では「低髄液圧や髄液漏出による頭痛を疑う病歴なら，何らかの外傷が先行するはずだ」という意見もあるかもしれない。しかしこれまでに検出したLUP test 陽性頭痛で

先行する外傷を確認できたことは少なく，80％以上は非外傷性であった。したがって病歴を検討する際に先行する外傷にこだわると，かえってLUP test陽性頭痛を見つけ出すのは困難になると考えている。

　診察時にも頭痛が続いているようなとき，特に持続性頭痛・連日性頭痛の患者を診察するときには，画像診断に引き続きroutineにLUP testをチェックしてみてはどうだろう。当クリニックでは，持続性頭痛・連日性頭痛の場合は起立性頭痛を疑って鑑別診断を実施し，最終的にはLUP testでそのスクリーニングを行っている。そしてLUP test陽性頭痛を見つけた場合は，低髄液圧性頭痛の可能性があると判断して，以後一定の方針に沿って対応するという診療体系を構築している。以上の経緯から，低髄液圧性頭痛を見つけ出すための指標の一つとして，LUP test陽性頭痛という考え方を提唱するとともに，次節ではその最初の足がかりとなる持続性頭痛・連日性頭痛の鑑別診断について，実際の症例を提示しながら解説する。

5　低髄液圧性頭痛への最初のアプローチ —— 持続性・連日性頭痛の鑑別診断

　低髄液圧性頭痛は一般的には持続性・連日性頭痛の形で発症するため，ここではそのような頭痛の鑑別診断について述べる。慢性連日性頭痛（chronic daily headache；CDH）といった場合，Silbersteinら[24]が提唱する，1日4時間以上の頭痛が1カ月に15日以上の頻度で3カ月を超えて続く場合，というのが一般的な定義と思われるが，ここではそれを離れ，日中の活動時間帯の大部分で何らかの頭痛があり，原則として発症から毎日頭痛がある場合を連日性頭痛と定義し，頭痛の持続日数の長短は問わないこととした。すなわち頭痛の連続性を重視し，意味からいうと持続性頭痛とでも呼べるような頭痛を急性・慢性を問わず連日性頭痛としている。したがって発症時点から連続していれば，発症1日以内でも便宜上この連日性頭痛に包括して論じることとする。なおICHDにおいて，このように発症から寛解することなく続くタイプの頭痛としては，頭痛の原因が不明で3カ月以上にわたって続けば，新規発症持続性連日性頭痛（New daily persistent headache；NDPH）という頭痛があり，NDPHの鑑別診断の一つとして低髄液圧による頭痛があげられている。すなわちLUP test陽性頭痛を疑う足がかりとなる頭痛の一つの典型的パターンとして，NDPHのような発症形式の頭痛（NDPH様パターン）をあげることができる。

　連日性頭痛の鑑別診断を解説するにあたって，連日性頭痛を急性連日性頭痛と慢性連日性頭痛に便宜上分けることにする。ここで急性とは経験的に発症から1カ月までとし，慢性は発症から3カ月以上とした。それでは1カ月以上3カ月未満はというと，この期間に相当する場合は，急性の鑑別診断が妥当な場合もあるし，慢性の鑑別診断で考えるのが妥当な場合もあると思われる。そういう意味で，この区別は経験的なもので，便宜上と柔軟に考えていただきたい。

a 急性連日性頭痛の鑑別診断

　今までと違う連日性頭痛，特にある日ある時を境に始まった急性連日性頭痛を訴えて来院した場合，当然適切な画像診断でくも膜下出血などの頭蓋内出血や脳動脈解離，静脈洞血栓症，reversible cerebral vasoconstriction syndrome（RCVS），場合によっては脳腫瘍や下垂体卒中などの危険な二次性頭痛の除外を優先する必要がある．さらに問診等で群発頭痛や後頭神経痛，髄膜炎なども除外していくことになるが，各々の頭痛の詳細については本稿の目的から外れるため，それぞれの専門書を参照されたい．ただ実際の臨床において，特に小児頭痛患者では，これらの頭痛の頻度は実は決して高くはない．結論から述べると，小児・若年者がある日を境に始まった急性連日性頭痛で受診した場合，日常的に遭遇する頻度が高い頭痛は，

　①起立性頭痛（LUP test 陽性頭痛）
　②急性副鼻腔炎による頭痛
　③片頭痛が連日（重積）になった場合

の3つである．したがってこのような急性連日性頭痛の鑑別診断は，これら3つの頭痛を最終的な目標に置きながら，先に述べたさまざまな頭痛を除外していくというのが，現実的・効率的なアプローチであると考えている．

　連日性頭痛に対する一般的な診察の手順としては，まず問診によって病歴，症状，これまでの治療経過，服薬状況（薬物乱用頭痛の有無）等の検討を行う．この段階で片頭痛，緊張型頭痛や群発頭痛など，一次性頭痛の既往の有無を確認し，後頭神経痛・髄膜炎をはじめとした，二次性頭痛の可能性について臨床症状を検討する．また簡単な身体診察として，血圧等必要なバイタルをチェックするとともに，神経症状の有無，jolt accentuation test や neck flexion test など，髄膜刺激症状のスクリーニングもしておく．

　次に画像診断を行って，頭蓋内出血や脳腫瘍など危険な二次性頭痛を除外する．もし副鼻腔炎があればこの段階で検出可能である．

　最後に，LUP test を含めて特に必要性が高い身体診察を選択して行う．すなわちこの段階で必要に応じて，LUP test や顔面・頭部の圧痛，項部硬直のチェック，眼底検査，採血などを追加する．

　鑑別の候補となるさまざまな連日性頭痛は多岐にわたり，すでに述べたように頭蓋内出血，脳動脈解離，静脈洞血栓症，RCVS，脳腫瘍，下垂体卒中，髄膜炎，後頭神経痛，群発頭痛などもあげられるが，ここでは小児の急性連日性頭痛において頻度の高い，起立性頭痛（LUP test 陽性頭痛），急性副鼻腔炎による頭痛，片頭痛が連日（重積）になった場合の，3種類の頭痛に絞って鑑別のポイントを解説する．

1◆起立性頭痛（LUP test 陽性頭痛）

a）着眼点になる臨床的特徴

　この頭痛を起こす原因疾患には後述するようにさまざまなものがある．先行する外傷等

が明らかな場合はむしろ少なく，ある日を境に頭痛が始まって，その後寛解することなく毎日朝から晩まで（すなわち活動中は）何らかの頭痛がひたすら持続し，NSAIDsなどの鎮痛剤が効かない（NDPH様パターン）というのが典型的である。ただ発症当初の頭痛が軽度で発症からの経過が長い場合，記憶があいまいになっているのか，当初頭痛は毎日ではなかった，あるいは頭痛の頻度がだんだん増えてきたというような患者も少数ながら経験される。ただそのような場合も，ある日を境に著しく頭痛が増えたという印象は残っていることが多い。例外としてLUP test陽性頭痛で潜行性に発症し，必ずしも持続性・連日性頭痛でない場合としては，POTSなどODに伴うLUP test陽性頭痛がある。POTSなどに伴うLUP test陽性頭痛の場合は，朝を中心とした頭痛や全身倦怠感などが，午後から夜にかけて自然に軽快して消失するのが特徴である。

　b) 問診

　前項の着眼点になる臨床的特徴で述べた頭痛の特徴に注意するが，いわゆる「臥床することで軽快し，身体を起こすことで悪化する頭痛か？」という質問は，参考程度にしかならない（感度39％，特異度82％）[19]。なお問診で鎮痛剤やトリプタン製剤が明らかに効くということであれば，起立性頭痛の可能性は低くなるが，よく聞いてみると薬を飲んだあとはつらいので，いつも横になって休んでおり，試しに薬を飲まずにただ臥床してもらったところ，薬が効いているわけではないとわかったケースもあるので注意が必要である。投薬に対する反応とも関係するが，問診ではまったく頭痛のない時間帯がどの程度あるかを，特に注意して聞くようにする。起立性頭痛であれば，日中の活動中は軽くても何らかの頭痛を自覚していることが多いのに対し，片頭痛が連日となった場合や，急性副鼻腔炎の頭痛では，鎮痛剤がある程度有効な場合や，頭痛がまったくない時間帯を確認できることが多い。また午後から夜にかけてむしろ頭痛がつらくなるという訴えや，両側肩甲骨間や項部と両肩甲骨を3点で結んだ領域（洋服ハンガーの形）の「こり」や「だるさ」「痛み」の訴えは，特異的ではないが（後述するように起立性低血圧でも報告されている，☞p.60）低髄液圧性頭痛に比較的特徴的な所見と考えられている。

　問診してみると片頭痛と考えられる習慣性頭痛の既往がある患者は多いが，これは片頭痛の有病率の高さによるもので，このようにもともと片頭痛があると考えられる患者の場合，今回受診のきっかけになった連日性頭痛は，片頭痛に起立性頭痛が合併したものか，片頭痛発作が連日性になったものかを鑑別する必要がある。この鑑別は問診だけでは困難で，最終的にはLUP testの所見を参考にして判断しなければならない。

　c) 画像診断

　頭部単純CTでは明らかな異常を指摘できないことが最も多い。LUP test等で明らかに起立性の頭痛であることがわかっている場合も，造影を含めた頭部MRIで典型的な画像所見が得られる場合は一部の症例に限られる。したがって頭部の単純CTやMRIは鑑別のために器質病変を除外するのが主な目的で，もし低髄液圧性頭痛を示唆する画像所見（小脳扁桃の下垂や橋前槽の狭小化，硬膜下血腫など）が得られれば，診断がさらに確実になるくらいに割り切って考えるのが現実的である。

d）身体診察

　LUP test によって頭痛が体位性に変化するのを確認する。LUP test の現時点での起立性頭痛の検出感度は91％，特異度は97％である[19]。起立性頭痛の場合，活動中は何らかの頭痛が継続しているのが特徴の一つなので，診察時に頭痛がまったくないケースというのは稀である。ただ頭痛の程度が軽微な場合はあり，この場合はすでに述べたように判定が不正確になりやすいため，その場で無理に判断せず，self-LUP test を指示するか，後日 LUP test を再検するなどの対応が望ましい。既往として片頭痛に相当する習慣性頭痛が確認されている場合，問題になっている連日性頭痛が片頭痛なのか起立性頭痛なのかは，診察時に出現している頭痛を LUP test によってチェックして判断する以外に方法はない。

【症例1】　13歳，女性

　5歳ごろからときどき頭痛を訴えることがあった。7歳のとき，夜中にひどい頭痛を訴えて泣くので，CT および MR などの精査を受けたが特に異常はないと言われた。その後週に1回程度の頻度で頭痛があり，たまに市販鎮痛剤を服用していた。中学生になってこの1週間，特に頭痛がひどく，毎日になったため受診した。受診時は月経期間中であった。

□診察

　問診してみると，これまでの頭痛は中等度の強さで持続は半日くらい。前兆はなく，光過敏・音過敏を伴い，悪心はないが，頭痛の際は日常的な動作がつらいというものであった。頻度は週1回程度であったが，ここ1週間は以前と同じような頭痛が，毎日起こるようになっていた。ただし，自覚的には一日中続いているわけではなく，市販鎮痛剤も効くということであった。頭部単純CTでは副鼻腔炎を含め特に異常を認めなかった。

　もともと前兆のない片頭痛があり，今回中学生になって生活環境も変わり，現在月経中ということで，連日ひどい片頭痛発作が起きたため受診に至ったという考えが，通常の結論だと思われる。しかし本例では診察中に頭痛が認められたため，LUP test を施行した。

□LUP test

　Phase I 体位を取らせると5秒で頭痛が消失し，すぐに上体を起こして Phase II 体位にすると14秒で頭痛が再出現した（O型の反応）。手技を2回繰り返して再現性を確認した。

□診断

　もともとの頭痛は前兆のない片頭痛，いま診察室で起こっている頭痛は LUP test 陽性頭痛（起立性頭痛）。おそらく受診前の1週間，毎日起きていた頭痛も起立性頭痛だった可能性があると推察された。

表I-2-3a　1.1 前兆のない片頭痛の診断基準（ICHD-II）

1.1 前兆のない片頭痛（ICHD-II）
解説
頭痛発作を繰り返す疾患で，発作は4〜72時間持続する．片側性，拍動性の頭痛で，中等度〜重度の強さであり，日常的な動作により頭痛が増悪することが特徴的であり，随伴症状として悪心や光過敏・音過敏を伴う．
診断基準
A．B〜Dを満たす頭痛発作が5回以上ある B．頭痛の持続時間は4〜72時間（未治療もしくは治療が無効の場合） C．頭痛は以下の特徴の少なくとも2項目を満たす 　1．片側性 　2．拍動性 　3．中等度〜重度の頭痛 　4．日常的な動作（歩行や階段昇降などの）により頭痛が増悪する，あるいは頭痛のために日常的な動作を避ける D．頭痛発作中に少なくとも以下の1項目を満たす 　1．悪心または嘔吐（あるいはその両方） 　2．光過敏および音過敏 E．その他の疾患によらない

（国際頭痛分類第2版　新訂増補日本語版．医学書院；2007[1]．から）

□**経過**

　水分摂取を促進するように説明し，保存的に加療を開始した．2週間後の来院時，起立性頭痛は自然に治癒したとのことで，週1回程度の片頭痛発作のみが残存していた．また経過中self-LUP testを試していると，Phase I体位で消失する頭痛（起立性頭痛）と，変化しない頭痛（片頭痛発作）の2種類の頭痛を自覚できたと報告があった．

□**コメント**

　本例はLUP testをチェックしなければ起立性頭痛と診断することは困難である．頭痛は持続的ではなく市販鎮痛剤も効くと問診では答えているので，通常の問診とCTだけで判断した場合は前兆のない片頭痛と診断せざるを得ないし，その判断が間違っているわけではない．患者には片頭痛に相当する習慣性頭痛がもともとあったことは間違いないが，受診する原因になった頭痛は片頭痛ではなかったということである．この例にあるように，問診では過去の頭痛の記憶や思い込みに引きずられて，現在の頭痛の自覚症状が変化したのではないかと思われることが，しばしば経験される．本例でも患者自身はいつもの頭痛が，毎日続いていると思い込んでいるため，問診に対する返答にバイアスがかかったと考えられ，LUP testによって初めて，以前からの頭痛と新たに起こった頭痛の2つが，入り混じって出現していることを認識できるようになっている．

　ICHD-IIの片頭痛の診断基準（表I-2-3a）には，「その他の疾患によらない」という条件がある．通常は画像診断や髄膜刺激症状のチェック，眼底検査などでその他の疾患を除外するが，診察時に頭痛がある場合には，極力LUP testもチェックすることにしている．本例を含めてこれまでにも，確認のために行ったLUP testで，片頭痛という診断がひっくり返った経験は何度もある．問診だけでは入り混じってくる起

立性頭痛を，どうしても完全には鑑別できないというのが正直なところである。

　LUP testに要する時間は，ほとんどの場合ここに示したように秒単位の短い時間である。ひと手間かけるだけで頭痛診療の診断・治療精度の維持に大いに役立つと思っている。片頭痛を疑っていて，LUP testでもしRO型の反応が得られたら，片頭痛である可能性がさらに高まることになる。このような片頭痛発作の確認には，おじぎテストという検査を愛用されている読者もおられるかもしれない。おじぎテストは片頭痛発作であれば陽性に出ることが多く，実際片頭痛に対する感度は高いと感じている。しかし同じ患者におじぎテストとLUP testを行って反応を比較した経験では，起立性頭痛の場合にも，おじぎテストはしばしば陽性に出るため特異度が低く，片頭痛発作と起立性頭痛の鑑別にはLUP testのほうが適していた。

【症例2】　13歳，男性

　受診4日前の午前の授業中，左耳介後方にズキズキする頭痛が出現し，次第に痛みが強くなった。頭痛と同時に眩しくて目が開けにくいという症状も出現し学校を早退した。しかしそれ以来，毎日ずっと頭痛が続く状態となった。頭痛は動き回るとつらい頭痛で，特に身体を起こすと痛みが強くなる。著明な光過敏と軽度の音過敏を伴うが悪心はない。近医を受診し，ロキソプロフェンの処方を受けたが効かないため来院した。もともと片頭痛に相当する習慣性頭痛の既往はなく，両親にも習慣性頭痛はない。髄膜刺激症状や発熱はない。頭部単純CTでは副鼻腔炎を含め特に異常を認めなかった。起立性頭痛を疑ってLUP testを施行した。

表Ⅰ-2-3b　1.1 前兆のない片頭痛の診断基準（ICHD-3 beta）

1.1 前兆のない片頭痛（ICHD-3beta）
解説
頭痛発作を繰り返す疾患で，発作は4～72時間持続する。片側性，拍動性の頭痛で，中等度～重度の強さであり，日常的な動作により頭痛が増悪することが特徴的であり，随伴症状として悪心や光過敏・音過敏を伴う。
診断基準
A．B～Dを満たす頭痛発作が5回以上ある B．頭痛の持続時間は4～72時間（未治療もしくは治療が無効の場合） C．頭痛は以下の4つの特徴のうち少なくとも2項目を満たす 　1．片側性 　2．拍動性 　3．中等度～重度の頭痛 　4．日常的な動作（歩行や階段昇降など）により頭痛が増悪する，あるいは頭痛のために日常的な動作を避ける D．頭痛発作中に少なくとも以下の1項目を満たす 　1．悪心または嘔吐（あるいはその両方） 　2．光過敏および音過敏 E．ICHD-3における他の診断基準によってうまく説明できない

（許可を得て文献2から翻訳して転載）

□ LUP test

　Phase I 体位にするとすみやかに頭痛が軽減し，HHD 法を加えた Phase I 体位では頭痛が消失した。上体を起こして Phase II 体位にするとすぐに頭痛が再出現した。

□ 診断

　LUP test 陽性頭痛（起立性頭痛）

□ コメント

　本例は初めて経験する頭痛で，習慣性に起こっていないという点を除けば，片頭痛の診断基準（表 I-2-3a, b）を一見満たすように見受けられる。しかし片頭痛の初回発作に遭遇することは理論的にはあり得るが，経験的には稀で，ただ単に患者がこれまでの頭痛を忘れている場合や，本例のように起立性頭痛など別の頭痛の場合が多い。本例では身体を起こすと頭痛が悪化すると訴えているので，問診段階で起立性頭痛を疑うべきであるが，片頭痛の場合も横になったほうが楽で，身体を起こして活動すると頭痛が悪化することから，同様の訴えをする場合がある。鑑別や患者の訴えを裏付けるためには LUP test による確認が必要である。

　LUP test における O 型の反応は，実際に起立性頭痛を誘発して確認していることになるため，起立性頭痛に対しきわめて特異性が高く，通常 LUP test で O 型の反応が確認されれば起立性頭痛である。ところがこれまでに最終的には起立性頭痛であったが，通常の LUP test では O 型ではなく RO 型を示した症例を 4 例経験している。4 例中 3 例は引き続き Phase I 増強法の HHD 法で検討したところ，O 型の反応が得られ起立性頭痛と判定することができた。残り 1 例は HHD 法を使っていなかった時期の症例で，片頭痛発作と判断してトリプタン製剤に消炎鎮痛剤を加えて処方したが，薬がまったく効かないということで再診となり，その時点で再度通常の LUP test を行ったところ，O 型の反応が得られ起立性頭痛と判定できた。それらの症例を提示する。

【症例 3】　16 歳，女性

　これまで習慣性頭痛の既往はない。受診の 4 日前，授業中にボーっとしていたら，急に左耳介上方の側頭部に拍動性の痛みが出現してきた。頭痛は神経痛のような秒単位の電撃痛ではない。受診までの 4 日間は程度の差はあっても毎日常に軽く一日中頭痛が続き，いきなり何十秒か強い痛みが襲ってくるというのを繰り返していた。悪心を伴い動くと頭に響くため，頭を振るなどの動作は避けている。音過敏・光過敏はない。臥床しても頭痛は特に変化しないが，朝の起床時は身体を起こしたあと頭痛が悪化する（すなわち起立性頭痛である）。受診前日は頭痛と悪心のために早退し，受診当日は学校を休んで来院した。頭部単純 CT では副鼻腔炎を含めて特に異常を認めなかった。受診時頭痛を訴えていたため引き続き LUP test を施行した。

□LUP test

　まず通常のLUP testでPhase I体位を取らせたところ頭痛が悪化した。Phase II体位に戻すとPhase I体位のときより頭痛は楽だと言う。これはRO型の反応で，片頭痛発作のときによく見られる反応である。本例は片頭痛の既往はなく，問診でも起立性頭痛の訴えであった。片頭痛の初回発作という可能性もあるが，こういう場合はHHD法で確認するという方針（標準的運用法）を決めていたので，それに従ってHHD法によるLUP testを施行した。頭部を懸垂してLUP体位を取ってもらったところすみやかに頭痛は消失し，Phase II体位にすると再出現するのが確認できた（O型の反応）。手技を2回繰り返して再現性を確認した。HHD法でO型の反応を自覚させたあと，もう一度頭部を懸垂しない通常のLUP testでPhase I体位を取らせたが，やはり頭痛が悪化するRO型の反応を示した。

□診断

　LUP test陽性頭痛（起立性頭痛）

□経過

　起立性頭痛として水分摂取の励行と可及的臥床を指示した。2日後に再度来院し，この日はHHD法を加えない通常のLUP testのPhase I体位で，頭痛が消失するのを確認することができた。外来で400mLの補液を1回行ったところ，補液後は頭痛が消失した。その後来院がないため自然治癒したものと思われる。

□コメント

　HHDを加えたLUP testでO型の反応を示すため，起立性頭痛と判断することに問題はなく，実際治療にも反応している。このケースのように起立性頭痛であるにもかかわらず，座位・立位と比べて通常のLUP体位で，逆に頭痛が悪化するメカニズムについてはよくわからない。頭蓋内圧は座位・立位に比べ通常のLUP体位のほうが高く，通常のLUP体位よりHHDを加えたLUP体位のほうがさらに高くなるので，頭蓋内圧上昇の程度の差では，この反応を合理的に説明することはできない。体位を変化させたときに，頭蓋内圧と静脈洞内圧の変化率に差があり，静脈洞壁を挟んだ頭蓋内圧と静脈洞内圧の圧バランスが変化すると考えられるが，静脈洞壁がさらに伸展される方向に向かうと，頭痛が悪化し，逆に伸展が緩和される方向に向かうと，頭痛が軽減されるのではないかというのが現在の考えである。

【症例4】　14歳，女性

　受診の6日前の朝から頭痛が始まり，連日性頭痛となったため来院した。それまで特に習慣性頭痛の既往はなく，片頭痛の家族歴も認められなかった。頭痛は悪心を伴い，強くなったり弱くなったり一日中続き，身体もだるく動くとつらいため，あまり活動できなかった。特に人の声が響いて聞こえるという聴覚の異常を訴え，おじぎをするなど下を向くと頭痛が悪化した。髄膜刺激症状を含め神経学的には異常を認め

ず，頭部単純CTでも副鼻腔炎を含め特に異常を認めなかった。診察時の頭痛に対し起立性頭痛を疑ってLUP testを施行した。

□ LUP test

Phase I 体位で頭痛が悪化しPhase II 体位にすると若干改善するという反応であった。起立性頭痛を疑っており片頭痛の既往がないため，何度か再検してみたが同じ反応で再現性があり，当時はHHD法を使っていなかったため，初回の片頭痛発作と判断してトリプタン製剤と消炎鎮痛剤を併用で処方して反応を見るように説明した。

□ 経過

6日後に再来院し，やはり頓用処方（トリプタン製剤と消炎鎮痛剤の併用）はまったく効果がないという報告であった。そこでもう一度LUP testを行ったところ，この日はPhase I 体位で頭痛がすみやかに消失し，Phase II 体位にすると再出現するのが確認でき（LUP test陽性），起立性頭痛であると判断できた。この症例はその後保存的加療では治癒せず，最終的には発症から4カ月と11日目にEBPが施行され治癒した。

□ コメント

この当時，起立性頭痛を予測したにもかかわらず，Phase I 体位で頭痛が増悪した症例を，本例を含めて連続3例経験した。それら3例はPhase I 体位のときに仙骨部を高く上げるほど検出感度が上がると考えて，腰仙部が16～20cm程度挙上されるランバーサポートを試用した症例であった。すでに述べたように起立性頭痛であっても，仙骨部が挙上されすぎると静脈洞内圧の亢進を誘発して，頭痛がかえって悪化する可能性が否定できないことから，Phase I 体位の際，肩甲骨部がベッド面から離れない程度に挙上するという基準を設定するきっかけになった症例である。本例で起立性頭痛を検出した2回目のLUP testでは，この基準に従ったPhase I 体位を採用した。しかしその後［症例3］のように，この基準を守っていてもPhase I 体位で悪化する起立性頭痛を少数であるが経験した。それらの症例ではHHD法を使って検討することで，全例起立性頭痛と判断できたことはすでに述べた（☞ p.36）。そのためすべてのPhase I 体位をHHD法で行うことも検討したが，手技が簡便でなくなることと，通常のPhase I 体位でも十分な検出感度と特異度が得られたことから[19]，今のところHHD法はオプションとする現行の手技（標準的運用法）が最も効率がよいと考えている。

2◆急性副鼻腔炎による頭痛

a）着眼点になる臨床的特徴

この頭痛は，典型的には感冒症状が先行し，その症状が治ってきたある日を境に頭痛が出現し，治癒するまで毎日続くという二相性の症状（double sickening）や，うつむくなど頭を下げると増悪する痛みを特徴とする連日性頭痛である。副鼻腔炎を示唆する後鼻漏や顔面の圧痛などの症状を自覚している場合もある。また鎮痛剤を服用すると薬が効いて

いる時間帯だけは頭痛が治まるが，薬が切れると再び痛みが戻ってくるのも特徴である。ただし小児の場合，副鼻腔の発達は年齢による特徴があり，通常蝶形骨洞は5歳未満，前頭洞は10歳未満では，それぞれまだ発達していないことが多いため，それらの年齢ではこの部の副鼻腔炎による頭痛の可能性は低いことを知っていると，診断推論を組み立てるときの参考になる。

　b）問診

　前項の着眼点になる臨床的特徴で述べた頭痛の特徴に注意するが，なかには頭痛・顔面痛が唯一の症状で，感冒の先行や後鼻漏などが確認できないケースにも，ときに遭遇するので注意が必要である。罹患副鼻腔によって頭痛を感じる部位にある程度特徴が見られ，

　①上顎洞炎では同側の上顎・頬部・眼窩周囲から前頭部
　②前部篩骨洞炎では同側の眉間（特に内眼角部）から眼球後部や前頭部
　③前頭洞炎では同側のまゆ毛とそれに隣接した前額部や眼球後部
　④後部篩骨洞炎および蝶形骨洞炎では同側の後頭部や頭頂部，ときに眼球後部

に痛みを訴えることが多い。急性副鼻腔炎による頭痛は，いったん発症すると治癒傾向に入るまでは原則毎日必ず頭痛がある。また，毎日同じような時間帯で2～3時間頭痛が起こる症例や，頭痛に伴って同側の流涙や鼻汁・鼻閉を伴う症例もあるので，群発頭痛との鑑別がときに問題となる場合がある[25]。同じような時間帯で2～3時間頭痛が起こるのは，副交感神経系の日内変動や，「nasal cycle」と呼ばれる左右の鼻粘膜が交代性・周期性に腫脹・収縮を繰り返す生理的変化によると考えられる。また三叉神経第1枝領域の疼痛に伴う流涙・鼻汁などの自律神経症状（副交感神経系の刺激症状）は，生理的な三叉神経・副交感神経系反射によるもので，必ずしも群発頭痛に特異的な症状ではなく，急性副鼻腔炎に合併する場合があることなどを知っておく必要がある。一方，片頭痛や起立性頭痛と異なり，急性副鼻腔炎による頭痛が悪心・嘔吐を伴うことは稀で，悪心・嘔吐を問診で訴える場合は，急性副鼻腔炎が原因である可能性は低いと考えられる。

　c）画像診断

　頭部単純CTやMRIを検討する。副鼻腔炎でいきなりCTやMRを撮ることに抵抗のある方もおられるとは思うが，ある日を境に始まった原因不明の連日性頭痛の診療に際して，これらの画像診断（少なくともどちらか一つ）は危険な二次性頭痛除外のために必要不可欠と考える。その際にCTでは若干被曝量が増えるが，頭蓋内だけでなく上顎洞の眼窩側を少し含めて撮像すれば，上顎洞に急性副鼻腔炎が存在するかどうかも同時にスクリーニングできる。ただ，これらの画像診断の欠点は感度が高すぎることである。すなわち頭痛（特にある日を境に始まった連日性頭痛）の原因になるのは急性副鼻腔炎のみで，慢性副鼻腔炎は真菌性副鼻腔炎を除けば，頭痛や顔面痛（少なくとも罹患副鼻腔に関連した局在性の疼痛）の原因とはならない。CT・MRIを撮ってみると副鼻腔炎所見が偶然に発見されることもあるが，画像上は副鼻腔炎が明らかでも，それが頭痛の原因として妥当かどうかは，臨床所見を加味して読影しなければならない。したがって画像上所見のある副鼻腔の解剖学的位置関係と，頭痛を訴える部位や顔面圧痛の部位に，整合性があるかな

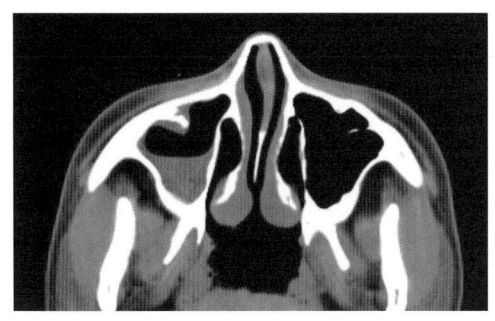

a　air fluid level, 14歳男性

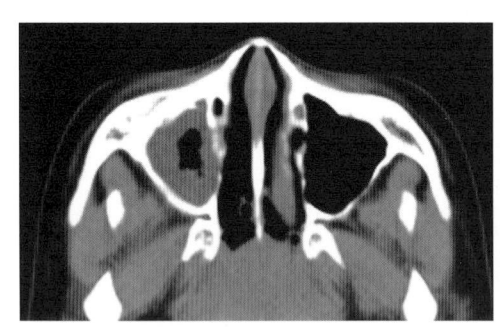

b　副鼻腔粘膜の肥厚, 6歳女性

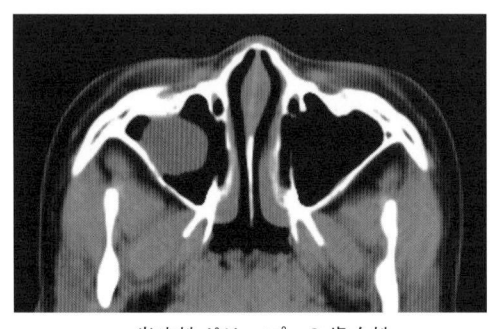

c　炎症性ポリープ, 9歳女性

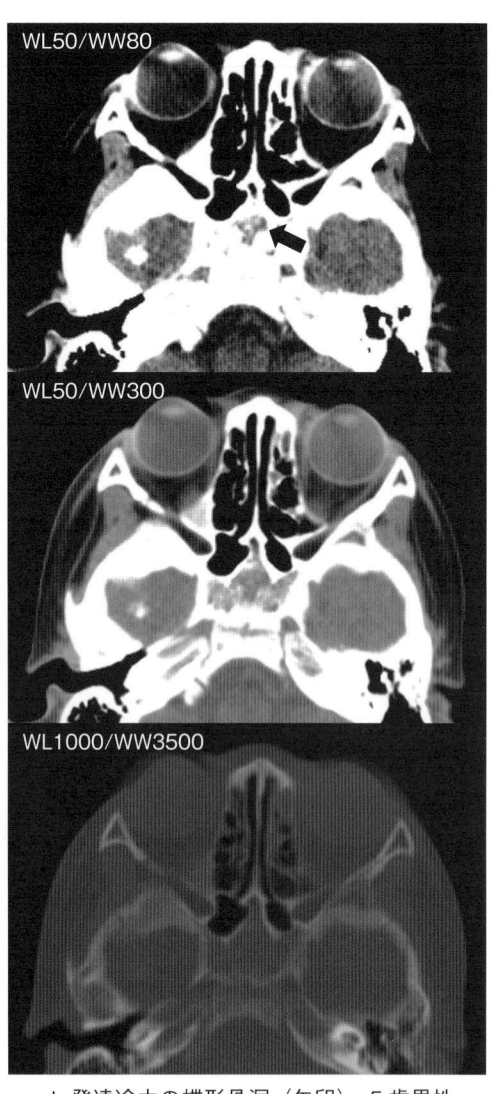

d　発達途中の蝶形骨洞（矢印）, 5歳男性

図 I -2-6　副鼻腔炎をめぐるさまざまな CT 所見

a：右上顎洞内に滲出液が貯留し，水準面を形成している。急性副鼻腔炎を示唆する所見である。CT 所見に整合する頭痛・顔面痛と右頬部の圧痛を認めた。
b：右上顎洞の粘膜に著明な肥厚が見られる。滲出液は見られず，顔面の圧痛もない。慢性副鼻腔炎を示唆する所見である。
c：右上顎洞内に腫瘤が見られる。炎症性ポリープで自覚症状はない。慢性副鼻腔炎を示唆する所見である。
d：上段では蝶形骨洞部（矢印）があたかも副鼻腔炎のように見えるが，自覚症状はなく，ウィンドウ値を変えて検討してみると（中段・下段），発達途中の蝶形骨洞であることがわかる。

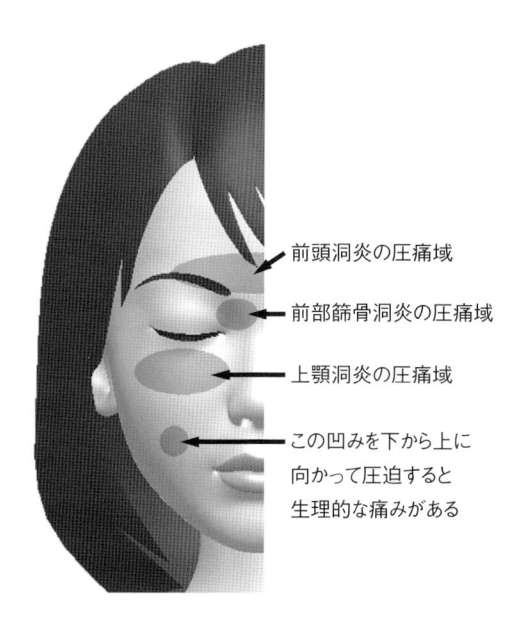

前頭洞炎の圧痛域
前部篩骨洞炎の圧痛域
上顎洞炎の圧痛域
この凹みを下から上に向かって圧迫すると生理的な痛みがある

図 I-2-7　急性副鼻腔炎による顔面圧痛域

どを検討する必要がある．また画像所見の側から見ると，洞内に気泡や air fluid level を形成するような滲出液の貯留（図 I-2-6a）を認めるときは急性副鼻腔炎が示唆されるが，臨床症状（頭痛や顔面圧痛の部位）と一致しない副鼻腔粘膜の肥厚（図 I-2-6b）や炎症性ポリープ（図 I-2-6c）は慢性副鼻腔炎を示唆しており，急性炎症を併発しない限りは頭痛の原因ではないと判断するのが妥当である[26]．また 6 歳前後から蝶形骨洞が発達してくるが，この時期の CT では発達途中の蝶形骨洞が一見副鼻腔炎様に見えることがあるので（図 I-2-6d），やはり臨床症状（頭痛の部位やうつむくと悪化するかなど）との整合を考慮しつつ，CT 所見もウィンドウ値を変えながら検討する必要がある．

　d）身体診察

　画像診断で認められた罹患副鼻腔と隣接した皮膚表面，すなわち上顎洞炎であれば同側の眼窩のすぐ下で骨が最も隆起している部分（ただしこの隆起している部分の下側で，上顎骨が奥に向かって凹んでいる部分は，生理的に圧痛があるので避けること），前部篩骨洞炎であれば同側のまゆ毛内側端でやや眼窩寄りの部分，前頭洞炎であれば眉間から同側のまゆ毛およびそれに隣接した前額部に，圧痛があるかどうかを確認する（図 I-2-7）．また実際に頭痛を感じる部位と顔面の圧痛部位とが整合するか，うつむくと痛みが増悪するかなども確認する．小児の急性副鼻腔炎の症状としては咳嗽などが多く，成人例に比べて顔面の圧痛は少ないとされているが[27]，顔面に圧痛がない場合は頭痛もないのが通例である．したがって前部篩骨洞炎や前頭洞炎で，洞を覆う顔面皮膚に圧痛がまったくない状態で，その部位に急性副鼻腔炎による頭痛だけが起こることは異例で，これが整合しない場合は，前部篩骨洞や前頭洞に副鼻腔炎が画像上は存在していても，頭痛の原因はほかにあると判断するのが妥当である（［症例 22］☞ p.80）．

　急性副鼻腔炎は基本的には self-limited な傾向が強い疾患で，無加療でも自然治癒する

表Ⅰ-2-4a　鼻副鼻腔炎による頭痛の診断基準（ICHD-Ⅱ）

11.5 鼻副鼻腔炎による頭痛（ICHD-Ⅱ）
診断基準
A. 前頭部痛に加えて，顔面，耳，または歯の1か所以上の領域の痛みを伴い，かつCおよびDを満たす B. 急性副鼻腔炎または慢性副鼻腔炎の急性増悪の証拠が，臨床上，鼻腔内視鏡，CT・MRI画像検査または臨床検査上のいずれか1つ以上でみられる（注1,2） C. 副鼻腔炎の発症または急性増悪と同時に，頭痛および顔面痛が出現する D. 急性副鼻腔炎または慢性副鼻腔炎あるいはその両方の急性増悪の寛解または有効治療後，7日以内に頭痛または顔面痛あるいはその両方が消失する
注
1. 臨床的証拠として，鼻腔内化膿，鼻閉，嗅覚鈍麻・嗅覚消失または発熱のいずれか1つ以上があげられる。 2. 慢性副鼻腔炎は，急性増悪期でなければ，頭痛または顔面痛の原因としての妥当性はない。

（国際頭痛分類第2版　新訂増補日本語版．医学書院；2007[1])．から）

表Ⅰ-2-4b　鼻副鼻腔炎による頭痛の診断基準（ICHD-3 beta）

11.5.1 急性鼻副鼻腔炎による頭痛（ICHD-3 beta）
診断基準
A. 頭痛はCを満たす B. 急性鼻副鼻腔炎の証拠が，臨床上，鼻腔内視鏡または画像検査上のいずれか1つ以上でみられる C. 頭痛の原因であるという証拠が以下のうち少なくとも2項目を満たすことによって示される 　1. 頭痛は鼻副鼻腔炎の発症と時期的に一致して出現した 　2. 以下の項目のうちどちらか1項目あるいは両方を満たす 　　a) 頭痛は鼻副鼻腔炎の増悪と有意に相関して悪化した 　　b) 頭痛は鼻副鼻腔炎の軽快あるいは消散と有意に相関して軽減あるいは消失した 　3. 頭痛は罹患副鼻腔の上を圧迫することによって増強される 　4. 片側の鼻副鼻腔炎の場合，頭痛は同側に限局する D. ICHD-3における他の診断基準によってうまく説明できない
11.5.2 慢性あるいは反復性鼻副鼻腔炎による頭痛（ICHD-3 beta）
診断基準
A. 頭痛はCを満たす B. 副鼻腔内に現在あるいは過去の感染あるいはその他の炎症過程を示す証拠が，臨床上，鼻腔内視鏡または画像検査上のいずれか1つ以上でみられる C. 頭痛の原因であるという証拠が以下のうち少なくとも2項目を満たすことによって示される 　1. 頭痛は慢性鼻副鼻腔炎の発症と時期的に一致して出現した 　2. 頭痛は慢性鼻副鼻腔炎による副鼻腔のうっ滞，排膿あるいはその他の症状の程度に相関して増減する 　3. 頭痛は罹患副鼻腔の上を圧迫することによって増強される 　4. 片側の鼻副鼻腔炎の場合，頭痛は同側に限局する D. ICHD-3における他の診断基準によってうまく説明できない
コメント
慢性的な副鼻腔病変が持続的な頭痛の原因になるかどうかは以前から議論のあるところである。最近の研究はその因果関係を支持しているようである。

（許可を得て文献2から翻訳して転載）

か慢性副鼻腔炎に移行することが多い．すなわち急性副鼻腔炎で急性炎症の持続期間は4週を超えないとする考えが一般的で[27]，当クリニックの症例でも急性副鼻腔炎による連日性頭痛は，最長1カ月であった（成人例）．したがって急性副鼻腔炎による連日性頭痛が1カ月を超えて続いているときは，本当にその副鼻腔炎が頭痛の原因として妥当かどうか，上述したように画像所見や身体診察所見を加味して慎重に検討するべきである．副鼻腔炎を頭痛の原因と判断するには，急性炎症であるか，もし慢性炎症であれば真菌性が疑われるか，画像上の所見と臨床症状が整合するか（頭痛の部位，顔面の圧痛部位，頭痛の連日性，継続期間）などの条件を満たす必要があり，頭痛患者の画像診断で偶然見つけた副鼻腔炎所見を安易に頭痛の原因と判断することは慎むべきである[26,28]．

　参考として表I-2-4aおよび表I-2-4bに，ICHD-IIにおける11.5鼻副鼻腔炎による頭痛の診断基準と，ICHD-3 betaにおける11.5.1急性鼻副鼻腔炎による頭痛の診断基準をそれぞれ示す．ICHD-3 betaの診断基準のほうは，すでに述べた急性副鼻腔炎による頭痛の解説と特に矛盾する内容ではないが，ICHD-IIの診断基準のほうは，頭痛の部位を限定しすぎて急性蝶形骨洞炎の診断には対応できていないようである．一方ICHD-IIにおいて慢性副鼻腔炎は，急性増悪期でなければ頭痛または顔面痛の原因としての妥当性はないとされていたのに対し，ICHD-3 betaでは11.5.2慢性あるいは反復性鼻副鼻腔炎による頭痛の診断基準（表I-2-4b）が新たに採用された．すでに述べたように，慢性副鼻腔炎を頭痛や顔面痛の原因と考えるには慎重な検討が必要である．ICHD-3 betaで新たに収載された慢性あるいは反復性鼻副鼻腔炎による頭痛の根拠になったのは，Aasethらの報告[29]であるが，その臨床像は罹患副鼻腔の位置にかかわらない，局在の不明瞭な両側性の軽度から中等度の締め付けるような慢性頭痛で，鼻粘膜収斂剤の常用や消炎鎮痛剤の乱用を伴った症例なども含まれていた．Aasethらは，このような慢性鼻副鼻腔炎に随伴する局在のはっきりしない頭重感や不快感が，慢性鼻副鼻腔炎に対する内科的・外科的加療によって3年程度の経過で軽減したことを報告したが，急性副鼻腔炎による頭痛のように，ある日を境に始まった局在性の連日性頭痛とはまったく異なる疾患概念であり，今回検討している連日性頭痛の鑑別診断において考慮する必要があるわけではない．すでに述べたように，臨床症状と整合しない副鼻腔粘膜の肥厚など，偶然見つかった慢性副鼻腔炎の所見は，急性炎症を併発しない限り原因ではないと判断して，鑑別診断を進めるのが妥当であると考えている．実際の症例を提示する．

【症例5】 5歳，男性

　受診の2日前から頭痛が始まって，この3日間毎日続くため来院した．本人の話では頭痛は眉間の部分の痛みで，幼稚園の保健室で横になって休ませてもらっていたという．両親は片頭痛と思われる習慣性頭痛の既往がある．

□診察

　頭部単純CTを撮影すると，右前部篩骨洞から右前頭洞にかけて連続する滲出液の

貯留を認め（図I-2-8a），この部の急性副鼻腔炎による頭痛が疑われた．CT撮影後，右内眼角部を中心に圧痛を確認することができ，本人の自覚症状とも一致するため，急性副鼻腔炎が今回の頭痛の原因と判断した．

□経過

当クリニック小児科で急性副鼻腔炎に対する内服加療を開始し，4日後の再来時には頭痛は消失していた．

【症例6】 8歳，女性

2年ほど前から，ときどき頭痛を訴えるようになったため病院を受診したこともあるが，特に異常はないと言われている．いつも頭痛が起こると元気がなくなってごろごろする．母親は片頭痛と思われる習慣性頭痛の既往がある．今回受診の5日前から頭痛が始まって毎日続いており，眠ってばかりいるということで来院した．母親によると，嫌なことがあるときもしばしば頭が痛いと言うので，区別がつかないということであった．

□診察

頭痛は右の頭頂部を中心とした領域の痛みで，問診すると頭痛が始まる4日前にインフルエンザに罹ったが，すぐに治癒したとのことであった．頭部単純CTを撮影すると，右蝶形骨洞から右後部篩骨洞に連続性に波及する滲出液貯留と，右蝶形骨洞に接する左蝶形骨洞壁の粘膜に腫脹を認めた（図I-2-8b）．先行するインフルエンザ感染に加え，画像所見と一致する右頭頂部を中心とした疼痛分布より，右蝶形骨洞の急性副鼻腔炎による頭痛と診断した．

【症例7】 10歳，女性

受診の6日前から頭痛が始まり，毎日朝から晩まで続くため来院した．現在耳鼻咽喉科に通院して副鼻腔炎の加療を受けているが，いまのところ症状は改善していない．アセトアミノフェンを1日3回服用しており，服用すると30分くらい頭痛が治まるということであった．受診前日は特に調子が悪く，体育の持久走はできなかった．問診では，頭痛は臥位になっても軽減することはなく，起床時も上体を起こす前から頭痛が始まっており，自覚的には臥位や立位など姿勢によって変化する性質の頭痛ではないということであった．

□診察

頭痛は前額正中部の痛みであるが，同部に圧痛はなかった．髄膜刺激症状を含めて神経学的には異常を認めなかった．頭部単純CTを撮影すると，右蝶形骨洞に所見が見られるものの，前部篩骨洞から前頭洞にかけては特に異常を認めなかった（図I-2-8c）．右蝶形骨洞の所見は気泡やair-fluid levelのように見えるが，よく見ると図

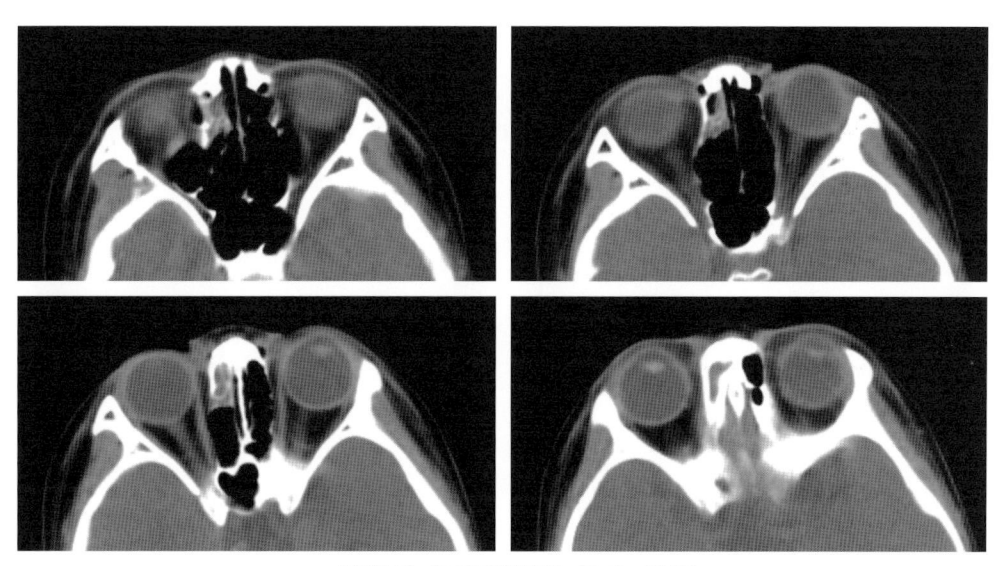

a ［症例5］急性副鼻腔炎（5歳，男性）

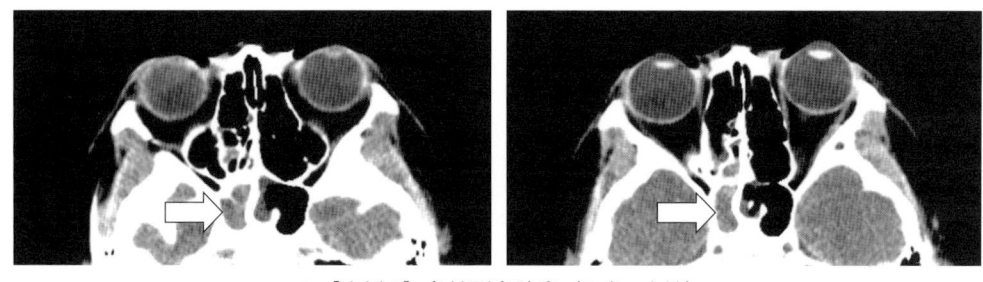

b ［症例6］急性副鼻腔炎（8歳，女性）

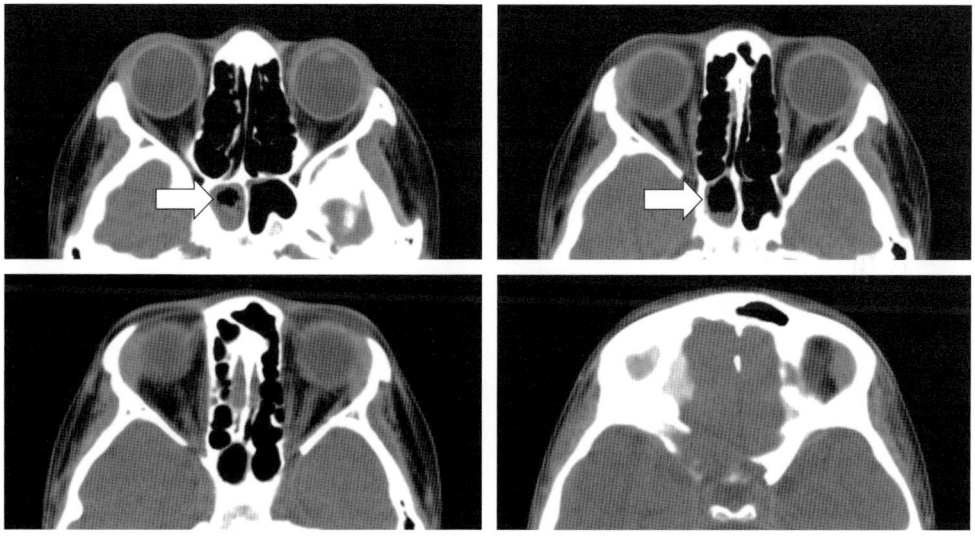

c ［症例7］慢性副鼻腔炎（10歳，女性）

図Ⅰ-2-8 ［症例5］［症例6］［症例7］の頭部 CT

a：右前部篩骨洞から右前頭洞にかけて滲出液を認める。
b：右蝶形骨洞を充満する滲出液（矢印）が，右後部篩骨洞にも溢れている。右蝶形骨洞に接する左蝶形骨洞の壁には洞粘膜の腫脹を認める。
c：右蝶形骨洞内に一見滲出液が貯留したように見えるが，気泡や水準面のように平滑な局面ではなく，慢性副鼻腔炎による洞粘膜の肥厚である（矢印）。痛みのある前部篩骨洞や前頭洞には異常は見られない。

I-2-6a で見られるような平滑な局面になっていないことがわかる。これは慢性副鼻腔炎による粘膜肥厚で，頭痛部位などの臨床所見とも整合していないため，今回の頭痛の原因ではないと考えるのが妥当である。頭痛の原因をさらに検討するために LUP test を行った。

☐ **LUP test**

Phase I 体位にすると 7 秒で頭痛が消失し，Phase II 体位に上体を起こすと 14 秒で頭痛が再度出現した。もう一度 Phase I 体位を取ってもらうと，今度は 4 秒で頭痛が消失し，再び上体を起こして Phase II 体位にすると，8 秒で頭痛が再出現した。（O 型の反応）

☐ **診断**

LUP test 陽性頭痛（起立性頭痛）

☐ **経過**

外来で補液を 1 回行ったところ頭痛が軽減し，その後は水分摂取を励行するなどで，自然に治癒したと後日報告があった。

☐ **コメント**

画像上副鼻腔炎の所見が明らかでも，それに振り回されてはいけない。副鼻腔炎が頭痛の原因と判断するには，画像所見と臨床症状が整合している必要がある。整合しなければ本例のように別の頭痛原因を検索するべきである。また本例の頭痛の起立性要素は LUP test を使えば簡単に検出することができるが，問診だけで判断した場合は，おそらく見逃されてしまっただろうと考えられる。このような見逃しを防ぐためには，起立性頭痛が否定できそうな問診結果であっても，診察時に頭痛がある場合は，念のため LUP test で確認しておくことをおすすめしたい。起立性頭痛に関しては，日常生活における患者の自覚症状は必ずしも当てにならないことを憶えておいて欲しい。

3◆連日性（重積）になった片頭痛

a) 着眼点になる臨床的特徴

この頭痛は，片頭痛の発作が連日や重積になったものである。典型的な片頭痛は「普段は何ともないが，さまざまな頻度で頭痛の日が巡ってきて，頭痛のときは動き回るのがつらい，できればじっとしていたいといった特徴を有する頭痛」で，その頻度は人によって年に数回という場合から，週の半分以上が頭痛という場合までさまざまである。しかし片頭痛の場合，それまで少なかった頭痛が，ある日を境に毎日朝から晩まで切れ目なく続くようになることは，それほど多いものではない。注意して問診すれば頭痛がまったくない日や，一日の内でも頭痛がまったくない時間帯をどこかに見つけ出せることが多く，朝から晩まで頭痛が常に続く場合は，脳腫瘍や脳血管障害による二次性頭痛や起立性頭痛など，別の頭痛である可能性も考慮しなければならない。

b）問診

　最初に確認しなければならないのは，もともと習慣性に頭痛があったのか，あるとすればその頭痛は，ICHD の診断基準（表 I-2-3a ☞ p.34，あるいは表 I-2-3b ☞ p.35）にある片頭痛の特徴をもっているかどうかである．もともと習慣性に頭痛があり，片頭痛の特徴をもった頭痛と確認された場合は，次は今回起こった頭痛が，もともとの頭痛と同じ頭痛かどうかが問題になる．その場合，特に頭痛の頻度が次第に増加して連日性頭痛になったのか，ある日を境に連日性頭痛になったのかを確認することが大切である．片頭痛が連日性になる場合，一般的には次第に頭痛頻度が増加する．したがってある日を境に，急に朝から晩まで切れ目なく毎日片頭痛発作が続くことは稀で，片頭痛であれば頭痛のない日や時間帯がどこかにみられることが多い．また片頭痛発作が連日になった場合は，それまで有効であった消炎鎮痛剤やトリプタンなどの急性期治療薬が，急にまったく効かなくなる可能性は低く，服用するといったんは治まるが，すぐに再燃するといった経過が一般的である．

　片頭痛は習慣性に頭痛を反復するというのが前提で，診断基準上は初回頭痛発作を片頭痛と診断することはできない仕組みになっている．同様の頭痛5回以上という条件を除いて，片頭痛の診断基準にある頭痛の特徴を満たしていると思われても，それまでに同様の頭痛の既往がどうしても確認できない場合，理論的には初回片頭痛発作での受診も疑われるが，経験的には片頭痛以外の頭痛の可能性を強く意識しながら診療を進める必要がある．片頭痛の診断基準にある，拍動性，片側性，中等度から重度の頭痛，日常的な動作で悪化，光過敏や音過敏，悪心あるいは嘔吐を伴う，画像診断上異常を認めないなどの各条件をさまざまな組み合わせで満たしながら，実は LUP test 陽性頭痛（起立性頭痛）であったケースを数多く経験している．したがって頭痛が切れ目のない持続性頭痛や連日性頭痛になって日が浅い場合，問診と画像診断だけで片頭痛発作と起立性頭痛，あるいはその他の頭痛などを的確に鑑別するのは困難で，最終的には LUP test の結果も加味して慎重に判断する必要がある．

c）画像診断

　片頭痛に特異的な所見が得られるわけではないので，危険な二次性頭痛や器質病変の検索が主な目的である．

d）身体診察

　頭痛に起立性要素があるかどうかを検討するために LUP test 行う．片頭痛の診断における LUP test の意義は，入り混じる LUP test 陽性頭痛（起立性頭痛）を確実に除外することと，問診から片頭痛が強く疑われるときに，LUP test の結果が片頭痛に特徴的な所見を示せば，片頭痛の診断がさらに確実になるということである．

　すでに述べたとおり，LUP test の反応は起立性頭痛に対しては特異的であるが，片頭痛に対しては非特異的である．髄膜炎などでも片頭痛と同じ反応を示すため，LUP test の結果だけで片頭痛と診断することはできない．そのため適切な除外診断に加えて，問診による絞り込みのもとで LUP test の結果を評価する必要がある．

【症例8】 9歳，女性

　幼稚園のころからときどき頭痛があり，小学校2年生のときに片頭痛と診断されている。ここ2週間毎日頭痛があり，37〜37.7℃の微熱が続くために来院した。他院小児科で血液検査（内容は不明）と頭部のCT検査（フィルムは持参せず）をしてもらったが，異常はないと言われている。ここ3年間ほどはアレルギーと副鼻腔炎で耳鼻咽喉科に定期的に通院し，現在もプランルカストとクラリスロマイシンの投与を続けている。

□診察

　既往にある頭痛は日常的な動作で悪化するような頭痛で，光過敏・音過敏に悪心を伴い，頭痛で嘔吐したこともある。前兆はなく頭痛の持続は半日から長いと1日で，片頭痛の家族歴は特になかった。頭痛の頻度は，冬場は月に1回程度だが，夏場は頭痛が起きないということであった。今回は初夏のある日から2週間毎日頭痛が起こるようになって，イブプロフェンが効かないということであった。痛みの程度は痛みで泣くほどで，この2週間で3日しか学校に行けなかったとのことである。本人に聞くと，頭痛は臥位のほうが楽で，朝の起床時に上体を起こすと頭痛が始まるという訴えであった。しかし母親の観察では，朝起こしに行くと布団の中ですでに頭痛が始まっており，昼間の頭痛はまだ軽度で，朝・夕に悪化することが多いとのことであった。

　9歳の患者で，頭痛が始まってすでに2週間経過しており，非進行性の連日性頭痛以外は神経症状がなく，画像診断や採血で異常も指摘されていないため，危険な二次性頭痛の可能性も考慮するが，すでに述べたように，頻度が高い起立性頭痛と急性副鼻腔炎による頭痛，片頭痛が連日（重積）になった場合の3つの可能性から検討を開始するのが実践的・効率的である。本症例ではこの3つはそれぞれ可能性が否定できなかった。急性蝶形骨洞炎ならば，顔面の圧痛はなく，局在のはっきりしない痛みになることも想定されるため，他院CTで急性蝶形骨洞炎が見逃されている可能性もあると考えられたが，被曝等を考慮してCTの再撮影は行わない方針にした。急性副鼻腔炎の頭痛が切れ目なく一日中続くことや，そのためにほとんど学校にも行けないこと，イブプロフェンにまったく反応しないことは異例で，内容は不明であるが，他院採血では異常を指摘されておらず，感冒の先行もないことから，一応急性蝶形骨洞炎の可能性は低いと判断したからである。また頭部CTにはLUP testを安全に施行できるか検討するという目的もあるが，他院の頭部CTで一応異常はないとされており，頭蓋内に大きな問題はなくLUP testは安全に施行できると考えられた。

□LUP test

　Phase I体位で頭痛が悪化し，Phase IからPhase IIに上体を起こす際，一過性に頭痛が悪化した。Phase IIで上体を起こしてしまうとPhase Iのときよりは頭痛が楽になった（RO型の反応）。このケースでは念のために2回手技を繰り返して再現性を

確認した。

□経過

　本人の訴えからは起立性要素をもった頭痛が疑われるが，LUP test は典型的な RO 型の反応で，Phase I から Phase II への体位変換の際に，頭痛が一過性に増悪する反応は起立性頭痛では稀である。したがって LUP test の結果からは起立性頭痛ではなく片頭痛や急性副鼻腔炎の可能性のほうが高いと考えられた。すでに述べたように，急性蝶形骨洞炎による頭痛の可能性は低いとみていたので，最終的には片頭痛の重積発作と判断して塩酸ロメリジン 1 日 7.5 mg の投与を開始して経過を観察する方針にした。半月後に再度来院したが，ロメリジンを開始して 4 日後を最後に頭痛は出なくなったとのことであった。ロメリジンを投与しながらさらに 1 カ月経過をみたが，この期間は午睡のあとなどに 2 回頭痛があり，そのときはイブプロフェンが有効であった。さらにロメリジンを 1 カ月投与したあと漸減・中止とし，その後も 1 年間フォローを継続したが，ときどき片頭痛発作があるだけで経過した。

□コメント

　このケースでは，何らかの原因により片頭痛が連日性になったと推察された。臨床経過や本人の訴えからは起立性頭痛の可能性もあったが，LUP test は起立性頭痛を否定するのに有効であった。

【症例 9】　13 歳，女性

　11 歳ごろから，ときどき習慣性に頭痛が起きるようになった。頭痛は日常的な動作に伴って悪化する頭痛で，音過敏はないが，光過敏，悪心を伴い，持続は半日程度，鎮痛剤を服用すると治まっていた。来院の 3 週間ほど前から頭痛の頻度が増加し，痛みの程度も強くなってきていた。受診 16 日前からは毎日頭痛が起きるようになったが，一日中痛いというわけではなかった。

□診察

　来院時の頭痛は締め付けるような頭全体の痛みで，歩くと頭に響き耳閉感を伴っていた。髄膜刺激症状を含めて，神経学的には特に異常を認めなかった。頭部単純 CT でも，急性副鼻腔炎を含めて特に異常を認めなかった。片頭痛発作が連日になった可能性や起立性頭痛を疑って LUP test を施行した。

□ LUP test

　Phase I 体位を取ると一瞬頭痛が軽減したが，その後右頭頂部の痛みが増強してきた。Phase I 体位から Phase II 体位に起こした瞬間，右頭頂部の痛みが一瞬増強した。Phase II 体位にすると右頭頂部の痛みは若干軽減したが，20 秒後から頭全体に痛みが出現し増悪した。所見は 2 回繰り返して再現性を確認した（C 型の反応）。

□診断

　頭全体の痛みは LUP test 陽性頭痛（起立性頭痛）＋右頭頂部の痛みは片頭痛発作

□経過

　LUP test 陽性頭痛に対して引き続き 400mL の補液を行った．補液終了後，右頭頂部痛のみが残ったためイブプロフェンを処方した．翌日来院し，右頭頂部痛はイブプロフェンで消失したが，今朝起きて身体を起こしたところ 5 分ぐらいで頭痛が出現したという．診察時に LUP test をチェックしてみると，この日は O 型の反応であったので，LUP test 陽性頭痛のみと判断して補液を行った．その後は数回の補液を中心に水分摂取を励行してもらったが，片頭痛発作も週に 2 ～ 3 回と頻回に起こっていることがわかったため，経過中から片頭痛予防薬の投与も開始した．およそ 3 週間で起立性頭痛は治癒したため，残った片頭痛に対する加療を継続した．

□コメント

　片頭痛発作と起立性頭痛が同時に出現しているときに LUP test を行うと，RO 型と O 型の反応が入り混じった C 型の反応が得られる．C 型の反応には 2 種類あり，一つは頭痛の部位は同じで，Phase I でも Phase II でも体位を取った直後はまず痛みが軽減し，少し遅れて悪化する．これは片頭痛に対する LUP test の反応と，起立性頭痛に対する LUP test の反応が，時間差で出現するものである．もう一つは本例のように，片頭痛の痛みの部位と起立性頭痛の痛みの部位が違っていて，LUP test の反応もそれぞれの頭痛の部位に応じて変化する場合である．

　C 型の重要性は，本例でも示されているように，それぞれの頭痛に対して選択的に治療を準備したり，治療効果を検討したり，経過を追跡することができるようになるということである．

b 慢性連日性頭痛の鑑別診断

　連日性頭痛が 3 カ月（ときには 1 カ月でも）を過ぎて慢性化してきた場合の対応は，すでに述べた急性連日性頭痛の場合とは幾分異なってくる．

　すなわち慢性連日性頭痛では，慢性片頭痛，慢性緊張型頭痛，新規発症持続性連日性頭痛，持続性片側頭痛およびこれらに薬物乱用頭痛が加わった場合を，慢性化した起立性頭痛の可能性とともに検討する必要がある．さらに不登校を伴っている場合など，後述する起立性調節障害（OD）の合併や心因的な問題，頭痛が長期間に及ぶことで，痛みの感じ方が中枢性感作によって修飾される可能性なども考慮しなければならない．慢性化した起立性頭痛の可能性は LUP test を使って検討することになるが，起立性頭痛の特徴である頭痛の体位性変化は，慢性化するにつれて不明瞭になることが指摘されている．起立性頭痛が慢性化した場合，LUP test でどの程度検出できるかについてはまだよくわかっていない．これまでに発症後 5 年くらいでも，LUP test で起立性頭痛と判定できたことはあり，頭痛に起立性要素が残っている限りは，発症から長期間経過していても検出可能な場合はあると考えられるが，頭痛の起立性要素が不明瞭になってしまうと，発症からの期間がたとえ 3 カ月未満でも，LUP test での検出は困難と考えられる．

【症例10】 10歳，男性

当クリニック初診のおよそ半年前から頭痛が始まった。最初は頭痛のない日もあったが，1カ月ほどで毎日頭痛が起こるようになった。ただし頭痛は一日中続くわけではなかった。朝の頭痛が最もひどく，朝起きることができないが，午後から夜にかけては頭痛も軽減して調子も上がってくる。朝は起きられないし，朝食も食べられない。学校には行きたいが，この1カ月で3日しか学校には行っていない。サッカーの練習も試合にも行けない。これまでに複数の医療機関を受診して，頭部CTやMR，採血・尿検査などの精査を受けたが異常はなく，頭痛の頓服としてリザトリプタンの処方を受けたがまったく効かなかった。予防薬としてここ4カ月間，シプロヘプタジンとバルプロ酸の投与も続けているが，毎日頭痛が起こる状態ということで来院した。

□診察

問診してみると頭痛に片頭痛の特徴は確認できず，症状は朝の起床時を中心とした体調不良が特徴的であった。したがって後述するPOTSなど，ODによる起立性頭痛の可能性が疑われ，確認のためにまずLUP testを行った。

□ LUP test

通常のPhase I 体位では頭痛が変化しなかったので，HHDを加えたPhase I 体位にしたところ頭痛が消失した。身体を起こしてPhase II 体位にすると頭痛が再度出現した。

□診断

LUP test 陽性頭痛（起立性頭痛）

□経過

OD症状が顕著なため，ODによる起立性頭痛が疑われた。とりあえず水分および塩分の摂取をすすめるとともに，塩酸ミドドリンを投与して反応を見る方針とした。後日行った起立負荷試験では，POTSの傾向を認めたが，診断確定には至らなかった。患児によると調子の良い日と悪い日があり，いつも午後からは元気になってくる。夜は症状がないとのことであった。起立負荷試験が行われた日は頭痛もなく元気で，調子の良い日に相当した。県外からの受診であったため，頭痛は起立性頭痛であり，その原因としてODが強く疑われることを説明し，ODについて地元で小児科医に相談するように指示した。

□コメント

本例は慢性難治性の片頭痛で加療を受けていた症例であるが，臨床症状からはODによる起立性頭痛が強く示唆された。ODの臨床症状は後述するように朝から午前中を中心に出現するが，午後からは自然に軽快する日内変動が一つの大きな特徴である。ODを客観的に評価する起立負荷試験は，症状があるときには陽性の結果を示す患児でも，症状がないときに検査すると陰性になる場合があるとされており，本例も実際はPOTSである可能性が高いと思われた。

【症例11】 12歳，男性

　当クリニックを受診するおよそ1カ月前のある日を境に頭痛が起こるようになって，その後毎日頭痛が続いている。朝は覚醒した瞬間，上体を起こす前から頭痛があり，朝の頭痛が最も強い痛みで，夜になると多少軽減するものの一日中消えることはない。運動時は頭に響いて痛く，音過敏も自覚していた。発症半月後に頭部の単純CTを，来院の2日前に頭部の非造影MRの検査を受けたが，いずれも特に異常は認められなかった。これまでに頭痛の頓服としてアセトアミノフェン，インドメタシン，ナラトリプタンの投与を受けたが効果がなかった。予防薬としてシプロヘプタジン，ジヒドロエルゴタミン，アミトリプチリンの投与を受けたが，頭痛が消える瞬間はないということで来院した。

□診察
　問診してみると，OD症状として多少朝起き不良の傾向があり，朝は食欲がないということであった。ただ頭痛はある日を境に突然発症しており，多少朝を中心に悪化する傾向はあるものの一日中続くため，片頭痛やODによる頭痛の可能性は低いと考えられた。頭痛の起立性要素を確認する目的でLUP testを実施した。

□ LUP test
　Phase I 体位を取らせると，この1カ月間一瞬たりとも消えることのなかった頭痛は簡単に消失した。次に身体を起こしてPhase II 体位にすると数秒で頭痛が再度出現した。

□診断
　LUP test 陽性頭痛（起立性頭痛）

□経過
　LUP testの結果から起立性頭痛は明らかで，ODがどの程度関連しているかどうか検討する目的で，引き続き起立負荷試験を実施した。起立負荷試験では血圧の有意な変動は見られなかった。脈拍は臥床時が71bpmに対し，起立5分後には92bpmまで増加したが，10分後には83bpmまで減少した。起立負荷試験の間も頭痛はずっと続いていた。以上から多少OD症状を認めるが，原因として関与しているとまでは言えず，髄液漏出による起立性頭痛の可能性が強く疑われた。初診日に治療として400mLの補液を実施して反応を検討したが，補液終了後に頭痛は消失し楽になったとのことであった。県外からの受診であったため，近医で補液をしてもらえるように，地元で通院中の医療機関に対して紹介状を作成して持たせた。およそ1カ月後に再度来院し，紹介先で最初は補液をしてもらえたが，数回実施したあと，こういう治療に有効性はないと言われ中止になったと報告を受けた。この症例は結局保存的加療では治癒せず，最終的には腰部硬膜外腔に生理食塩水を試験的に注入したところ治癒した。

□コメント

　本例は発症後1カ月なので，本来は慢性頭痛ではないが，［症例10］との対比でここに提示した。［症例10］と［症例11］は，もともと朝の体調不良などのOD症状が共通しているが，［症例10］では起立性頭痛は潜行性に徐々に発症して午前中だけなのに対し，本例の起立性頭痛はある日を境に発症して一日中続く点が異なっている。後出の「ODによる起立性頭痛と髄液漏出による起立性頭痛の鑑別」（☞p.68）のところで述べるが，同じ起立性頭痛でも［症例10］のように潜行性に発症して午前中だけの起立性頭痛は，ODが原因と推定されるのに対し，本例のようにある日を境に発症して朝から晩まで一日中続く起立性頭痛は，髄液の漏出が原因として疑われる。したがって［症例10］はODに対する治療が中心になるのに対し，［症例11］では低髄液圧症や脳脊髄液漏出症，脳脊髄液減少症を想定した対応が必要である。補液は本例のように経験的には起立性頭痛に速効性を認めることも多く，低髄液圧性頭痛では補液が安静臥床と並んで保存的治療の柱の一つであるが，なぜ速効性があるのか，なぜ治癒するのか，そのメカニズムについてはわかっていない。したがって補液に有効性はないと言われれば説得力のある説明は困難で，論理的に反論することはむずかしい。頭痛に起立性要素があることはLUP testを使うことで簡単に検出できるようになったが，その保存的治療は安静臥床と補液等の水分補給で，これといった目新しさはなく治療に難渋することも多い。LUP testが普及することで，ほとんどの起立性頭痛が発症早期から見逃されることなく検出され，原因の解明や有効な治療法の開発が進むことを期待している。

【症例12】 17歳，男性

　当クリニック初診のおよそ4カ月半前のある日に意識を失って倒れ，その翌日にも同様の発作で倒れて他院に救急搬送された。てんかんの診断を受けて内服が開始になり，以後発作は起きていないが，発作で倒れた日から始まった頭痛が，毎日朝から晩まで，多少波はあるが常に続く状態で，頭痛がひどいときは学校に行くことができず，頻繁に休んでいるとのことで来院した。頭痛のコントロールがつかないため，投与中のバルプロ酸の用量が段階的に引き上げられ，現在は1日1200mgを服用中であるが，頭痛は常に続いている状態であった。持参した1カ月半前の頭部MR（非造影）では，特に異常は認められなかった。

□診察

　問診すると，頭痛が臥床により軽快するかどうかはわからないが，臥位から体を起こすとすぐに悪化するということであった。起立性頭痛かどうか確認のためにLUP testを行った。

□ LUP test

　Phase I 体位にすると45秒で頭痛が起座時の6割程度に軽減した。63秒まで待っ

てPhase II 体位に起こしてみると5秒で頭痛が増悪した。もう一度 Phase I 体位を試みたが，2回目はランバーサポートを増量して腰仙部を 15cm まで挙上したところ，頭痛は起座時の1割程度と著明に減弱した。ここで Phase II 体位に上体を起こしてみると頭痛は消失していたが，5秒で再び出現した。

□ 診断

　　LUP test 陽性頭痛（起立性頭痛）

□ 経過

　　外来通院で可及的臥床に加え 400mL の補液を3回行った。補液後は1～2日症状が軽減するが再燃するため，入院での保存的加療の方針となった。入院前に造影の頭部 MR を撮影したが，硬膜のびまん性造影など低髄液圧症を示唆する所見は得られなかった。最終的に本例は連携医療機関に入院して積極的な安静臥床と補液を行ったあと治癒した。

【症例 13】 11 歳，男性

　　当クリニック初診のおよそ5カ月前のある日の昼，学校から帰ってきて気分不良と頭痛を訴えた。近医小児科を受診し胃腸炎の診断で補液を受けた。補液終了後気分不良は治まったが，その後も頭痛が毎日続くため来院した。頭痛は前頭部正中の痛みで，一日中常に続いており，朝は軽度の痛みだが夕方にはひどい痛みになるという。発症して以後，頭痛がない日は1日もなく，覚醒している限り頭痛がない瞬間はない。これまでに頭部の CT，MR などの画像検査や脳波の検査を受けたが異常はないと言われている。頭痛の頓用としてスマトリプタン，エレトリプタンの投与を受けたが効果がなく，予防薬としてシプロヘプタジンとバルプロ酸の投与を受けたが，その後も頭痛は毎日同じように続き効果がなかった。アセトアミノフェンを毎日服用して過ごしているが，アセトアミノフェンが効くわけではない。肩から背部の痛みもあり，整形外科や鍼灸にも1カ月通ったが効果がなかった。頭痛は朝，目が覚めた瞬間が一番軽度で，通常の半分位の痛み。上体を起こすと1分以内に最大の痛みになる（起立性頭痛）。すぐに臥床すると痛みは軽減する。ずっと横になっているのが一番楽。ただし学校へは休まずに行っているということであった。

□ 診察

　　神経学的には異常を認めず，頭部単純 CT に異常がないのを確認したあと，起立性頭痛を確認するため LUP test で頭蓋内圧を上昇させてみた。

□ LUP test

　　Phase I 体位にすると 10 秒程度で頭痛が起立時の7割程度になった。その後身体を起こして Phase II 体位にすると少し悪化した。もう一度 Phase I 体位にして，ランバーサポートを増量し，通常よりさらに腰部を挙上してみたが，頭痛は起立時の7割程度までしか軽減せず，その姿勢から頭部全体がベッド面の下になるような，強い

懸垂頭位（これは現行のHHD法とは異なる懸垂頭位である）にしてみると，頭痛がかえって悪化した．そこで検討方法を変えて，通常のPhase I体位にして5分間維持してみたところ，頭痛は起立時の6割程度，15分間維持してみると5割程度になった．この5割程度の頭痛は毎朝の起床時程度だという．ここからPhase II体位にしてみると30秒ほどで頭痛はいつもの立位時の強さに戻った．

□診断

LUP test陽性頭痛（起立性頭痛）であるが，LUP体位で頭痛を5割以下に軽減させることはできなかった．アセトアミノフェンの連用が見られるが，ベースに片頭痛があるわけではなく，服用して一過性に頭痛が軽減するわけでもないため，アセトアミノフェンによる薬物乱用頭痛がもともとの頭痛を修飾している可能性は低いと判断した．

□経過

頭痛に片頭痛の特徴は認められず，自覚的には5割程度までの軽減でも，頭痛の起立性要素が明らかだったので，起立性頭痛と判断した．効果のないアセトアミノフェンの服用を中止させ，まずは水分摂取の促進と可及的臥床を勧奨した．10日間学校を休んで自宅で臥床と水分負荷を行ったところ，臥床している間は起座の4割程度の頭痛で，上体を起こすと5分ほどで頭痛が増悪して元に戻ることがわかった．発症後すでに5カ月を経過しており，保存的加療を繰り返してもこれ以上の改善はむずかしいと考えて，この時点でEBPを実施できる医療機関へ紹介する方針とした．紹介前に造影の頭部MRIを行ったが，低髄液圧症を示唆する硬膜のびまん性造影像や，頭蓋内構造物の尾側偏倚等の異常は認められなかった．

□紹介先での検討

紹介先医療機関ではRI脳槽シンチが行われた．髄液初圧は12cmH$_2$Oで，明らかな漏出所見は認められず，24時間後のトレーサー残存率は12%とやや低いものの，2回行われた硬膜外生理食塩水注入試験では，特に頭痛に変化が認められなかった．以上の結果からEBPの適応ではないという判断になり，再び当クリニック外来で経過をみる方針となった．

□その後の経過

最後に硬膜外生理食塩水注入試験を行ったおよそ半月後から頭痛が軽減しはじめ，1カ月ほどで以前の半分程度の痛みになると同時に，頭痛が起立性頭痛の特徴を失って姿勢によって変化しなくなった．長期間続いた頭痛による中枢感作で，疼痛感覚が変調されて残存している可能性を考慮して，アミトリプチリンを投与して様子を見たところ，1日10mg 1カ月間の投与で午前から昼は頭痛が出なくなり，疲れたときの夕方から夜に頭痛が出る程度に激減し，頭痛が出ても元の頭痛の3分の1程度の強度となった．そこでアミトリプチリンを1日20mgに増量して1カ月間投与した結果，意識しても頭に違和感を感じる程度で，頭痛は出なくなった．アミトリプチリンは20mgを3カ月間投与後，漸減中止したが頭痛は再度出現せず治癒したと考えられた．

発症から頭痛が出なくなるまでおよそ10カ月半であった。

☐コメント

　この症例は起立性頭痛ではあるが，全経過を通して片頭痛やODを疑わせる症状はなく，原因が特定できなかったのでNDPHに分類されるべきかもしれない。頭痛における起立性要素は明らかであるが，LUP testでは結局どうやっても頭痛を立位時の5割以下に軽減させることはできなかった。ただしHHD法は当時まだ未開発で，この症例には一度も試したことはない。LUP testで消え残った頭痛は，もともとの頭痛が慢性化して中枢性に感作されたため，容易には消失しなくなったという考え方に加え，頭痛経過中にアセトアミノフェンの連用状態になっており，結果的には中止後頭痛が治癒したため，薬物乱用頭痛だったという考え方も可能かもしれない。NDPHには数カ月以内に自然に寛解するサブフォームがあると指摘されているが，本例も治る時期が来たから治ったという解釈も可能であって，硬膜外腔への生理食塩水注入試験やアミトリプチリンの投与が有用であったかどうかは不明である。

6 LUP test陽性頭痛（起立性頭痛）をひき起こす原因疾患（表Ⅰ-2-5）

当クリニックではLUP test陽性頭痛の場合，低髄液圧症や脳脊髄液漏出症，脳脊髄液減少症の可能性があると判断して，以後一定の方針に沿って対応することにしている。頭痛がLUP testで陽性を示した場合，その原因となる疾患にはさまざまなものがあると考えられているが，髄液漏出がある場合と，髄液漏出がない場合の2つに大きく分けて考え

表Ⅰ-2-5　起立性頭痛をひき起こす原因疾患

a. 髄液漏出がある起立性頭痛
1) 外傷性脳脊髄液漏出症
2) 特発性脳脊髄液漏出症
3) 二次性脳脊髄液漏出症
腰椎穿刺後
Marfan症候群で硬膜憩室からの髄液漏出
頸椎症の骨棘による硬膜穿孔など

b. 髄液漏出がない起立性頭痛
1) 急性の脱水
熱性疾患解熱後（インフルエンザなど）
ウイルス性胃腸炎後など
2) 体位性頻脈症候群（POTS）
わが国におけるOD
類縁疾患として起立性低血圧
3) 腰仙部硬膜嚢のコンプライアンス増大
Marfan症候群で硬膜憩室からの髄液漏出がないもの
Ehlas-Danlos症候群
Joint hypermobility syndorome（JHS）など
4) 特発性
5) その他
脳脊髄液の過剰吸収
6) 心因性（placebo効果）

るのが病態的には理解しやすい[30]。原因として髄液漏出があると考えられる場合は，EBPといった治療が最終的な目標となるのに対し，髄液漏出がないと考えられる場合は，それぞれの病態に応じたEBP以外の治療対応を検討する必要がある。以下にLUP test陽性頭痛をひき起こす原因疾患について，髄液漏出がある場合と，髄液漏出がない場合に分けて考察を加える[31]。

a 髄液漏出があるLUP test陽性頭痛（起立性頭痛）

髄液漏出があるLUP test陽性頭痛は脳脊髄液漏出症である。脳脊髄液漏出症はさらに外傷性・特発性・二次性に分類される。

1 ◆ 外傷性脳脊髄液漏出症

外傷が原因となって脊髄硬膜嚢が破綻し，髄液が漏出することでひき起こされたLUP test陽性頭痛である。外傷は頭部外傷とは限らず，胸部の強打や人同士の衝突，墜落や尻もちなど，体幹に瞬間的に大きな衝撃が加わることで発症したケースもある。また厳密には外傷ではないが，激しい咳嗽や分娩など，強く努責したあとに発症したLUP test陽性頭痛も経験がある。最も重要なことは外傷から頭痛発症までの時間経過で，受傷から数時間以内，長くても数日以内に始まったLUP test陽性頭痛は，外傷が原因である可能性が高まるが，受傷から発症までの期間が長くなると，外傷以外の要因も検討することが必要になると考えられる。

【症例14】 9歳，男性

受診当日の午前11時ごろ，体育授業のとび箱で台上前転をしたときに，勢い余って飛び出してマット上で前頭部と前胸部を強打した。受傷時意識消失はなかった。打撲してすぐに頭痛，胸痛が出現した。頭痛は頭全体の痛みで身体動揺感と嘔気を伴い臥床中も続いていた。項部痛があり，近医整形外科を受診して頸椎捻挫の診断を受けたが，頭痛が心配で同日午後5時に当クリニックを受診した。

□診察

神経学的には特に異常を認めなかった。頭部単純CTでも外傷性頭蓋内血腫を含め特に異常を認めなかった。引き続きLUP testを行った。

□LUP test

Phase I体位にするとすみやかに頭痛は消失した。直ちに上体を起こしてPhase II体位にするとすぐに頭痛が再出現した。手技は2度繰り返し再現性を確認した。

□診断

外傷によって起こったLUP test陽性頭痛（起立性頭痛）

□経過

1日1.5Lを目標に水分摂取と安静臥床をすすめた。翌日の午後5時に再度来院し，

今朝は歩行のとき，頭に響いたが，昼からは問題なく，前日の2割程度の頭痛強度になったとのことであった．明日から学校へ行きたいという希望があり許可した．その後特に問題はなく治癒した．

□コメント

　本例は外傷を契機に発症しており，脳脊髄液が漏出した可能性が高い．しかし結果的には短時間で治癒しており，たとえ外傷性で髄液漏出が疑われても，EBPなどによらず短時間で自然に治癒する場合もあると思われた．

【症例15】 13歳，男性

　当クリニック初診の4日前，スノーボードで何度か転倒した．翌日から体調が悪く，翌々日は頭痛で学校を早退したが，その後も頭痛が続いており来院した．もともと幼少期からときどき頭痛がある．片頭痛の家族歴がある．

□診察

　頭痛は前頭部におもりが入ったような痛みで，これまでの頭痛（おそらく片頭痛と思われる）で効いていた市販イブプロフェン製剤が効かなかった．髄膜刺激症状はなく，神経学的にも特に異常を認めなかった．臥床すると頭痛が軽減し，上体を起こすと10分くらいで増悪する．頭部単純CTでは外傷性変化を含めて特に異常を認めなかった．外傷後の起立性頭痛を疑ってLUP testを施行した．

□LUP test

　Phase I体位にすると約45秒で頭痛が消失し，身体を起こしてPhase II体位にすると約15秒で頭痛が再出現した．手技は2度繰り返して再現性を確認した．

□診断

　外傷が原因と考えられるLUP test陽性頭痛（起立性頭痛）

□経過

　外来での補液を含め，積極的な水分摂取と可及的臥床を指示した．その後10日間で4回，1回400mLの補液を行った．補液で1～2時間は頭痛なく起立できるようになったが，完全には治らなかったため，連携医療機関に入院した上で，徹底した臥床と連日補液を2週間行い治癒した．

□コメント

　本例も外傷性で髄液漏出が疑われる症例である．日常生活では，身体を起こしてから頭痛が出現するまで約10分という自覚症状であったが，LUP testのときはこれを15秒で自覚できるようになっている．本例は外来通院での保存的治療では治らなかったが，入院で集中して臥床と補液をしたところ保存的加療のみで治癒した．

2 ◆ 特発性脳脊髄液漏出症

髄液漏出の原因が特定できない LUP test 陽性頭痛（起立性頭痛）。これは ICHD における 7.2.3 特発性低髄液圧性頭痛または spontaneous intracranial hypotension（SIH）に相当するものである。

3 ◆ 二次性脳脊髄液漏出症

腰椎穿刺や中枢神経系に対する手術操作など，硬膜に対する何らかの人為的操作後に起こる髄液漏出や，硬膜の脆弱性を伴う Marfan 症候群，Ehlers-Danlos 症候群などが基礎疾患にあり，硬膜が破綻して起こる髄液漏出による起立性頭痛。頸椎症の骨棘による硬膜穿孔で起こった起立性頭痛などの報告もある[32]。

b 髄液漏出がない LUP test 陽性頭痛（起立性頭痛）

1 ◆ 急性の脱水 [31]

インフルエンザなどの熱性疾患の解熱後や，ウイルス性胃腸炎による頻回嘔吐・大量の下痢などのあと，急激な体液の喪失（急性の脱水）に伴って，脳脊髄液量も減少して低髄液圧性に LUP test 陽性頭痛（起立性頭痛）がひき起こされると考えられる。ただ単位時間における髄液産生量は年齢による変動を除くと，さまざまな状況下においてもほぼ一定と考えられているため[33]，脱水に伴って産生量が低下する可能性もあるが，後述するように髄液吸収量が過剰になることによって，脳脊髄液量が減少する可能性もあるのではないかと推察される（☞ p.62 〜 64）。

【症例 16】10 歳，男性

来院 3 日前に 38℃台の発熱があり，当クリニック小児科にてインフルエンザ A 型の診断を受けた。ザナミビル水和物の吸入が開始になったが，同日夜間に熱せん妄で異常行動が見られた。その日から頭痛が続き，来院前日には解熱したが，頭痛だけは来院日にも続いており精査希望となった。

□診察

意識は清明で，髄膜刺激症状を含めて神経学的には異常を認めなかった。頭部単純 CT では頭蓋内に特に異常を認めず，左上顎洞および篩骨洞に少量の滲出液を認めたが，臨床症状とは合致しないため，偶然の合併と考えられた。熱性疾患後の急性脱水による起立性頭痛を疑って LUP test を施行した。

□LUP test

Phase I 体位にするとすみやかに頭痛が消失し，直ちに Phase II 体位にするとすぐに頭痛が再出現した。

□診断

急性の脱水が原因と考えられる LUP test 陽性頭痛（起立性頭痛）

□経過

治療として積極的な水分摂取を指示して再来時に確認したところ，水分を摂取することで，すみやかに頭痛は消失したということであった。

□コメント

本例では頭痛の起立性要素は明らかで，インフルエンザ脳症やインフルエンザの後遺症，インフルエンザ治療薬の副作用などの可能性は否定的である。ウイルス性胃腸炎による頻回嘔吐・下痢の消退後に同様の頭痛を訴えた症例も経験がある。急激な脱水後に起立性頭痛が起こることがあるのを知っていれば，続発性の髄膜炎や脳症，脳内出血，急性副鼻腔炎などの可能性を検討するのに加えて，本例のようにLUP testをチェックすることで問題を解決できる場合がある。

2◆体位性頻脈症候群（POTS）[13]

体位性頻脈症候群（postural tachycardia syndrome；POTS）は，起立に伴い著明に心拍数が増加するのを特徴とする疾患である。POTSは単一の疾患ではなく，いくつかの異なる病態のPOTSがあると考えられている。わが国で問題になるPOTSの大多数は，思春期の小児・若年者における起立性調節障害（orthostatic dysregulation；OD）のサブタイプの一つとして出現するもので，循環血漿量の減少が根底にあって，起立することで全身の血液分布が腹腔臓器や下肢のほうへシフトし，心拍数が代償性に増加するとともに脳循環が障害され，頭痛や気分不良，倦怠感などが出現すると考えられている。POTSに特徴的な頭痛は起立性頭痛で，LUP testで陽性を示すが，どうしてPOTSで起立性頭痛が起こるのか，そのメカニズムについてはわかっていない。わが国のPOTSでは実際に，起立に伴う脳組織血液量の減少が観察されていることから[34]，脳血流に対する自動調節能の障害も疑われ[35]，起立に伴って頭蓋内血液量が減少することにより，頭蓋内圧が低下する可能性や，後述するように循環血漿量の減少により下大静脈圧や頭蓋内静脈圧が低

表I-2-6　A10.7 起立性（体位性）低血圧による頭部・頸部の痛み（ICHD-3 beta）

解説
ほとんどの場合後頸部，しかしときに上方の後頸部に拡がる痛みで（洋服ハンガー状の分布），体位性低血圧によって起こり，立位時にのみ出現する。
診断基準
A．頭痛はCを満たす B．起立性（体位性）低血圧が認められる C．頭痛の原因であるという証拠が以下のうちの2項目を満たすことによって示される 　1．頭痛はもっぱら立位のときに出現する 　2．頭痛は臥床することで自然に軽快する 　3．頭痛はほとんどの場合後頸部，ときに上方の後頸部に拡がる（洋服ハンガー状の分布）痛みである D．ICHD-3における他の診断基準によってうまく説明できない
コメント
きちんと問診してみれば，起立性低血圧患者の75%に頸部痛が認められる。

（許可を得て文献2から翻訳して転載）

下し，頭蓋内圧も低下する可能性 [36]，さらに脊髄神経根周囲にある静脈叢の圧低下により，脊髄くも膜顆粒からの髄液の吸収が促進されて，脳脊髄液量が減少する可能性などが考えられる（☞ p.62 〜 64）。

またPOTSと関連する疾患として，ICHD-3 betaでは起立性低血圧に伴う起立性頭痛が付録診断基準A10.7起立性（体位性）低血圧による頭部・頸部の痛み（表Ⅰ-2-6）として新たに収載された。起立性低血圧による頭痛は起立性低血圧患者が身体を起こすことで誘発され，臥床することで軽減する頸部痛で，後頸部を中心として，ときにその痛みが後頭部にも拡がる洋服ハンガー状の分布が特徴と定義されている。POTSでは起立時の血圧低下は必ずしも伴わないが，POTSと起立性低血圧は類縁疾患と考えられており，ともによく似た起立性頭痛を起こすということで，何か共通の機序があるのかもしれない。

3◆腰仙部硬膜嚢のコンプライアンス増大

皮膚・靱帯・硬膜など結合組織の弾力性・伸展性が病的に高くなる Marfan 症候群や Ehlers-Danlos 症候群，Joint hypermobility syndrome などの一部のケースでは，硬膜のコンプライアンスが増大することで，起立した際に圧がかかった腰仙部の硬膜嚢が異常に伸展・拡張し，それに伴って頭蓋内圧が低下することで，髄液の漏出を伴わずに起立時だけ低髄液圧性に頭痛が起こる場合があると考えられている [30, 31, 37]。

4◆特発性

髄液の漏出がなく，明らかな誘因や原因が特定できないLUP test陽性頭痛（起立性頭痛）である。概念的にはあり得るが，現在の画像診断技術では髄液の漏出が証明できないというだけで，実際は髄液漏出がある可能性は否定できないと考えられる。

5◆その他

後述するように，近年脳脊髄液が静脈系へ過剰吸収されることによって，脳脊髄液量の減少がひき起こされるとする病態仮説が提唱されている [36]（☞ p.62 〜 64）。この仮説では髄液漏出の有無は必ずしも問題ではないと考えられるので，ここでは髄液漏出がない起立性頭痛の原因の一つとして分類した。すでに述べた急性の脱水やPOTSによる起立性頭痛も，このメカニズムによって起こる可能性があると考えられる。

またvitamin Aの過剰摂取は頭蓋内圧を亢進させることから [38]，逆にvitamin A欠乏症で低髄液圧性に起立性頭痛が起こったという報告や [39]，vitamin Aの投与により起立性頭痛が治癒したという報告もある [40]。しかしvitamin Aの欠乏はvitamin Aの過剰摂取と同様に頭蓋内圧を亢進させるという別の意見もあり [41]，vitamin A欠乏症が本当に起立性頭痛の原因の一つとして妥当か，またvitamin Aが起立性頭痛の治療薬として可能性があるのかについては，さらなる検討が必要と考えられる。

6 ◆ 心因性（placebo 効果）

心因性（placebo 効果）とは LUP test に際し，自覚的には頭痛が Phase I 体位（臥位）で軽快あるいは消失し，Phase II 体位（座位）で再増悪する頭痛であると訴えたものの，心因性にそのように感じた（placebo 効果）だけと考えられるものである。一般的な傾向として心因反応の場合，頭痛が体位変換によって明らかに変化するというよりは，何となく変化した気がするといった曖昧な訴えが特徴的である。

C この疾患の原因は脳脊髄液の漏出なのか，それとも脳脊髄液の減少なのか？

LUP test 陽性頭痛（起立性頭痛）の原因は，すでに述べたように髄液漏出の有無で大きく2つに分けて，さらにそれぞれを病態に応じて分類して考えるのが，理論的には簡便で理解しやすいが，実際の臨床現場では髄液漏出の有無が常に把握できるわけではない。むしろ［症例14］（☞ p.57）や［症例15］（☞ p.58）のように，外傷直後に発症した LUP test 陽性頭痛（起立性頭痛）なので，概念的には髄液の漏出が前提であるが，実際に漏出を確認する前に治癒してしまうような症例も多い。

EBP を治療手段とする以上，まず髄液の漏出を確定し，それに対して EBP を行うというのが理想であるが，直接的な髄液漏出の証拠は得られないにもかかわらず，EBP や硬膜外生理食塩水注入が有効な症例が実際には経験される。これらの症例では，髄液漏出が本当は存在していても現在の画像診断技術では検出できないだけかもしれないし，髄液漏出以外の別の病態が考えられるのかもしれない。

近年，髄液の循環動態に関する概念に大きな変化があり，脳脊髄液はもっぱら脈絡叢で産生されて脳室やくも膜下腔を灌流したあと，頭頂部のくも膜顆粒から上矢状洞に吸収されて，静脈系に戻っていくというわけではないことがわかってきた[33,42]。現在の考えでは，脳脊髄液の吸収に関係する経路には，静脈系に吸収される経路と，近傍のリンパ系に吸収される2つの経路があり，吸収部位も頭蓋側と脊髄側に分かれ，それぞれにこの2系統の吸収路が存在すると考えられている。脊髄側にある髄液吸収路は，脊髄神経根の後根神経節周囲にあるくも膜顆粒と硬膜外リンパ管で，それぞれ静脈系とリンパ系への髄液吸収路と推定され，髄液全体のおよそ25％が脊髄側から吸収されると考えられている[43]。脊髄側における髄液吸収経路である後根神経節周囲のくも膜顆粒と硬膜外リンパ管の機能の違いや，どういう解剖学的構造を介して髄液がそれぞれの経路に流入するのかはまだ十分にはわかっていないが，このような髄液循環動態の概念の変化に伴って，この疾患の概念は今後変化していくかもしれない。

すなわち最近になって，この疾患は脊髄における髄液の吸収過剰によって起こるという説が提唱されるようになってきた[36]。この疾患では立位時に下大静脈が過度の陰圧になることで，そこに流入する脊髄周囲静脈叢や脊髄硬膜外腔の内圧も低下し，低い圧に引かれて硬膜外腔に漏出した髄液の吸収が促進されたり，生理的な髄液吸収量が増加したりして吸収過剰に傾く結果，髄液量が減少するという考えである。そして EBP は単純に硬膜外腔の圧を亢進させることで，下大静脈の強い陰圧の影響が脊髄周囲静脈叢に及ぶのをブ

ロックするのがその主な作用で，EBP近傍で脊髄周囲静脈叢の内圧が高くなり，EBP近傍での髄液吸収が抑制されたり，脊髄からの静脈流出経路が変化したりすることで効果を発揮するのではないかとしている。したがってEBPは必ずしも髄液漏出部を直接シールする必要はなく，頸椎や胸椎レベルの髄液漏出に対して，腰椎レベルでEBPを行っても成績が良好であることがその根拠として示されている[36]。またこの説によれば，すでに述べた急激な脱水やPOTSが起立性頭痛をひき起こすメカニズムは中心静脈圧の低下によって，治療で行う補液に速効性がある理由は中心静脈圧の増大によって，それぞれ説明可能なのかもしれない。

さらに脊髄硬膜外腔には近傍の静脈系とdirect connectionが存在するという説が近年有力になってきている。その根拠として，脊髄硬膜外腔へ投与されたトレーサーが直接近傍静脈系に流入する様子が，生きたブタ[44]やhuman cadaver[45]を使って観察され，さらにこの硬膜外腔から循環系への移動は浸透による吸収ではなく，bulk flowとして静脈系の陰圧（特に中心静脈圧）に引かれてすみやかに直接血流に入るという考えが提唱されるようになってきた。もしそうだとすると，髄液が硬膜外腔に漏出していても，漏出スピードがある一定量を超過するまでは，漏出する端から静脈系へ吸収されるため，画像上は漏出像としてとらえることはできないということも考えられる。

以上の諸説から導かれる考えとして，この疾患の病態の本質は，髄液の産生と吸収の不均衡からくる髄液の吸収過剰であって，髄液漏出自体は，もしそれが起これば一気に均衡が吸収過剰に傾くことから，この疾患に重大な影響を及ぼすものの，実は絶対的な条件ではないのかもしれない。だから髄液漏出はなく吸収が過剰になっただけの病態や，漏出する端から吸収されて画像上はとらえられない少量の髄液漏出といった病態も考えられ，画像上髄液漏出所見が明らかな場合というのは，髄液の漏出スピードが硬膜外腔の吸収能力を超過したか，ほぼ同等の状態と考えると合理的に説明できるのではないだろうか。したがってEBPのあと，画像上漏出所見が残っていても症状は消失したという報告や[46]，漏出部位を特定せずblindで行ったEBPにも一定の有効性があることなども[47]，EBPによって硬膜外腔での髄液吸収効率が変化した結果，髄液動態の不均衡が解消され新たな平衡状態に達したということで，髄液漏出の有無とは無関係に症状の軽減を説明できるのではないかと思われる。

このような吸収過剰という髄液動態の不均衡は，概念的には脳脊髄液減少症という病態に一致する考えであるが，これまでに報告されてきた多くの臨床的事実を合理的に説明できる考え方として魅力的であり，今後も積極的に検討するべき課題である。ただ最新のICHD-3 betaにおいて，この疾患の診断は低髄液圧の証明か，画像的な髄液漏出の証明に特化する方向性が鮮明に打ち出されたのに加え，脳脊髄液減少症という病名は，脳脊髄液の減少を客観的にとらえることが不可能であるという理由で，脳脊髄液漏出症あるいは低髄液圧症という用語が推奨され[14, 22]，それらに取って代わられつつあるように思われる。確かに髄液減少は概念的にしかとらえられない以上，現時点での対応としてこの推奨は十分理解できるものである。ただこの推奨の目的とするところは，客観的にとらえることが

できる髄液の漏出や髄液圧の低下に焦点を絞って検討を進めるということであって，脳脊髄液減少症を概念的に否定するものではないし，脳脊髄液漏出症が正しく，脳脊髄液減少症は間違っているということでもない．実際わが国の「慢性頭痛の診療ガイドライン2013」[23]やICHD-3 beta[2]においても，この疾患の根底にある病態は脳脊髄液の減少であるということがコメントされている．以上をまとめると，現時点における理解としては，この疾患の本質は脳脊髄液減少症であるが，実際の症例は，脳脊髄液漏出症か低髄液圧症に分けて考えるということでよいのではないだろうか．Mokriが提唱するように[31]，より包括的にこの疾患の病態を説明できる可能性をもった概念として，今後も脳脊髄液減少症という疾患概念は忘れてはならないものであることを強調しておきたい．

7 小児のPOTSをめぐる問題

　LUP test陽性頭痛（起立性頭痛）をきたす原因疾患の中に，POTSという病態があることはすでに述べた．POTSでは髄液漏出を伴わずに起立性頭痛が起こると考えられているが，髄液漏出による起立性頭痛と同様に，LUP testではO型の反応を示し，LUP test単独ではこの2つの起立性頭痛を鑑別することはできない．しかしEBPという治療対応の面からは，この2つのLUP test陽性頭痛（起立性頭痛）は正確に鑑別する必要があり，わが国においてはLUP test陽性頭痛（その中でも特に小児・若年者のLUP test陽性頭痛）を診療する場合，このPOTSという病態の存在は，避けて通ることのできない大きな問題である．なぜ小児のPOTSがLUP test陽性頭痛（起立性頭痛）の診療において重要なのか，この節では現時点での問題点とそれに対する対応について述べる．

a 小児頭痛診療における起立性調節障害（OD）の重要性

　POTSの本質は循環器系の機能障害による起立不耐症であるが，そのメカニズムとしては複数の異なる病態が報告されている．したがってPOTSをその病態によって分類する考え方にもいくつかあるが，よく使われる分類は，partial dysautonomic（PD）type，hyperadrenergic type，deconditioned typeの3種類に大きく分類する方法である[48]．PD typeのPOTSは別名neuropathic POTSとも呼ばれ，ウイルス感染などに続発して，自己免疫性に自律神経系の機能障害（血管運動障害）が急激に出現するというのが代表的な病態である．それに対しhyperadrenergic typeのPOTSは，さまざまな原因でnorepinephrineの作用が過剰になる病態で，norepinephrine transporterの障害などのメカニズムが報告されている．一方deconditioned typeのPOTSは，長期臥床や微小重力環境（たとえば宇宙空間など）での長期滞在で起こる起立不耐症である．欧米で最も頻度の高いPOTSは，ウイルス感染などに続発するPD typeのPOTSで，hyperadrenergic POTSは少ないとされているのに対し，わが国の起立性頭痛の診療で問題となるPOTSは，起立性調節障害（OD）と言われ，中高生など思春期の若年者を中心に潜行性に発症する起立不耐症がほとんどである[49]．このようなPOTSは，海外ではPD typeのPOTSの

表 I-2-7 新起立試験の手順と OD のサブタイプ

a. 新起立試験
- 午後は検査結果が正常化することがあるため，できるだけ午前中か，OD 症状が出現している時間帯に検査する。
- 起立させたあと，失神することがあるため，転倒事故防止に特に注意するとともに，起立困難の訴えや徴候が見られた場合は，無理をせず直ちに検査を中止し，臥位にして安全を確保する。

手順
① 静かな部屋で安静臥位 10 分間のあと，血圧・脈拍を 3 回測定して記録する。
② 3 回測定した収縮期血圧の中間値にカフを加圧して，患者を立位にする。
③ 患者を立位にしてから，血圧のコロトコフ音が聞こえ始めるまでの時間を計測し，血圧回復時間として記録する。
④ 起立後，1, 3, 5, 7, 10 分における血圧・脈拍を測定して記録するとともに，起立後の自覚症状を記録する。

b. OD のサブタイプ
- 起立直後性低血圧（INOH）
  新起立試験で血圧回復時間が 25 秒以上を示し，起立直後に強い血圧低下および血圧回復の遅延が認められるサブタイプ。
- 体位性頻脈症候群（POTS）
  起立中に血圧低下を伴わず，著しい心拍増加を認めるサブタイプで，起立負荷試験では，起立 3 分以後において，心拍数が 115/ 分以上か，臥位時と比べて 35/ 分以上の増加を示す場合。
- 神経調節性失神（NMS）
  起立中に突然血圧が低下して，起立失調症状が出現し，意識低下や意識消失発作を生じるサブタイプ。
- 遷延性起立性低血圧（delayed OH）
  起立直後の血圧・脈拍は正常反応であるが，起立 3〜10 分を経過して，収縮期血圧が臥位時の 15% 以上，または 20mmHg 以上低下するサブタイプ。

サブタイプの一つと考えられ，developmental POTS と呼ばれて，近年注目されるようになってきている[50]。海外におけるこのような developmental POTS の原因はまだよくわかっていないが，急激な体格変化により思春期のある時期から潜行性に発症し，自律神経機能の不均衡が一過性に顕著になる現象と考えられている[51]。一方わが国ではこのような POTS は，OD のサブタイプの一つととらえて検討されてきた経緯がある。OD は現在その循環動態の違いにより，起立直後性低血圧（instantaneous orthostatic hypotension；INOH）・体位性頻脈症候群（POTS）・神経調節性失神（neurally mediated syncope；NMS）・遷延性起立性低血圧（delayed orthostatic hypotension；delayed OH）の 4 つのサブタイプに分けられている（表 I-2-7b）[52]。4 つのサブタイプの中では INOH の頻度が最も高いとされ，それに次いで POTS の頻度が高いと言われている。小児の POTS の場合，最もつらい症状は頭痛と報告されており，POTS の頭痛は LUP test 陽性頭痛（起立性頭痛）が特徴である。一方 INOH の患児において，最もつらい症状は立ちくらみであったが，INOH でも頭痛は 68% の頻度で認められる症状で[53]，OD の症状として，頭痛は重要な位置を占めていると考えられている。わが国における OD の頻度は，一般中学生の 15〜25% 前後，一般高校生の 15〜30% 前後を占めると言われ[49]，日常的に遭遇する機会も多いため，この年齢層の頭痛診療では，OD（特に POTS や INOH）に伴う LUP test 陽性頭痛と，髄液漏出による LUP test 陽性頭痛の鑑別は，避けることのできない問題である。

b ODによるLUP test陽性頭痛（起立性頭痛）── 診断と鑑別

　すでに述べたように，中高生など若年者では，POTSやINOHをはじめとしたODの有病率が高いため，そのような患者にLUP testで起立性頭痛が検出された場合，それはPOTSやINOHなど，ODによるLUP test陽性頭痛なのか，それとも他の原因，特に髄液漏出を伴うLUP test陽性頭痛なのかが常に問題となる。そのためLUP test陽性頭痛（起立性頭痛）の診療に際して，ODを的確に診断する必要があるが，現在POTSやINOHをはじめとしたODの診断は，OD症状の問診による確認と起立負荷試験によって行われている。

1◆ODの診断 ── 問診（OD症状の確認）

　LUP test陽性頭痛（起立性頭痛）が確認された場合，まずODの可能性があるかどうか，年齢的に見て妥当かを検討する必要がある。米国におけるdevelopmental POTSは14歳ごろから潜行性に発症し，16歳ごろにピークとなり，その後19歳を過ぎるころから24歳ごろまでには80％の症例で寛解すると言われている[50]。わが国でもODは，小学校高学年から中高生を中心とした思春期ごろからの発症が典型的で，成人するころまでに過半数の症例は治癒すると考えられている[49]。したがって小児に多いといっても，10歳未満での発症は少なく例外的である。また逆に成人以後の年齢でPOTSを新たに発症した場合は，わが国では稀であるが，欧米で多いとされるPD typeのPOTSなど，ODをベースとしないPOTSの可能性を考慮する必要があるかもしれない。

　次に問診でODに特徴的な症状の確認を行う。ODの症状としては，頭痛をはじめ，気分不良や全身倦怠感，立ちくらみなどの頻度が高いとされているが，大きな特徴として立ちくらみ以外の症状は朝の起床時から午前中を中心に，特に上体を起こすことで出現・悪化するということである。典型的には起床時に上体を起こすと，頭痛や気分不良・食思不振・全身倦怠感・浮動感などが出現し，午前中を中心に続くが，夕方から夜にかけて自然に軽減し，夜中は頭痛などの症状もなく，別人のように元気になるので，傍から見ると怠けているようにしか見えなかったりする。したがって問診では朝起き不良と朝を中心とした症状の悪化，夕から夜間にかけての症状の軽快などの日内変動を確認する必要がある。また特に注意することとして，これらの症状は起床時に，上体を起こすことで出現・悪化するということである。すなわち朝起き不良といっても，必ずしも目覚めが悪い（覚醒不良）ということではない。ODの本質は起立不耐症であって，極論すれば純粋にODだけであれば，頭部さえ挙上しなければ朝でも症状は出現しない。ただしODになると，夜中はむしろ頭が冴えて気分も良く，夜更かしになって睡眠相が後退しやすいため，朝寝坊（覚醒不良）を合併することも多く，これらが混然一体となってODの朝起き不良という症状を形成しやすい。ODの場合，このような朝の覚醒不良はODに続発した二次的な症状ととらえて，問診の際は朝の覚醒不良ではなく，朝起きて頭部を挙上することで悪化する頭痛や気分不良，食思不振・全身倦怠感・浮動感の有無と日内変動を，注意して聞き出さな

ければならない。

　症状の日内変動の次に注意することは，症状の発症様式である。海外における developmental POTS や，わが国における OD の発症は，潜行性に起こって次第に増悪する経過を取るという特徴がある。したがってよく問診してみると，朝の気分不良・全身倦怠感や朝の食思不振など OD 傾向を示唆する症状は，障害がはっきりしてくるかなり以前からその傾向を確認できることが多く，逆に小児・若年者で，ある日を境に頭痛が始まって連日性頭痛になったような場合は，OD としては非典型的であり，髄液の漏出など，OD や POTS 以外の原因についての検討を重視するべきである。なぜなら，ある日を境に急激に発症するのは，先行ウイルス感染を契機とした PD type の POTS に特徴的とされるが，欧米で最も多いこのタイプの POTS は，わが国ではほとんど報告されておらず，好発年齢も 30 代前後の女性で[48]，小児・若年者ではないからである。

2◆OD の診断 ── 起立負荷試験（表 I-2-7）

　問診で OD 症状が疑われる場合，起立負荷試験を行って起立に伴う循環動態（血圧や脈拍）の変化を検討し，OD に特徴的な循環動態の起立性変動の有無，OD のサブタイプや重症度を判断する。小児の起立負荷試験には通常の Schellong テストである起立試験と，「小児起立性調節障害診断・治療ガイドライン（日本小児心身医学会編）」による新起立試験がある[52]。起立試験と新起立試験の違いは，前者では能動的起立負荷に伴う血圧・脈拍の変化を主に検討するのに対し，後者では前者の検討に加えて，起立直後の血圧回復時間の測定も行う点にある。OD のサブタイプにはすでに述べたように，INOH・POTS・NMS・delayed OH の 4 つが現在知られている（表 I-2-7b）。このうち後三者は通常の Schellong テストである起立試験で診断できるが，最も頻度が高いとされる INOH を診断するためには，起立直後の血圧回復時間の測定が必要で，新起立試験でないと診断することができない。表 I-2-7a に新起立試験の概要を示すが，詳細については「小児起立性調節障害診断・治療ガイドライン」[52]を参照されたい。

　起立負荷試験を行う際に特に注意することとして，OD 症状と起立負荷試験の成績が乖離する場合が，往々にしてあるということである。起立負荷試験で検討される循環動態の変化は，人間が起立したときに起こる生理的な変動で，それがある一定範囲を逸脱した場合を，異常とみているにすぎない。したがって正常人でも一過性に異常値を示すことや，逆に OD であっても検査する状況（たとえば調子の良い日や，良くなる時間帯，夜など）によっては異常が検出されないことがある。その場合，日常的な OD 症状のほうを起立負荷試験より重視して判断するべきであって，起立負荷試験の成績をもとに診断してはいけない。起立負荷試験の成績は OD 症状があることを前提として，その裏付けにしかすぎないことを認識する必要がある。すなわち起立負荷試験で起立に伴う著明な頻脈が観察されても，そのときに頭痛や気分不良などの OD 症状を伴っていなければ病的意義は乏しく，多少 POTS の傾向があるかもしれないといった判断が妥当である。逆に起立負荷試験では診断基準に合致した循環動態の変化が検出できなくても，日常的には OD に特徴的な症

状が明らかな場合は，あくまで OD の可能性を疑って，日を改めて起立負荷試験を再検してみるなどの対応が必要である。

3◆OD による起立性頭痛と髄液漏出による起立性頭痛の鑑別（表Ⅰ-2-8）

LUP test 陽性頭痛（起立性頭痛）の患者に POTS など OD が確認された場合，LUP test 陽性頭痛の原因は，POTS など OD だけなのか，それとも OD はあってもさらに別の原因，特に髄液の漏出による LUP test 陽性頭痛が加わった可能性があるのかを判断しなければならない。鑑別のポイントは表Ⅰ-2-8にまとめて示したとおりである。一般的に OD は潜行性に発症し，その症状は日内変動や季節性の変動など，症状の変動が特徴的なのに対し，髄液漏出はある日を境に発症し，その症状は持続性・継続性が特徴である。したがって LUP test 陽性頭痛はあっても，毎日朝から午前中だけの症状で，午後から頭痛はまったくなくなるというのであれば，髄液の漏出よりは OD による LUP test 陽性頭痛と考えるのが妥当で（［症例10］☞ p.51，［症例17］☞ p.70），逆にたとえ OD 症状があって起立負荷試験が陽性で，全身倦怠感や食思不振などは夕方から夜には軽減するにもかかわらず，頭痛だけは午後からむしろ悪化する場合や，夜間も続く場合，ある日を境に急に連日性起立性頭痛で発症したなど，OD として非典型的な頭痛所見を認める場合は，もともと OD があったところに，髄液漏出による LUP test 陽性頭痛を併発した可能性を考慮しなければならない（［症例11］☞ p.52，［症例18］☞ p.71）。

POTS など OD 症状や片頭痛などの習慣性頭痛がもともとあったところに髄液の漏出が加わった場合，特に注意する点としては頭痛，気分不良，食思不振や全身倦怠感などの症状はそれぞれの症状ごとに，日内変動パターンや硬膜外生理食塩水注入試験，さらには EBP を行った場合の反応を分析的に検討する必要があるということである。たとえば，ある日を境に連日性・持続性頭痛を発症して来院した LUP test 陽性頭痛患者において，もともと OD 症状があり片頭痛の既往と起立負荷試験で POTS が確認され，症状として頭痛，気分不良，全身倦怠感，食思不振の4つを認めたと仮定した場合，全身倦怠感と食思不振は朝の起床時から午前中を中心に出現し，頭痛と気分不良だけが一日中続いていれば，全身倦怠感と食思不振は POTS が主な原因で，頭痛と気分不良は髄液の漏出が主な原因ではないかと推測するといった具合である。したがってこの症例に対し安静臥床を行った場合，頭痛と気分不良は治癒する可能性があるものの，後述するように（☞ p.74），安静臥床が POTS の起立不耐症を増悪させるために，起床時を中心とした全身倦怠感と食思不振は，治療後かえって悪化する可能性があると予想するべきである。あるいは安静臥床で改善せず硬膜外生理食塩水注入試験を行うという展開になった場合，2日間ほど頭痛が軽減し，夜の気分不良はなかったが，起床時の軽い頭痛，全身倦怠感，食思不振，気分不良は残ったという反応であったら，患者自身は生理食塩水注入の効果を感じられなかったと訴えるかもしれないが，正しい解釈としては，硬膜外生理食塩水注入試験の反応は陽性で髄液漏出が疑われ，EBP が有効である可能性があると判断するべきである。そして EBP を行って，その施行後安静臥床を取らせた場合，頭痛と夜の気分不良は改善す

表 I-2-8 OD による起立性頭痛と髄液漏出による起立性頭痛の鑑別

a. OD による起立性頭痛を示唆する所見
● 症状が朝起床時から午前中を中心に出現し，夕方から夜にかけて軽快する 　OD 症状の中でも，頭痛・食思不振・気分不良・全身倦怠感に注目し，起床時から午前中を中心に出現し，午後から夕方，夜間にかけて軽快するか，その日内変動を検討する。 ● 症状の非連日性や季節性変動 　OD の場合，症状のない日があって，普通に通学できる期間があったり，秋から冬にかけて自然に治って，初夏から夏にかけて再燃するといった，季節性変動が見られることがある。 ● 潜行性の発症 　朝の食思不振や気分不良は，頭痛などの症状が顕著になる以前から潜行性に出現していることがある。
b. 髄液漏出による起立性頭痛を示唆する所見
● ある日を境に発症し毎日続く連日性頭痛 　潜行性に発症する OD と違い，髄液漏出の場合，ある日を境に連日性・持続性頭痛（NDPH 様パターン）で発症するのが特徴的である。 ● 朝から晩まで波打ちながら続く持続性頭痛 　髄液漏出の場合，日中の活動の中で，頭痛がまったくない日や頭痛がまったくない時間帯は例外的である。 ● 起床時より午後や夜にかけてむしろ悪化する頭痛（second-half-of-the-day headache） 　夜になるといつも症状が自然に軽快するようなことはなく，髄液漏出による頭痛は波打ちながら一日中続くか，むしろ夕方から夜にかけて悪化するのが特徴的である。 ● 起立性の脳神経牽引症状（聴力や視力の障害） 　LUP test の Phase I 体位で軽快し，Phase II 体位で再出現する聴力や視力の障害があれば，髄液漏出の可能性が示唆される。 ● OD の好発年齢ではない 　OD の好発年齢を外れていれば，よほど急激な体格の変化が先行しない限り，OD による起立性頭痛の可能性は低い。 ● 発症 24 時間以内の外傷の先行 　外傷が先行する場合は，髄液漏出が疑われるが，特に受傷当日および翌日からの急激な発症は，髄液漏出による起立性頭痛を強く示唆する。
c. 鑑別に貢献しない所見
● LUP test 陽性頭痛 　どちらの起立性頭痛でも同じ O 型の反応を示し，鑑別の役には立たない。 ● 起立負荷試験 　起立負荷試験が陽性に出ても，髄液漏出の可能性を否定する根拠とはならない。 ● OD の好発年齢 　OD の好発年齢ではない場合と異なり，好発年齢の場合は，鑑別の役には立たない。

るが，起床時の軽い頭痛と全身倦怠感と食思不振，気分不良は POTS によるもので，EBP 後にかえって悪化する可能性があると予想してその対応を考慮する。また EBP 施行後，頭痛はほぼ消失したにもかかわらず，ときに頭痛が出現する場合は，self-LUP test で片頭痛発作なのか，起立性頭痛なのかの検討を行い，片頭痛発作であれば片頭痛に応じた対応を行い，LUP test が陽性であれば，POTS による起立性頭痛なのか，髄液漏出が再発したための起立性頭痛なのかを判断するといった具合に治療を展開していく。すなわち POTS や髄液漏出，片頭痛などが同時に存在する場合，どの症状がどの原因によるのかを，症状ごとに日内変動を含めて分析的に検討しないと，正しい対応を行うことはでき

ないということである。

　表 I-2-8 は OD による起立性頭痛と髄液漏出による起立性頭痛を鑑別するとき，ポイントになる鑑別点をまとめたものである。この表は一定の基準を示しているが，これだけでいつもクリアカットに鑑別できるわけではないと考えられる。たとえば最重症の OD では OD 症状の日内変動が消失して，夜間も含めて連日性に一日中症状が続くという指摘[52]があるうえに，髄液漏出による起立性頭痛も，間歇的に髄液漏出が起こることで症状が断続的に出現する病態が推定されている[31]。したがって，OD による LUP test 陽性頭痛と髄液漏出による LUP test 陽性頭痛を鑑別するためには，特に表 I-2-8 に示すような所見に注意しながら，臨床経過を継続的かつ分析的に観察し，常に髄液漏出の可能性を疑う心構えで診療する以外に方法はないのが現状である。

【症例 17】 13 歳，男性

　当クリニック初診の 3 カ月半前ごろから頻繁に頭痛が起こるようになって朝起きることができない。ひどいときは 3〜4 日連続で頭痛が起こる。発症 1 カ月後に撮影された頭部 MR では特に異常はなかった。これまでに片頭痛治療薬のリザトリプタンや，抗うつ薬のミルタザピン，向精神薬のアリピプラゾールなどの投与を受けたが効果がなかった。精神的なことからの頭痛なのか，とりあえず痛みを和らげて欲しいということで来院した。

□ 診察

　朝は頭痛のために起きられないが，気分不良など頭痛以外の症状はない。昼から夕方にかけて元気になって，夕方から夜には頭痛がなくなることが多いということであった。問診で，頭痛は起立することで悪化する性質をもった頭痛と思うかどうかを尋ねたところ，そう思うという返事であった。すでに頭部 MR で異常はないと評価されているので，LUP test は安全に実施できると考えて，引き続き本人の自覚症状を確認するために LUP test をチェックした。

□ LUP test

　Phase I 体位にすると 12 秒で頭痛が検査前の 2 割程度に軽減した。45 秒まで様子を見たあと，上体を起こして Phase II 体位にした。Phase II にした直後も 2 割程度の頭痛が残存していたが，40 秒で頭痛が再増悪してくるのを自覚できた。手技は 2 回繰り返して再現性を確認したが，2 回目の手技では，Phase II にして頭痛が再増悪する時間は 24 秒と少し短縮した。

□ 診断

　LUP test 陽性頭痛（起立性頭痛）

□ 経過

　起立性頭痛ということで，まずは 400mL の補液を入れて反応を見たところ，頭痛

は軽減した．病歴からは起立性頭痛の原因としてODの可能性が強く疑われるため，日を改めて午前中に来院してもらい新起立試験（表 I-2-9a）を実施した．臥床時63bpmの脈拍が，起立するとおよそ5分後には157bpmまで増加して起立不能となり，試験は中止となった．重症のPOTSと判断して，水分・塩分の摂取を指示するとともに塩酸ミドドリンを処方し，この日も400mLの補液を行った．さらに4日後に来院したときは，頭痛は起こっても午前中のみで，昼から頭痛は消失するとのことであった．本例の頭痛は特徴的な日内変動から判断して，POTSによる起立性頭痛と考えられた．遠方からの来院であったため，地元で小児科医を受診してODについて相談するように指示した．

【症例18】 16歳，女性

当クリニック初診の4日前から頭痛が起こり，毎日朝から晩まで頭痛が続くため来院した．頭痛のためここ3日間は学校を欠席した．頭痛は朝に特にひどく，夜は多少軽減する．医療機関で処方された鎮痛剤は効かなかった．臥床中も頭痛は続いていて，朝は目が開いた瞬間から頭痛があって，体位性に頭痛が変化することはない．頭痛の部位はさまざまで，拍動性の痛みである．発症以前にも稀に頭痛はあったが，朝起き不良の自覚はない．今回の頭痛に伴って視覚や聴覚の変化はないが，頭を動かすと頭痛が悪化する．たまに気分不良のことがある．片頭痛のような習慣性頭痛の既往や家族歴はない．

□診察

髄膜刺激症状を含めて神経学的に特に異常はない．頭部単純CTでは副鼻腔炎を含めて特に異常を認めなかった．引き続きLUP testを施行した．

□ LUP test

Phase I 体位にしたが，頭痛は特に変化しなかった．62秒まで待って上体を起こし，Phase II 体位にしてみると，頭痛は幾分軽減していた．その後頭痛が悪化したため，今度はHHD法を加えたPhase I 体位にしてみると，頭痛は有意に軽減した．75秒待ってPhase II 体位にしてみると60秒で頭痛が増悪し，起立性に頭痛が悪化しているのが自覚できた．手技は3回繰り返して再現性を確認した．

□診断

LUP test 陽性頭痛（起立性頭痛）

□経過

経口水分摂取と可及的臥床をすすめるとともに，初診日に400mLの補液を行ってみたところ，補液後は頭痛が有意に軽減した．初診の3日後に再度来院した．前回補液を1回行ったあと，経口水分摂取を頑張って2日間は調子が良かった．今日は頭痛が出てきているということであった．LUP testを再検してみると，HHDを加え

表I-2-9 新起立試験の結果

a ［症例17］

体位・時間	収縮期／拡張期血圧	心拍数	状況
臥位1回目	98/50mmHg	61bpm	
2回目	94/61mmHg	66bpm	
3回目	95/49mmHg	63bpm	
立位・血圧回復時間	6秒		
立位1分後	108/70mmHg	93bpm	
3分後	92/68mmHg	109bpm	
5分後	90/60mmHg	157bpm	
7分後	―	―	起立不能となり検査中止
10分後	―	―	起立不能となり検査中止

b ［症例18］

体位・時間	収縮期／拡張期血圧	心拍数	状況
臥位1回目	91/58mmHg	63bpm	
2回目	89/57mmHg	68bpm	
3回目	98/48mmHg	72bpm	
立位・血圧回復時間	58秒		めまい・ふらつき出現
立位1分後	89/68mmHg	96bpm	
3分後	104/69mmHg	92bpm	
5分後	111/70mmHg	94bpm	
7分後	105/64mmHg	75bpm	
10分後	85/52mmHg	55bpm	顔面蒼白・切迫失神となり臥位で測定

たPhase I 体位で頭痛が軽減し，Phase II 体位にすると頭痛が再出現した．この日も400mLの補液後，頭痛は軽快した．この症例はこれで治癒せず，この1カ月後に再度来院した．発症当初のような強い頭痛は出なくなったものの，頭重感が一日中続いており，ときどき頭痛が強くなるがその時間帯は決まっていないということであった．経口水分摂取は頑張っているが，進展がないため入院での加療を希望された．ODを示唆する朝起床時の気分不良や朝の食思不振，頭痛の日内変動は顕著ではなかったが，入院臥床に備えて新起立試験を施行した．

　新起立試験（表I-2-9b）では，循環回復時間が58秒と延長しており，このときにふらつきと切迫失神状態が出現した．その後は特に低血圧は見られず，血圧はむしろ臥床時より高めで推移した．脈拍は立位に変換した直後は臥床時より30bpmほど増加したが，その後は次第に減少し，起立10分後に急激に血圧と脈拍が低下して顔面が蒼白となり，起立保持困難になったため試験は中止となった．判定は起立直後性低血圧（INOH）を伴った心拍抑制型血圧低下混合型の神経調節性失神（NMS）とした．この日行ったLUP testでは，HHDを加えたPhase I 体位で頭痛はすみやかに消失し，Phase II 体位にすると再度出現した．この症例では，この日を含めて入院までに，400mLの補液を8日間で5回行ったが，1カ月前は有効であった補液が，この時点ではまったく効果が認められなかった．新起立試験の結果はINOHであるが，OD症状

は顕著ではなく，予定どおり連携医療機関に入院して12日間の保存的加療を実施する方針とした。

　連携医療機関を退院して3週間後に当クリニックに再来院した。入院で臥床中は頭痛が軽減して楽だったが，退院後数日は逆に入院前よりも症状が悪化し，その次の週からは少し改善したが，今も頭痛が続いているということであった。現在の症状は頭痛と気分不良の2つで，HHDを加えたPhase I体位を取ると頭痛は消失して楽になるが，気分不良はそのまま変わらなかった。気分不良は朝が中心で，夕方から夜には軽減し，頭痛のみが一日中続き，時間帯と無関係に良くなったり悪くなったりしているとのことであった。この日も希望で400mLの補液を行ったが，補液後も特に頭痛は軽減しなかった。それまでに行われた造影脳MRIやMRミエログラフィーでは所見を認めず，後述する脊髄MRIにおける髄液漏出所見（floating dural sac sign, ☞ p.110）も所見は微妙で，必ずしも明確とは言えなかったが，日内変動を認めず，ある日を境に持続性・連日性になった頭痛経過からは，脳脊髄液漏出症の可能性が強く示唆された。そこでEBPの適用を検討する目的で，連携医療機関において硬膜外生理食塩水注入試験が行われ，注入に反応してそれぞれ2日間の頭痛消失と，その反応の再現性が確認された。以上の結果を受けて，最終的には発症から10カ月と19日目にEBPが施行された。頭痛はEBP施行後2カ月で半減，5カ月で消失し，治癒が確認された。なおRI脳槽・脊髄液腔シンチグラフィーでは，初圧19cmCSFで明らかな漏出所見は認められなかったが，24時間後のトレーサー残存率は12.5％とやや低値であった。

□コメント

　退院直後に症状が一過性に悪化したのは，安静臥床によってODの起立不耐症が若干助長された可能性もあると思われる。ただし本例の起立性頭痛は，ある日を境に突然発症しており，［症例17］のようなOD特有の頭痛の日内変動は見られていない。OD症状はないか，あっても軽度で，新起立試験ではPOTSのような著明な頻脈は見られなかった。INOHも頭痛を伴う頻度は高いとされているが，髄液の漏出を疑って施行した硬膜外生理食塩水注入試験で反応が確認され再現性もあったため，最終的にはEBPの適用となった症例である。この年齢層では問診してみると多少のOD症状を自覚している場合や，OD症状はなくても起立負荷試験をしてみると陽性を示す場合がしばしばある。しかし表面に出てきたそれらの所見から，短絡的にODによる起立性頭痛と断定することは避けなければならない。もし本当に髄液漏出があって起立性頭痛が起こっているのであれば，治療の機会を奪ってしまうことになるからである。

　2013年に公開されたICHD-3 betaでは，典型的な起立性頭痛で，これといった原因が特定されず，POTSが除外できれば，腰椎からのEBP実施が臨床上妥当な治療選択肢であるとコメントされている[2]。EBPで血液を注入すると元には戻せないため，ICHD-3 betaほどempiricalなEBPの適用には現時点では同意しかねるが，本例のように明らかなLUP test陽性頭痛で髄液漏出の可能性が強く示唆された場合，硬膜外

生理食塩水注入試験の結果に基づいて EBP の適用を判断することは，臨床的には十分な妥当性があると考えている。また本例は Beighton score[54] が 9 点で関節可動域が大きく，joint hypermobility 傾向があった。皮膚の異常伸展性などはないが，硬膜嚢のコンプライアンスが大きく伸展性が高ければ，起立性頭痛を助長する可能性も考えられ[30]，もし硬膜外生理食塩水注入試験に対する反応が乏しければ，OD 以外にも硬膜嚢のコンプライアンス増大など，多面的に原因を検討する必要があったかもしれない。

8 LUP test 陽性頭痛（起立性頭痛）：外来での初期対応と改善の乏しい症例への対応

a 現在当クリニックで行っている LUP test 陽性頭痛（起立性頭痛）の診療方針

現在，LUP test 陽性頭痛（起立性頭痛）に対する外来での初期対応は，髄液漏出の有無にかかわらず水分負荷と可及的臥床保持としている。その理由は，髄液漏出の有無は外来初期対応の時点では通常判断できないからである。もっとも外傷によって起こったと考えられる LUP test 陽性頭痛の場合は，髄液の漏出が強く疑われるため，臥床を強調した治療計画とし，急性の脱水が原因と考えられる LUP test 陽性頭痛の場合は，髄液漏出の可能性はないと考えて，臥床ではなく水分負荷のみで治療を行うなどのオプションは考慮している。

起立性頭痛とわかった以上は，直ちに造影の MRI や髄液圧の測定，髄液の漏出を精査するべきだという意見もあるかもしれない。しかし後述するように（☞ p.77）LUP test で見つかる急性起立性頭痛は，水分負荷と可及的臥床程度によく反応して短期間で治癒する場合も多く，まずは保存的治療で対応してみることを原則としている。

水分負荷としては，経口での水分摂取（1 日 1～2L：成人並みの体格の場合，1 日 1.5L 以上で体格に応じて）や，補液（成人並みの体格の場合，2 時間で 400～500mL を基本に体格に応じて）を行っている。また外来での可及的臥床としては，頭痛がつらいときや特に何も用事がないときは，極力臥位で過ごしてもらうということで対応している。

通常このような保存的加療をまず 1～2 週間外来で行いながら，並行して原因疾患の鑑別を進めていく。現在外来初期治療時点で鑑別が必要な原因疾患は髄液漏出の有無ではなく，すでに述べた OD（特に POTS や INOH），心因性の placebo 効果といったものが中心である。なかでも POTS や INOH はその病態の本質が起立不耐症であり，安静臥床が起立不耐を悪化させるため，できれば入院加療までに鑑別することが望ましい。診察の結果 OD が認められる場合，先の「OD による起立性頭痛と髄液漏出による起立性頭痛の鑑別」（表 I-2-8 ☞ p.69）の項で述べた手順に沿って，頭痛の原因は OD 単独なのか，あるいは OD はあっても髄液漏出の共存が疑われるのかを判断している。頭痛の原因が OD 単独と判断されれば，当然ながら OD の治療に準じて安静臥床は考慮しない。OD の治療の詳細は専門書に譲るが[52]，水分負荷および塩分の負荷を中心にして，補助的に薬物治療も併

```
当クリニック(外来)
┌─────────────────────────────────┐
│  Lumbar-uplift test (LUP test) ──陰性──→ 片頭痛
│         ↓陽性                              その他
│  保存的加療          原因の鑑別
│  ●経口飲水(1～2L/日)  ●OD症状の確認(問診)
│  ●補液(点滴400mL随時) ●起立負荷試験        ──除外──→ OD
│  ●可及的臥床の勧奨    ●補液に対する反応                心因性
│                      ●LUP test再検
└─────────────────────────────────┘
         ↓治癒しない場合は紹介
連携医療機関(入院)
┌─────────────────────────────────┐
│  保存的加療・検査         侵襲的検査・加療
│  ●厳格な臥床(10～14日)    ●硬膜外生理食塩水注入試験
│  ●連日補液(点滴)   改善なし ●RI脳槽・脊髄腔シンチグラフィ
│  ●造影MRI(頭部・脊髄) ──→ ●CTミエログラフィ
│  ●MRミエログラフィ        ●硬膜外ブラッドパッチ(EBP)
└─────────────────────────────────┘
```

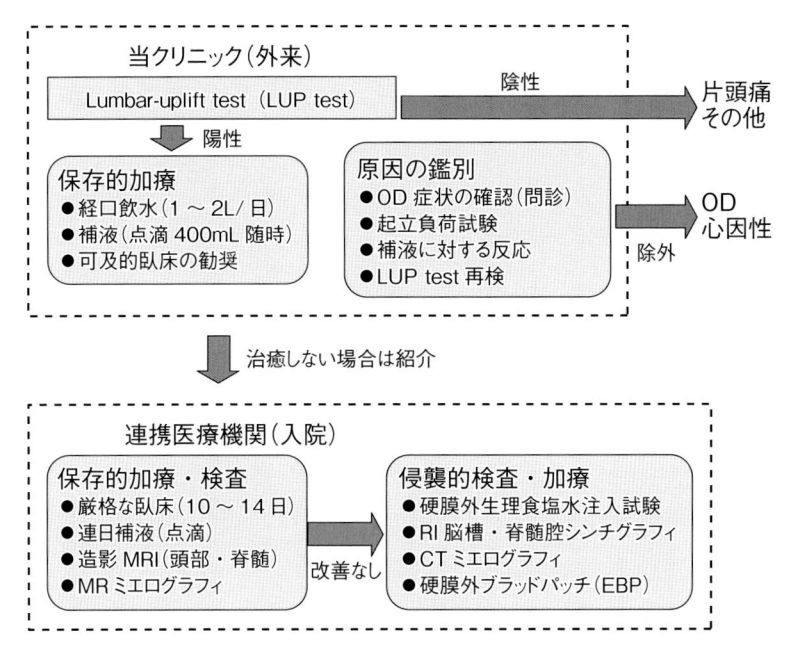

図I-2-9 LUP test陽性頭痛(起立性頭痛)における治療連携
(小林修一．日本頭痛学会誌 2013；40：91-96[19] から一部改変)

用しながら，起立に耐えられる体力をつけてもらうことを原則にしている．それはすなわち心身の発達を促しながら待つということにほかならない．一方ODはあるが，髄液漏出の可能性がどうしても否定できない場合は，髄液漏出が治癒することを期待して，入院による2週間以内の安静臥床終了までは，ODがない場合と同様に加療することにしている．ただし入院で徹底した安静臥床を行うと，退院後OD症状(起立不耐症)のほうが一過性に悪化するのは避けられないことが多い．

　心因性のplacebo効果によるLUP test陽性所見というのは，手技を行ったことによって心理的に頭痛が軽減したように感じるものである．心因性のplacebo効果が疑われる場合，感じている頭痛の変化は，はっきりと感じ取れる程度かどうかを確認してみると参考になることがある．心因性のplacebo効果による頭痛の変化は，PhaseⅠで何となく楽になったような気がするといった曖昧な反応が多く，重ねて確認すると「よくわからない」といった返答になったりする．このようなときは判断を保留してself-LUP testを指示したり，後日LUP testを再検したり，試みに補液を行って治療効果を検討するなど，経過観察による対応を考慮する．

　外来初期治療でどうしても改善が得られない場合は，さらに厳密な安静臥床と水分負荷に加え，髄液漏出所見を画像的に検出するための精査(頭部・脊髄の造影MRI)を目的に，入院での加療を計画する．入院による保存的加療でも治癒しない場合は，硬膜外生理食塩水注入試験，さらにはEBPなど，侵襲的な検査や治療を検討していく．全体の流れをまとめると図I-2-9のようになる．

　ICHD-3 betaになって，低髄液圧による頭痛の診断は臨床的に低髄液圧を証明するか，

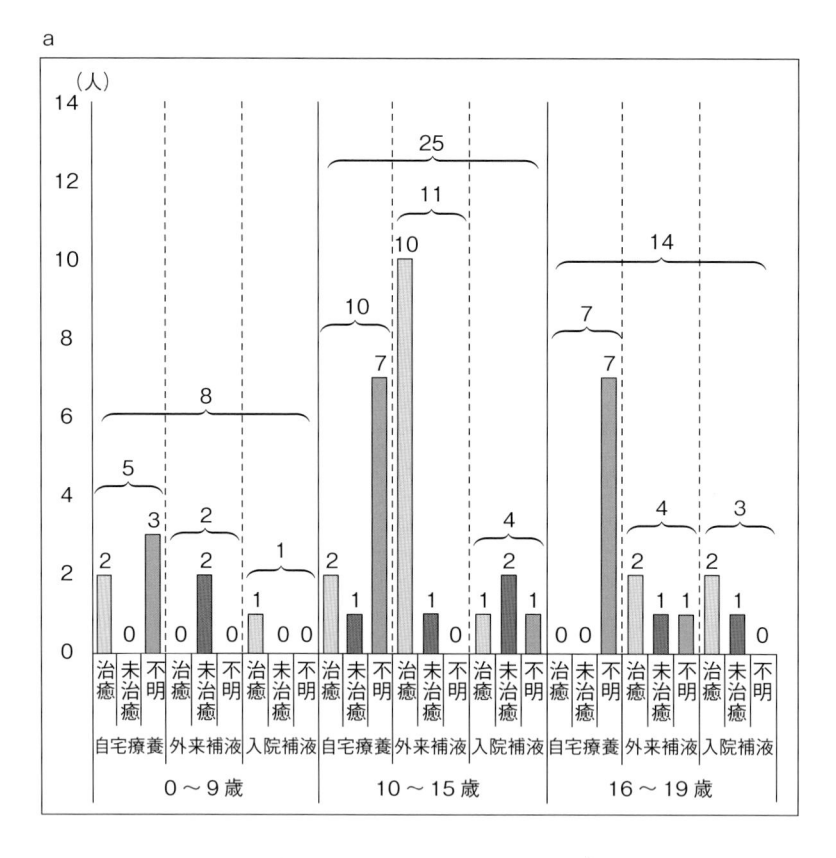

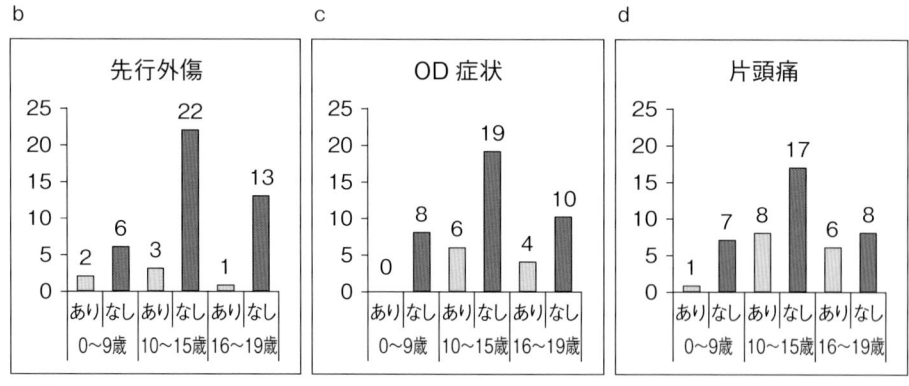

図 I-2-10 治療結果のまとめ (n = 47)

髄液漏出を画像的に証明するという2つに絞られた(表I-1-1b ☞ p.7)。このうち低髄液圧の証明は硬膜のびまん性造影所見があれば、必ずしも腰椎穿刺で髄液圧を測定する必要はないとされたため[2]、この疾患の診断は結局、硬膜のびまん性造影をはじめとして、画像による異常や髄液漏出の証拠を見つけ出すことに集約されることになった。髄液漏出の証明に利用される画像診断技術にはさまざまなものがあるが、現在最も注目しているのは、脊髄MRIにおけるfloating dural sac sign[55]である。脊髄MRIのfloating dural sac signは、脊髄硬膜外に漏出した髄液のために、脊髄硬膜が脊柱管内に浮かんで描出される所見で、漏出した髄液が脊柱管内に限局し、脊柱管外へ流出していない状態でも陽性になるため、

最も鋭敏な髄液漏出所見の一つではないかと考えられている。厳密な floating dural sac sign の検出には造影 MRI を要するため，通院加療で治癒せず入院加療の方針になった症例において，入院中に検討することを現在原則にしている。なお入院加療の詳細や退院後も症状が続く場合の対応，floating dural sac sign の詳細については，本書の第Ⅱ部を参照していただきたい。

b LUP test 陽性頭痛（起立性頭痛）に対する保存的治療：治療成績のまとめ

2012年の1年間に当クリニックで診療した小児・若年者の LUP test 陽性頭痛（起立性頭痛）患者47人の治療結果を図Ⅰ-2-10a に示す。47人中43％に相当する20人は保存的加療で治癒しており，これら20人のうち入院による保存的加療を要したものは4人（20％）であった。一方その後の来院がなく，予後不明の患者は19人であった。このうち17人は初診時に LUP test 陽性頭痛（起立性頭痛）であることを，治療方針を含めて説明して自宅療養に入ったあと，2度目の来院がない患者で，自宅療養で治らない場合の外来補液や連携医療機関での入院加療・EBP を含め，治療ステップ全体について説明したうえでの未来院なので，これらの患者の大多数は治らないために他の医療機関に回ったということではなく，自宅療養で治癒したと判断するのが自然ではないかと考えている。実際，このように初診後来院がなかった患者が，のちに来院した場合などに聞いてみると，言われたとおりに水分を多めに取ったら，すぐに治ったといった返答が最も多い。今回のシリーズでは，調査時点までに EBP が施行された患者はいなかったが，未治癒の患者が8人おり，この中から将来 EBP が必要になる患者が出てくる可能性は，まだ残っていると思われる。

今回集計したこの47人のシリーズでは，LUP test 陽性頭痛に先行する外傷が確認された症例（外傷性脳脊髄液漏出症疑い例）は6人（13％）で，87％は非外傷性の LUP test 陽性頭痛であった（図Ⅰ-2-10b）。6人で確認された先行外傷の種類はスポーツ外傷などで，このシリーズでは交通外傷の症例はなかった。また LUP test 陽性頭痛に共存する OD 症状や片頭痛については，10歳以上の LUP test 陽性頭痛患者では，およそ4分の1に当たる10人（26％）に OD 症状を認め（図Ⅰ-2-10c），そのうち POTS の診断基準を満たした2人を含む3人においては，OD 自体が LUP test 陽性頭痛の主な原因であると判断された。一方10歳以上の LUP test 陽性頭痛患者の3分の1以上に当たる14人（36％）に片頭痛の共存を認めた（図Ⅰ-2-10d）。

9 症例 (Illustrative cases)

【症例19】 14歳，男性

当クリニック初診の2日前，座って授業を受けている最中に頭全体，特に前頭部を中心に頭痛が出現した。最初なんとなく痛くなって，30分くらいでだんだんひどい頭痛になり，その後2回嘔吐した。歩行時に頭に響くことはないが，くしゃみをする

と，その瞬間頭痛が悪化する．音過敏や光過敏に相当する症状はなく，これまでに片頭痛のような習慣性頭痛の既往や家族歴はない．

□診察

発熱はなく髄膜刺激症状を含めて神経学的に異常を認めなかった．診察時は左のこめかみが少し痛む程度で，じっとしていると大丈夫であるが，走ったり頭を振ったりすると痛みが増強する．頭部単純CTでは副鼻腔炎やChiari奇形を含めて特に異常を認めなかった．診察時に頭痛を認めたためLUP testを行った．

□LUP test

Phase I体位にすると20秒で頭痛が消失した．39秒まで待ってPhase II体位に変換するために上体を起こすと，30秒で頭痛が出現した．もう一度Phase I体位にすると，今度は9秒で頭痛が消失した．26秒まで待って再びPhase II体位にすると，22秒で頭痛が再度出現した．

□診断

LUP test陽性頭痛（起立性頭痛）

□コメント

もしLUP testの結果がなければ，前兆のない片頭痛（初回発作の疑い）や，一次性咳嗽性頭痛などが鑑別診断にあがるかもしれない．思わぬときに起立性頭痛に遭遇することがあるので，診断推論を構築する際の情報の一つとして，LUP testの結果を参考にするようにいつも心がけている．LUP testに要する時間はここに示すようにわずかな時間であるが，ひと手間かけることで頭痛診療の精度を引き上げてくれる有用なアイテムだと思っている．

【症例20】 12歳，女性

当クリニック受診の7日前，着席して授業を受けていたところ，突発する左側頭部奥からの激痛で発症し2時間後に嘔吐した．他院内科を受診してアセトアミノフェンの投与を受けたが，その後も軽い頭痛が断続的に続いていた．

当クリニック受診の前日，机に向かって宿題をしていたところ，今度は右側頭部に突然（6日前と同程度の）激しい痛みが出現した．頭痛はその後軽減したが，持続するため当クリニックを受診した．

来院時の血圧は103/66mmHgで脈拍は83bpmであった．また片頭痛のような習慣性頭痛の既往は認められなかった．

□診察

意識は清明で発熱はなく，髄膜刺激症状を含めて神経学的には特に異常を認めなかった．診察に引き続き頭部単純CTを施行したが，くも膜下出血を含めて特に異常が認められなかったため，頭部MR検査をオーダーした．

□頭部 MR

　T1 強調画像，T2 強調画像，FLAIR（fluid attenuated inversion recovery）画像，T2* 画像，拡散強調画像の各 MRI 画像と頭蓋内 MRA を検討したが，いずれにおいても異常は認められなかった．

□LUP test

　頭部の MR は当クリニック初診日翌日の実施となったが，初診日に頭部の CT 所見を確認したあと，LUP test のチェックを行っておいた．この初診日に実施した LUP test では，Phase I 体位で頭痛が軽減し，Phase II 体位に起こすと 10 秒で頭痛が増悪した．引き続き HHD 法を加えた Phase I 体位にすると頭痛が消失し，Phase II 体位に起こすと約 10 秒で頭痛が再出現した．また初診日翌日に頭部 MR の所見を確認したあと，もう一度 LUP test をチェックした．このときは左耳介後方に疼痛が持続していたが，Phase I 体位で消失し Phase II 体位にすると約 20 秒で再出現するのが確認された．

□診断

　LUP test 陽性頭痛（起立性頭痛）

□経過

　治療として可及的臥床と水分負荷を勧奨した．しかし経口水分負荷では頭痛が軽減しなかったため，3 日後に来院し 400mL の補液を行った．補液終了時に頭痛は消失しており，約 1 カ月間経過を観察したが，再び頭痛が出現することはなかったため治癒したと考えられた．

□コメント

　本例は突発する頭痛で発症しており，危険な二次性頭痛の検索が最優先される症例である．したがって，くも膜下出血，脳動脈解離，RCVS，下垂体卒中や Rathke 嚢胞の破裂，静脈洞血栓症，場合によっては Chiari I 型奇形などを除外していくのが一般的なアプローチである．しかしこのようなとき，LUP test をチェックしてみると，本例のように思いもよらぬ頭痛の性質（起立性要素）が明らかになることがある．着目する臨床症状としては，突発する激しい頭痛であっても，反応性の高血圧もなく，頭痛を除いて項部硬直などの神経症状を認めず，発症 24 時間以内の頭部 CT においてまったく異常が見られないといった所見である．ただし，これらの危険な二次性頭痛における LUP test の反応については，まだよくわかっていないため，本例ではたとえ LUP test で頭痛の起立性要素が明らかであっても，CT だけでなく MR による精査も加えたうえで，さらに RCVS の可能性を考慮して，1 カ月間の経過観察も行った．

　起立性頭痛が一次性雷鳴頭痛のように突発性の頭痛で発症することがある．このような症例で，MR 検査の緊急性を判断するときや治療方針を決定するとき，LUP test 陽性頭痛であることが確認できれば有用である．

【症例21】 17歳，女性

　もともと前兆のない片頭痛があり，スマトリプタンとナプロキセンの内服でコントロールしていた。これまでにも片頭痛発作が重篤なときには，スマトリプタンの皮下注射を受けたことがある。今回は前日から始まった両側の耳鳴と頭痛で両耳が痛く，目も痛くて開けていられないため，スマトリプタンの皮下注射を希望して来院した。

□診察
　神経学的に異常なく，頭部単純CTでは副鼻腔炎を含めて特に異常を認めなかった。スマトリプタンの皮下注射を考慮したが，施行前に確認のためにLUP testを施行した。

□LUP test
　PhaseⅠ体位で頭痛が消失し，PhaseⅡ体位にすると頭痛が再出現した。

□診断
　今回の頭痛はLUP test陽性頭痛（起立性頭痛）

□経過
　スマトリプタンの皮下注射を回避し，補液を行ったところ頭痛が軽快した。以後水分摂取と補液にて治癒した。

□コメント
　スマトリプタンの皮下注射を行う前には，さまざまな二次性頭痛を除外する必要があるが，この症例ではLUP testが役に立った。

【症例22】 13歳，男性

　当クリニック初診の6カ月半前，鼻汁がたくさん出て，その後連日性頭痛の状態になった。頭痛は前頭部痛で，耳鼻咽喉科や他院の頭痛外来など複数の医療機関を受診し，前頭洞炎による頭痛と診断を受けた。さらにこの前頭洞炎が治らない限り頭痛は治らないと断言され，前頭洞炎を治療してくれる医療機関を求めて，ここ数カ月は耳鼻咽喉科を回った。やっと治療を引き受けてくれる耳鼻咽喉科を見つけて，当クリニック受診の24日前に内視鏡による手術を受けたが，術後も連日性頭痛が続くため当クリニックを受診した。

□診察
　頭痛は毎日朝から晩まで続く前頭部痛で，手術前は朝起き不良や夕方から夜にかけて調子が良くなるといった，ODを疑わせる症状もあったが，手術後からはなくなっている。頭痛に対しロキソプロフェンやイブプロフェンは効かなかったが，アセトアミノフェンはよく効いたとのことであった。持参した術前の副鼻腔CTでは，左前頭洞に炎症性ポリープと思われる所見を認めた（図Ⅰ-2-11a）。前頭部痛はあっても，この左前頭洞部の皮膚に圧痛はない。持参した頭部MRで特に異常を認めなかっ

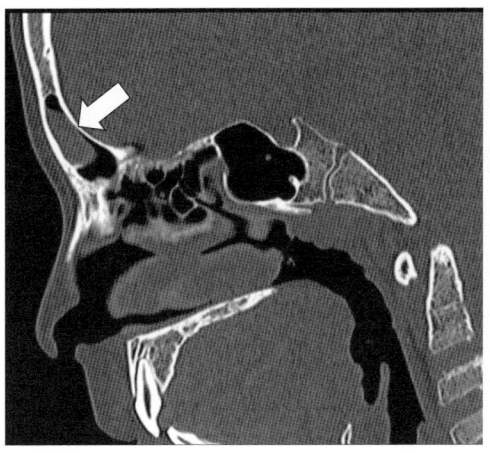

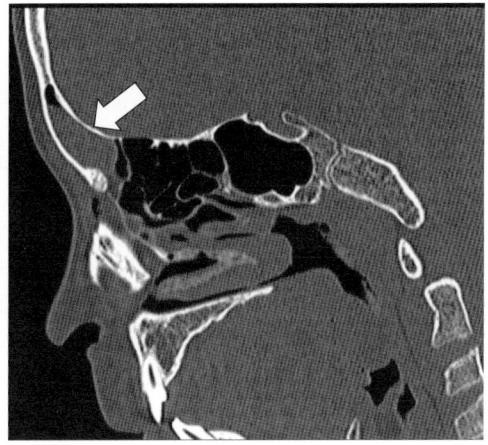

a 発症当時の副鼻腔CT

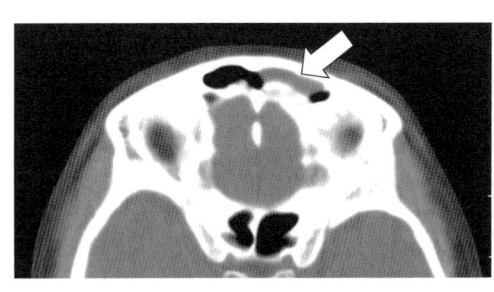

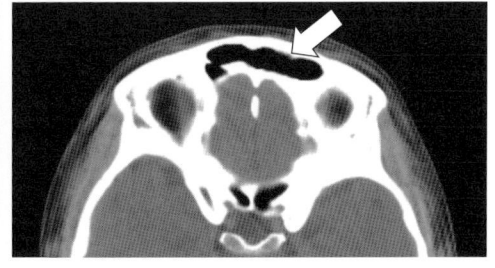

pre-op　　　　　　　　　　　　　post-op

b 手術前後での副鼻腔所見の変化

図Ⅰ-2-11 ［症例22］の副鼻腔CT

a：前頭洞の前壁に付着する炎症性ポリープを認める（矢印）。急性副鼻腔炎を示唆する滲出液などの所見は見られない。
b：左前頭洞内の炎症性ポリープは，術後は有意に縮小している（矢印）が，連日性頭痛は続いている。

ため，起立性頭痛を疑ってLUP testを行った。

□ LUP test

　　Phase Ⅰ体位で頭痛は変化しないということであったが，よく聞いてみると立位のときの8割位に軽減しているようであった。Phase Ⅱ体位にすると頭痛が悪化した。当時はまだHHD法を開発していなかったため，Phase Ⅰ作用を増強して頭痛の起立性要素を確認する目的で，30分間Phase Ⅰ体位で臥床させたところ，頭痛強度は立位のときの半分程度になった。その後，上体を起こしてPhase Ⅱ体位にすると，数分かけて頭痛が再度増強するとの訴えであった。

□ 診断

　　一応LUP test陽性頭痛で，脳脊髄液漏出症の可能性はあると考えたが，慢性期に入っていて非典型的な所見なのか，よく効いたというアセトアミノフェンに対する反応もplacebo効果の可能性が否定できないところから，LUP体位を取ったときもplacebo効果のような機序で，痛みが変化したのかもしれないと考えて，判断がつかなかった。

□**経過**

　以前 OD 症状があったということを考慮して，まずは水分・塩分の摂取を励行しながら経過を見る方針とした．頭部単純 CT を撮ってみると，手術をした前頭洞の炎症性ポリープは，有意に縮小していた（図 I-2-11b）．その後，症状は自然に軽快したり，痛みの部位が前頭部正中から両こめかみに変わったり，補液をすると一時的に改善したり，ときに悪化したりを繰り返し，一時は OD 特有の朝起き不良や，朝の気分不良などが目立った時期もあった．塩酸ミドドリンの投薬を試みたり，補液の効果を検討したり，疼痛障害と考えてアミトリプチリンの効果を検討したりしたが，頭痛のない日がときどきある程度までの改善にとどまり，一定の成果を得ることができないまま初診後 2 カ月が経過した．この間に検討した LUP test は，Phase I 体位を取ったときに頭痛は変化していないと感じるにもかかわらず，Phase II 体位にしてみるとやはり Phase I 体位のほうが楽に感じるといった，心因性の変化を疑わせる曖昧な反応であった．

　ところが初診から 2 カ月 9 日経った日を境に，再び頭痛が悪化して毎日となり 1 カ月以上続いた．頭痛は両頭頂部と両こめかみの痛みで，途切れることなく一日中続くが，動作で一過性に増悪し，昼から夕方にかけて特に悪化するということであった．LUP test を行ってみると，Phase I 体位 5 秒で頭痛が消失し，身体を起こして Phase II 体位にすると 30 秒で頭痛が再出現するのが確認された．これは典型的な O 型の反応で，頭痛が変化して起立性頭痛の性質が明確になったものと判断した．この時点で OD 症状はなく，髄液漏出の可能性を検討するために連携医療機関へ紹介する方針とした．紹介直前に行った頭部の造影 MRI では，低髄液圧症を示唆する硬膜のびまん性造影などの所見は認められなかった．連携医療機関では RI 脳槽シンチグラフィーが行われ，24 時間後のトレーサー残存率が 12% で，2 回の硬膜外生理食塩水注入試験で，2 日間の頭痛軽減が得られたことから，発症からちょうど 1 年後に EBP が施行された．EBP 直後は頭痛強度が EBP 前の半分位まで減弱したが，その後半月で EBP 前の 7〜8 割の痛みに戻った．以後，頭痛は EBP 前よりは軽減しているものの一進一退を繰り返し，悪化したときは希望で補液を繰り返した．この間にチェックした LUP test では，Phase I 体位にすると頭痛が悪化し，Phase II 体位にすると若干軽快するという RO 型の反応を示し，起立性頭痛ではなくなっていた．これは片頭痛などを示唆する反応であったので，試みにイブプロフェンを投与してみたところ，頭痛がイブプロフェンに反応してさらに悪化するという paradoxical な反応であった．この症例ではこれまでにも，同じアセトアミノフェン製剤でも銘柄によって効果がまったく変わったり，同じ薬が日によって正反対の効果を示すなど，placebo 効果や nocebo 効果の影響を受けやすい印象が強く，調子が良いという時期の頭痛ダイアリーを見ても，7/10〜8/10 強度の頭痛が朝から晩まで毎日連続するような記録となっており，診察中の印象と訴えが乖離した印象を受けた．そこで EBP 後 4 カ月を過ぎた時点で頭痛ダイアリーの記録を中止してもらい，好きなスポーツなど頭痛以外の熱中

できるものに気分を集中させるように方針を変更した。その後も一進一退を繰り返し，天候の悪化などで調子が悪いと補液を希望して来院することもあった。補液の求めには応じるとともに，認知行動療法的なアプローチも取り入れることにして，EBP 以前のような強い頭痛は起きていないこと，好きなことに熱中している瞬間には痛みを感じないことや，調子が悪い日があっても調子の良い日のほうが多いことなどを繰り返し確認させ続けた。EBP 後 9 カ月目を最後に，補液を求めて来院することはなくなり，EBP11 カ月後の最終来院時には頭痛はほとんど気にならなくなったということであった。最後の来院から 6 カ月後に連絡があり，完全に回復したことが最終的に確認された。

□コメント

　本例で当初頭痛の原因とされた前頭洞炎は，前頭洞前壁に付着する炎症性ポリープで，前頭部痛を訴える位置の皮膚に圧痛がないなど，臨床症状とも整合していない。ICHD-3 beta には 11.5.2 慢性あるいは反復性鼻副鼻腔炎による頭痛の診断基準（表 I-2-4b ☞ p.42）が新しく収載され，耳鼻咽喉科の書籍の中にも慢性副鼻腔炎の症状として頭痛や顔面痛をあげたものも見かけるが，筆者としては慢性副鼻腔炎だけで，なんとなく頭が重いあるいは不快といった程度を超える頭痛が起こり得るのか，疑問を感じている。当クリニックでも近隣の耳鼻咽喉科からの依頼で，年間 130 件以上慢性副鼻腔炎の副鼻腔 CT を撮影しているが，症状が頭痛や顔面痛のものは稀で，その稀な慢性副鼻腔炎による頭痛や顔面痛だという CT 依頼患者を診察してみると，頭痛と画像所見は整合せず，片頭痛や持続性特発性顔面痛（非定形顔面痛）などと診断するのが妥当な患者ばかりであった。したがって真菌性や急性増悪期を除いて，頭痛の原因として慢性副鼻腔炎の妥当性を認識できた経験はなく，筆者としては，ICHD-II の 11.5 鼻副鼻腔炎による頭痛の注 2（表 I-2-4a ☞ p.42）にある，「慢性副鼻腔炎は，急性増悪期でなければ，頭痛または顔面痛の原因としての妥当性はない」という意見を支持したいところである。

　本例では，前頭洞炎を治療しても頭痛は治らないとわかるまで半年以上かかっていた。あくまで印象であるが，起立性頭痛が 3 カ月を超えて続くと，LUP test の際の Phase I 体位で，いろいろ工夫しても頭痛が完全に消失しない症例が，次第に多くなってくるように感じている。痛みが中枢感作によって修飾されるのが原因かもしれない。そのためもあってか当クリニックで治療を開始した際，LUP test の結果の解釈で，placebo 効果かどうか迷って判断がつかず，連携医療機関へ紹介するまでさらに 3 カ月半を要したことは，結果的には反省するべきで忸怩たる思いがある。

　本例では最終的には EBP が行われ，患者は元の生活に戻ることができたが，本当に脳脊髄液漏出症であったか，EBP で治療できたのかどうかはわからない。EBP 後，頭痛は軽減したと言うが，EBP から治癒まで 11 カ月を要しており，治るときが来たから自然に治っただけかもしれない。本例は不登校ではなかったが，際限なく続く頭痛が心理的ストレスとして，経過に影響を与えたのではないかという印象は残った。

発症早期に前頭洞炎が原因疾患から除外できていたら，また違う経過になっていたかもしれないという思いもある。

おわりに

　本書は低髄液圧症・脳脊髄液漏出症・脳脊髄液減少症をテーマにしているが，筆者は決してその専門家というわけではない。筆者の主要診療フィールドは頭痛疾患全般であって，今回取り上げた起立性頭痛の患者は，普段診療している頭痛患者全体から見れば1割にも満たない少数派である。したがって本稿では頭痛診療という俯瞰的な視点に立ち，さまざまに入り混じる頭痛の中から，どうやって低髄液圧症・脳脊髄液漏出症・脳脊髄液減少症に結び付く頭痛を見つけ出し，どう対応すればよいのかということを中心に論じた。ここで取り上げた内容は，頭痛を診療する機会がある臨床医の方であれば，いつかどこかで役に立つことがあると思っている。

　たとえば，総合診療やプライマリ・ケアを担当される先生方，あるいは小児科の先生方が頭痛を診察される場合，もし診察室で患者が頭痛を自覚しているのなら，身体診察の一つにLUP testを組み込んでみて欲しい。項部硬直を調べるように，LUP testもついでにチェックしてみれば，問診で片頭痛の発作中が示唆される場合なら，その診断推論をさらに裏付ける身体所見が得られることや，いつか思わぬときに，問診だけでは見つけ出せない起立性頭痛の患者を見つけ出せることがあると思うからである。

　また日常的に頭痛を診療されている神経内科医や脳神経外科医，頭痛専門医の先生方にも，診察時に患者が頭痛を訴えている場合，特に持続性・連日性頭痛が疑われるときや難治性頭痛として紹介を受けたときは，思い出してLUP testをチェックしてみて欲しいと思う。かつての自分がそうであったように，思いもよらないときに起立性頭痛に遭遇することや，片頭痛や緊張型頭痛と判断して処方を切ろうとした頭痛が，LUP testをしてみると実は起立性要素をもった頭痛だとわかって驚くということがあると思っている。知らずに処方を切れば薬は効かず，最悪の場合，患者は再び受診することもなく，処方医自身は治療がうまくいかなかったことに気づかないまま，過ぎていくことになるのである。

　本稿で示したように，多くの急性起立性頭痛は保存的加療によく反応して短期間で治癒するため，問題になることは少ないが，遷延して慢性化した場合は不登校を伴うなど治療に難渋することも多く，臨床的には大きな問題となる。したがって頭痛患者全体の7〜8％（小児科系頭痛外来であれば10％程度）を占めて，頭痛診療のさまざまな局面に紛れ込むLUP test陽性頭痛を，それ以外の頭痛から正確に鑑別し，起立性要素をもった頭痛として，発症早期から適切に対応していくことが，頭痛診療全体の診療精度を高め，さらにはその慢性化難治化を回避するための，重要なアプローチになるのではないかと考えている。

文献

1) 国際頭痛学会・頭痛分類委員会編，日本頭痛学会・国際頭痛分類普及委員会訳．国際頭痛分類第2版　新訂増補日本語版．東京：医学書院；2007．
2) Headache Classification Committee of the International Headache Society (HIS). The International Classification of Headache Disorders, 3rd edition (beta version). Cephalalgia 2013; 33 (9): 629-808.
3) Sakai F, Igarashi H. Prevalence of migraine in Japan: a nationwide survey. Cephalalgia 1997; 17: 15-22.
4) Takeshima T, Ishizaki K, Fukuhara Y. Population-Based Door-to-Door Survey of Migraine in Japan: The Daisen Study. Headache 2004; 44: 8-19.
5) Tatsuoka Y. Headache in a Japanese Secondary Care Setting: Comparison with Diagnosis Prior to Attendance and Analysis of Referral Pathway. Headache Care 2005; 2 (3): 145-150.
6) Guerrero ÁL, Rojo E, Herrero S. Characteristics of the First 1000 Headaches in an Outpatient Headache Clinic Registry. Headache 2011; 51: 226-231.
7) 藤田光江，磯部規子，藤原順子ら．小児慢性反復性頭痛の研究　第4編：一般小児科から他科へ依頼する頭痛．日児誌 2001；105（5）：576-583．
8) 安藤直樹，岡西　徹，小林　悟ら．当院頭痛外来を受診した小児頭痛の分類と特徴．日本頭痛学会誌　2010；37（1）：6-8．
9) Rahman M, Bidari SS, Quisling RG, et al. Spontaneous Intracranial Hypotension: Dilemmas in Diagnosis. Neurosurgery 2011; 69: 4-14.
10) Fuh JL, Wang SJ, Lai TH, et al. The timing of MRI determines the presence or absence of diffuse pachymeningeal enhancement in patients with spontaneous intracranial hypotension. Cephalalgia 2008; 28: 318-322.
11) Rozen T, Swidan S, Hamel R, et al. Trendelenburg Position: A Tool to Screen for the Presence of a Low CSF Pressure Syndrome in Daily Headache Patients. Headache 2008; 48: 1366-1371.
12) 小林修一，小林めぐみ．Lumbar-upliftテスト：Trendelenburg体位による起立性頭痛のスクリーニング．日本頭痛学会誌 2012；38：298-304．
13) Mokri B, Low PA. Orthostatic headaches without CSF leak in postural tachycardia syndrome. Neurology 2003; 61: 980-982.
14) Schievink WI. Spontaneous spinal cerebrospinal fluid leaks. Cephalalgia 2008; 28: 1347-1356.
15) Vilming ST, Mokri B. Headache Attributed to Nonvascular Intracranial Disorder, Low Cerbrospinal Fluid Pressure. In: Olesen J, Goadsby PJ, Ramadan NM, et al eds. The Headaches, 3rd ed. Philadelphia: Lippincott Williams & Wilkins; 2006. pp.935-944.
16) Delwiche J. Psychological Considerations in Sensory Analysis. In: Clark S, Costello M, Bodyfelt FFW, et al. eds. The Sensory Evaluation of Dairy Product, second edition. New York: Springer Science+Business Media; 2009. pp.7-15.
17) Littlejohns DW, Vere DW. The Clinical Assessment of Analgesic Drugs. Br J clin Pharmac 1981; 11: 319-332.
18) Lund I, Lundeberg T. Aspects of pain, its assessment and evaluation from an acupuncture perspective. Acupuncture in Medicine 2006; 24: 109-117.
19) 小林修一．Lumbar-uplift test（LUPテスト）による起立性頭痛のスクリーニング　―問診との比較―．日本頭痛学会誌 2013；40：91-96．
20) Mea E, Chiapparini L, Savoiardo M, et al. Application of IHS criteria to headache attributed to spontaneous intracranial hypotension in a large population. Cephalalgia 2009; 29: 418-422.
21) Schievink WI, Dodick DW, Mokri B, et al.. Diagnostic Criteria for Headache Due to Spontaneous Intracranial Hypotension: A Perspective. Headache 2011; 51: 1442-1444.
22) 佐藤慎哉，嘉山孝正．脳脊髄液漏出症画像判定基準・画像診断基準．脳神経外科速報 2012; 22 (2): 200-206.
23) 慢性頭痛の診療ガイドライン作成委員会編．慢性頭痛の診療ガイドライン2013．東京：医学書院；2013．pp.68-73．
24) Silberstein SD, Lipton RB, Solomon S, et al. Classification of Daily and Near-Daily Headaches: Proposed Revisions to the HIS Criteria. Headache 1994; 34: 1-7.
25) Takeshima T, Nishikawa S, Takahashi K. Cluster Headache Like Symptoms Due to Sinusitis: Evidence

for Neuronal Pathogenesis of Cluster Headache Syndrome. Headache 1988; 28: 207-208.
26) Schwedt TJ, Guo Y, Rothner AD. "Benign" Imaging Abnormalities in Children and Adlescents With Headache. Headache 2006; 46: 387-398.
27) 山中　昇，工藤典代．鼻副鼻腔炎のマネジメント　70のQ&A．大阪・東京：医薬ジャーナル社；2011．
28) Levin M. Resident and Fellow Section. Teaching Case: Sinus Headache. Headache 2007; 47: 463-466.
29) Aaseth K, Grande RB, Kvaerner K, et al. Chronic rhinosinusitis gives a ninefold increased risk of chronic headache. The Akershus study of chronic headache. Cephalalgia 2009; 30: 152-160.
30) Hunderfund ANL, Mokri B. Orthostatic Headache with and without Cerebrospinal Fluid Leak: A Review. Eur Neurol J 2009; 1: 47-58.
31) Mokri B. Spontaneous Low Pressure, Low CSF Volume Headaches: Spontaneous CSF Leaks. Headache 2013; 53: 1034-1053.
32) Eross EJ, Dodick DW, Nelson KD. Orthostatic headache syndrome with CSF leak secondary to bony pathology of the cervical spine. Cephalalgia 2002; 22: 439-443.
33) Pollay M. The function and structure of the cerebrospinal fluid outflow system. Cerebrospinal Fluid Res 2010; 7: 9.
34) Kim YT, Tanaka H, Takaya R, et al. Quantitative study on cerebral blood volume determined by a near-infrared spectroscopy during postural change in children. Acta Paediatrica 2009; 98: 466-471.
35) Ocon AJ, Medow MS, Indu Taneja I, et al. Decreased upright cerebral blood flow and cerebral auto-regulation in normocapnic postural tachycardia syndrome. Am J Physiol Heart Circ Physiol 2009; 297: H664-H673.
36) Franzini A, Messina G, Nazzi V, et al. Spontaneous intracranial hypotension syndrome: a novel speculative physiopathological hypothesis and a novel patch method in a series of 28 consecutive patients. J Neurosurg 2010; 112: 300-306.
37) Cheuret E, Edouard T, Mejdoubi M. Intracranial hypotension in a girl with Marfan syndrome: case report and review of the literature. Childs Nerv Syst 2008; 24: 509-513.
38) Jeghers H, Marraro H. Hypervitaminosis A: Its broadening spectrum. Am J Clin Nutr 1958; 6: 335-339.
39) Yukishige K, Sannomiya K, Ueyama H, et al. Intracranial hypotension associated with vitamin A deficiency. A case report. Neurological Medicine 2000; 52: 333-336.
40) Gil-Gouveia R. Treatment of orthostatic headache without intracranial hypotension: A case report. Cephalalgia 2013; 33: 948-950.
41) Keating JP, Feigin RD. Increased intracranial pressure associated with probable vitamin A deficiency in cystic fibrosis. Pediatrics 1970; 46: 41-46.
42) Biceroglu H, Albayram S, Ogullar S. Direct venous spinal reabsorption of cerebrospinal fluid: a new concept with serial magnetic resonance cisternography in rabbits. J Neurosurg Spine 2012; 16: 394-401.
43) Bozanovic-Sosic R, Mollanji R, Johnston MG. Spinal and cranial contributions to total cerebrospinal fluid transport. Am J Physiol Regulatory Integrative Comp Physiol 2001; 281: R909-R916.
44) Buffington CW, Blix EUM. A Macromolecular Tracer Indicates That the Spinal Epidural Space Connects Directly to the Venous Circulation in Pigs. Reg Anesth Pain Med 2010; 35: 238-244.
45) Buffington CW, Nichols L, Moran PL, et al. Direct Connections Between the Spinal Epidural Space and the Venous Circulation in Humans. Reg Anesth Pain Med 2011; 36: 134-139.
46) Horikoshi T, Watanabe A, Uchida M, et al. Effectiveness of an epidural blood patch for patients with intracranial hypotension syndrome and persistent spinal epidural fluid collection　after treatment. J Neurosurg 2010; 113: 940-946.
47) Berroir S, Loisel B, Ducros A, et al. Early epidural blood patch in spontaneous intracranial hypotension. Neurology 2004; 63: 1950-1951.
48) Low PA, Sandroni P. Postural Tachycardia Syndrome (POTS). In: Robertson D, Biaggioni I, Burnstock G, et al eds. Primer on the Autonomic Nervous System, Third edition. London-Waltham-San Diego: Academic Press (Elsevier)；2012. pp.517-519.
49) 五十嵐隆，田中英高編．起立性調節障害．東京：中山書店；2010．
50) Grubb BP. The postural tachycardia syndrome: When to consider it in adolescents. Family Practice Recertification 2006; 28: 19-30.
51) Conner R, Sheikh M, Grubb B. Postural Orthostatic Tachycardia Syndrome (POTS)：Evaluation and

Management. Br J Med Practitioners 2012; 5（4）: a540.
52）日本小児心身医学会．小児起立性調節障害診断・治療ガイドライン．小児心身医学会ガイドライン集．東京：南江堂；2009. pp.1-54.
53）田中英高，松島礼子．起立性調節障害．本多和雄，稲光哲明編．起立性低血圧の基礎と臨床．東京：新興医学出版社；2006. pp.150-174.
54）Bendik EM, Tinkle BT, Al-shuik E, et al. Joint hypermobility syndrome: A common clinical disorder associated with migraine in women. Cephalalgia 2011; 31: 603-613.
55）Hosoya T, Hatazawa J, Sato S, et al. Floating Dural Sac Sign is a Sensitive Magnetic Resonance Imaging Finding of Spinal Cerebrospinal Fluid Leakage. Neurol Med Chir（Tokyo）2013; 53: 207-212.

II

小児・若年者の脳脊髄液減少症

1 小児・若年者の脳脊髄液減少症の概要

　本書は，小児・若年者（主に18歳未満）を対象とする「起立性頭痛」「脳脊髄液減少症」の診断と治療について述べている。

　「起立性頭痛」とは，座位・立位を取ることで出現あるいは増悪し，臥位を取ることで軽減あるいは消失する頭痛である。もちろん，この年代にのみ起こる頭痛ではない。しかしながら小児・若年者では，成人に比べ比較的頻度が高い（第Ⅰ部 ☞ p.3〜4, 25〜26）。

　「脳脊髄液減少症」とは，脳脊髄液（髄液）が減少状態となるために症状を発現する病態で，近年になり注目されるようになってきた。われわれが日頃よく遭遇する小児・若年者の「脳脊髄液減少症」は，たとえば次のような状況である。

　　元気であったわが子が，ある日を境として頭痛を訴えるようになった。次第に，めまいや疲れなども訴えるようになった。朝が起きづらく，無気力に見える，微熱があることもあり，家の中でダラダラ横になってばかりで学校を休みがちとなった。

　　複数の病院，診療科で診察・検査を受けたが，「異常なし」，あるいは「風邪」「片頭痛」「頸椎捻挫」「自律神経失調症」「起立性調節障害」「うつ病」「身体表現性障害」等の診断を受けた。しかし，病院の治療・薬は効かない。比較的体調の良い時期もあるが長続きしない。病気にかかりやすくて虚弱体質になってしまった。

　発症原因には，はっきりしない不明の場合と，遊びやスポーツ，交通事故などで，ぶつかった，ころんだ，尻もちをついたなどの外傷をきっかけに起こる場合とがある。このような小児・若年者の中に「脳脊髄液減少症」と診断されて，「臥床安静」「十分な水分摂取」「ブラッドパッチ」などの治療で回復し，復学している例が報告されている[1-3]。このように「脳脊髄液減少症」は，不登校の原因の一つとして考えなければならない重要な疾患であり，文部科学省が全国の教育現場に通達を出している[4]。

　病状には，発症早期に診断される場合（急性期例）と，半年〜数年以上を経過して診断される場合（慢性期例）がある。なかには，急性期に診断された症例であっても治療効果が不十分のままに慢性化する場合もある。病名は同一であっても，病状が慢性化すると"髄液減少"による直接的な症状に加えて，二次的・三次的に続発する複合的な症状が加わり，治療による改善効果が低下することが多い。

表Ⅱ-1-1　脳脊髄液減少症の特徴

> 1. 起立性頭痛の訴え
> 2. 症状は，天候に左右されやすい
> 3. 水分摂取が，症状緩和に有効なことが多い
> 4. 起立性調節障害の特徴とされる午後以降の症状軽減はほとんどない
> 5. 頭痛の発症日が，比較的明瞭
>   （慢性経過例では，発症時期が特定できなくなっている場合もある）
> 6. 外傷を契機に発症した（外傷のない症例も多い）
> 7. 頭部CT・MRI（造影を含む）では，正常所見と判断される場合が多い

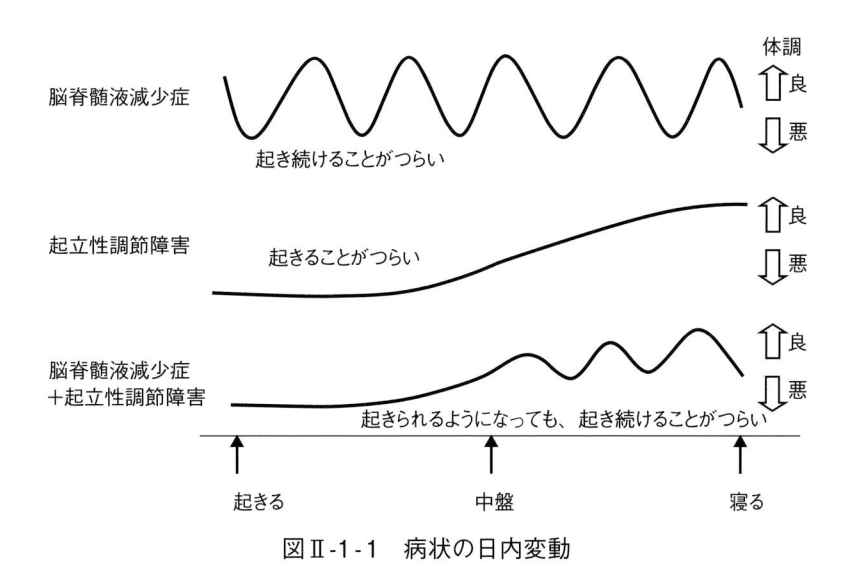

図Ⅱ-1-1　病状の日内変動

　「起立性頭痛」を訴える場合の鑑別診断としては，「脳脊髄液減少症」「起立性調節障害（OD）・体位性頻脈症候群（POTS）」が主であり，いずれも二次性頭痛の原因とされるが，前者は稀と考えられがちである[5, 6]。また，両者の鑑別が容易でない場合や合併している場合もあるが，表Ⅱ-1-1のような特徴を認める場合には「脳脊髄液減少症」を念頭に置き，診療を行うべきである。

　表Ⅱ-1-1に示した特徴は，「脳脊髄液減少症」においてすべてが必須ではないが，多い傾向である。

　「起立性頭痛」といっても，成人の低髄液圧症急性期にみられる強度の起立性頭痛は少なく，程度はさまざまである。目覚めてから数分〜数十分で頭痛が出現し，その後に増悪するため，登校困難となることがある。登校途中に頭痛のため自宅に引き返したり，保健室登校になったりすることもある。午前10時〜午前11時ごろに頭痛がひどくなり，机に伏せたり，保健室に行ったりする患者が多くみられる。頭痛があっても我慢して，授業を受け続けている患者もいる。なかには，午後から頭痛，夕方から頭痛というパターンもある。帰宅後は横になっている姿が目立ち，横になると頭痛は改善するが，長続きしない。起き続けると，再度，頭痛が出現して横になる（図Ⅱ-1-1）。

　小児から思春期になると，発達過程の生理的現象として，脳貧血などの起立性失調症状が頻繁に認められる。また頭痛，腹痛，朝起き不良などの自律神経失調症も伴うことが多

い。このような患者は起立性調節障害と考えられる。起立時の循環調節がうまくいかないため，起きているのがつらく，外に出ず家でごろごろするようになる。また，朝なかなか起きられず午前中は調子が悪く，午後から体調が回復するという特徴がある。一般的に午前中に症状が強く，午後からは改善する[7]。脳脊髄液減少症が起立性調節障害を合併すると，午前中は調子が悪く，午後から改善傾向になっても起き続けるのがつらい。しかし実際には，睡眠リズムが乱れている患者が多いので，「午前中の調子は？」「午後の調子は？」という質問ではなく，目覚めてからの時間軸に沿った症状変化を聞き出すことが重要である。問診で起立性調節障害を合併した脳脊髄液減少症を区別するのは容易ではないので，筆者の一人（髙橋）は図Ⅱ-1-1を示してどのタイプに該当するかを患者に直接選択してもらっている。

なお，頭痛ではなくて「首が痛い」と表現する患者や，「すぐに疲れる」や「すぐに具合が悪くなる」と全身倦怠感が中心症状の患者もいるので注意を要する。頭痛以外の症状が中心症状でも，座位・立位の継続で出現・増悪し，臥位で軽快・消失する特徴を有するのが脳脊髄液減少症の特徴である。

"起立性"の訴えとしては不明瞭でも，LUP test（第Ⅰ部 ☞ p.13）で検出されるような程度の起立性頭痛もある。このような特徴をもつ患者を診察した場合には，「起立性頭痛」をキーワードに診療を進めなければならない。

医療現場では，「脳脊髄液減少症」に対する認識がいまだに低く，見過ごされがちである。医師に「脳脊髄液減少症」の認識があっても，稀な疾患と考えているため，片頭痛，起立性調節障害や心因性などと診断されて，適切な治療を受けられずに慢性化している患者は少なくない。また学校現場では，正しい認識がなかったために病状の訴えが誤認され，精神的な原因による不登校などと考えられてきた事例も多数あった。

『脳脊髄液減少症の診断と治療』[2]に小児・若年者の脳脊髄液減少症を報告して以来，3年以上が経過した。当時は5つの施設で経験した約120例について集計を行い，病状や治療方針，治療結果についてまとめた。その後も，他施設を含めて症例は増え続けている。

当初は症例のほとんどが慢性期例・難治例で，われわれも慢性経過をたどる特殊な病態と考えていた。しかしその後の経験から，起立性頭痛を訴え「脳脊髄液減少症」を想定する急性期患者は，決して少なくないことが判明している。このような患者では，頭部CTやMRI検査において異常なしと診断される場合がほとんどであるが，急性期（または病悩期間の短い）患者は，保存的治療（水分摂取・臥床安静）で改善する場合がかなり多い。したがって「脳脊髄液減少症」を想定する患者には，まずは厳重な臥床安静（10〜14日間程度）と水分摂取による保存的治療をすすめ，行ってみるべきである。

このようにして症状改善があった場合には，脊髄MRI/MRミエログラフィー（以下：脊髄MRI/MRミエロ）による硬膜外水信号所見（☞ p.109〜112）を認めた症例以外は，「脳脊髄液減少症」（低髄液圧症・脳脊髄液漏出症を含める）であったかどうかの確認はできないであろう。しかし，最優先で考えるべきことは，病名の確定ではなく，病状の改善・治癒である。

この方針に立てば，必ずしも髄液漏出の診断を優先させる必要はないと考える。すなわち，国際頭痛分類第2版（以下 ICHD-Ⅱ）および第3β版（以下 ICHD-3 beta）における診断基準[8,9]や「厚生労働省 脳脊髄液減少症の診断・治療法の確立に関する研究班」（以後，厚労省研究班）による「脳脊髄液漏出症」の画像診断案[10]にはじめからこだわる必要はない。診療初期に脊髄 MRI/MR ミエロを施行し，硬膜外水信号所見の確認ができればよいが，未施行や所見が確認できなくても，疑い症例については保存的治療を行ってみるべきである。そのうえで症状改善の乏しい場合にのみ，さらに髄液漏出検査などを検討すべきであろう。

髄液漏出検査には，脊髄 MRI/MR ミエロ以外に以下の①，②検査がある。これらは腰椎穿刺や硬膜外穿刺を必要とするため，検査を行う際には患者・家族と十分なインフォームドコンセントのもとで行うべきである。

①画像検査：腰椎穿刺を必要とする髄液漏出検査（髄液圧測定も行う）
　　　RI 脳槽・脊髄液腔シンチグラフィー（以下：脳槽シンチ）
　　　CT ミエログラフィー（以下：CT ミエロ）
②硬膜外生理食塩水注入試験（以下：硬膜外生食水注入）

これらの結果に基づいて診断・治療を考慮する。治療には，硬膜外自家血注入（以下：ブラッドパッチ）を必要とする場合もあるが，硬膜外生食水注入を行うことで，病状がかなり改善する症例もある。ブラッドパッチの治療成績は，経験的に成人例に比較してかなり有効性が高い。ただし，複数回のブラッドパッチ治療によっても不十分な改善しか得られない症例や，不変の症例もあった。総合的にみれば，小児・若年者の脳脊髄液減少症（疑いを含む）は，成人例と比べて改善結果は明らかに良好である[3]。また，治療は早期であるほど効果的であると考えられ，できる限りの早期発見・早期治療が必要である。

本書は，厚労省研究班「脳脊髄液漏出症」の画像診断案などを参考にしているものの，大部分はわれわれの診療経験に基づいて記述した診断と治療のための書である。

文献

1) 髙橋明弘，池田公，篠永正道ら．小児・学童期症例 脳脊髄液減少症データ集 Vol.2, 東京：メディカルレビュー社．pp.147-167.
2) 中川紀充，髙橋明弘，高橋浩一．小児・若年者の脳脊髄液減少症．守山英二，編．脳脊髄液減少症の診断と治療．京都：金芳堂；2010．pp.107-119.
3) Takahashi K, Mima T. Cerebrospianl fluid hypovolemia in Childhood and Adolescence: Clinical Features and Outcomes. Nervous System in Children 2011; 36: 552-559.
4) 文部科学省事務連絡「学校におけるスポーツ外傷等による脳脊髄液減少症への適切な対応について」平成24年9月5日．
5) 白田明子．診察のポイント．椎原弘章，編．小児の頭痛 診かた治しかた．東京：中山書店；2009．pp.30-31.
6) 荒木清．前兆のない片頭痛／前兆のある片頭痛の病態と分類，診断．椎原弘章編．小児の頭痛 診かた治しかた．東京：中山書店；2009．pp.94-97.
7) 田中英高．循環器系・よくわかる子どもの心身症．星加明徳，宮本信也，編．大阪：永井書店；2003．pp.104-114.
8) 日本頭痛学会新国際頭痛分類普及委員会．国際頭痛分類．第2版日本版．2004；31：97-98.

9) Headache Classification Committee of the International Headache Society (HIS). The International Classification of Headache Disorders, 3rd edition (beta version). Cephalalgia 2013; 33 (9) : 715-717.
10) 脳脊髄液減少症の診断・治療の確立に関する研究. 厚生労働科学研究費補助金　障害者対策総合研究事業(神経・筋疾患分野)　平成23年度総括研究報告書：pp.1-45.

2 脳脊髄液減少症の病態，症状について

1 脳脊髄液減少症の病因・病態

脳脊髄液減少症の発症原因としては，
①髄液漏出によるもの
②髄液漏出によらないもの
が考えられる[1]。現時点では①が主と考えられている[1-3]。外傷を伴わない発症例では，髄液漏出の原因が不明瞭な場合も少なくないが，髄液漏出検査によって漏出を認め，ブラッドパッチ治療で治癒・改善した症例も多い。たとえば，思い当たる外傷がなく発熱後に発症した症例などは脱水が契機になっていると考えられるが，検査によって髄液漏出を認めることもあり，必ずしも発症原因が単一ではない場合がある。
②には，
　ⅰ髄液産生低下
　ⅱ髄液吸収亢進
　ⅲ硬膜嚢の拡大に伴う相対的な髄液減少
などが考えられている。ⅱの吸収亢進については，脊髄部における静脈系およびリンパ系からの髄液吸収亢進説がある[4,5]。脳脊髄液減少症への関与の程度については，現時点で不明であるが，今後十分に検討していくべき課題と考えられる[2]。ⅲとしては，脳脊髄液を貯留する硬膜嚢側の問題として，特に腰椎部付近のコンプライアンス増加に伴い，起立位で容積拡大が起こり，相対的な髄液減少状態をきたす機序などが考えられる[1,2,6]。

症状は，起立位によって増悪することが多い。これは，座位・立位によって髄液漏出量が増加することによる髄液減少や，髄液が頭蓋内から脊柱管内へ移動するために，頭蓋内髄液減少をひき起こすことによると考えられる。髄液は脳・脊髄という中枢神経系に浮力作用を及ぼしているが，髄液減少によってこの作用は減少し，脳は下方偏位傾向となる。脳と硬膜との間の架橋静脈が牽引されたり，頭蓋底硬膜に非生理的な圧が加わったりして，三叉神経と上位頸神経の硬膜枝が刺激されて頭痛を自覚する。また，髄液減少によって痛覚感受性のある頭蓋内静脈が拡張すると，血管性頭痛をきたす[1,7,8]。

同様の機序で脳神経や脊髄神経も牽引されるような変化を受ける。また，大脳〜小脳・脳幹部も圧迫傾向となる。これにより脳・脳神経系では，めまい，耳鳴，視覚異常，顔面のしびれ，その他の病状を，また脊髄神経系では，頸〜肩痛，背腰痛や四肢のしびれ・脱力などの症状をきたしている可能性が考えられる[7-11]。

視神経は，眼内腔とくも膜下腔に挟まれており，双方から圧がかかる。篩板がこれらを分けており，これらの圧差がtranslaminar圧差である。圧が異常であれば，視神経円盤に変化が起こり得る。髄液圧が高くなる状況では視神経膨隆が起こり，逆に，緑内障のように篩板前方の圧が高くなるならば，視神経陥凹が見られる。後者で見られるようなtranslaminar圧差が髄液圧の低下でひき起こされる可能性が指摘されている[12]。

内耳は膜迷路とそれを包む骨迷路とからなる。両者の間は外リンパで充満され，蝸牛導水管を介して髄液腔と通じている。したがって，外リンパは髄液そのものである。膜迷路内の内リンパはK$^+$の濃度が高く，細胞内に似た組成を示す。膜迷路内には蝸牛，前庭，三半規管の三種類の感覚装置が内蔵されている。膜迷路（内リンパ系）の拡張，いわゆるリンパ水腫がメニエール病（難聴，耳鳴，めまい）の病変であるとされている。髄液圧が低下すると外リンパ圧が低下して，相対的な内リンパ圧上昇と内リンパ水腫がひき起こされてメニエール病と類似した症状が生じ得る[13]。

脊髄硬膜外腔に生理食塩水を注入することによって一過性に脊柱管内を陽圧とし，頭蓋内に向かって髄液を押し上げる作用を加えることができる。この硬膜外生食水注入によって頭痛などの症状が明らかに改善する場合が多いのは，前記の増悪機序を裏付けていると考える。

さらに，慢性化例では，集中力・注意力低下などの脳機能低下症状を訴える場合があるが，髄液減少に伴う頭蓋内変化として脳の形態変化や血液循環・髄液動態の変化などの可能性も考えられる[14]。

② 脳脊髄液減少症の発症原因・誘因

外傷を契機に発症する場合と，外傷との関係が認められない場合の両方がある。前著『脳脊髄液減少症の診断と治療』では，症例の70％以上が外傷後発症の症例であった[15]。その後の経験でも，交通外傷（追突事故，自転車での転倒など），スポーツ（たとえば柔道，剣道，バスケットボール，バレーボール，スノーボード，その他における打撲や転倒），その他の外傷（転倒，尻もち，暴力など）などの症例があった。この中には，学校生活での受傷も多い。外傷の程度が軽微な場合もあることから，外力のみが原因となるのではなく，外傷による外力と素因としての髄膜の脆弱性が相まって，髄膜破綻をきたすとの考え方もある[6, 16]。

なお，「脳振盪」といわれる頭部外傷後の一過性神経機能障害の病態がある。平成24年度より中学校における武道授業の必修化に伴い，スポーツにおける頭部外傷が社会的に注目されている[17]。平成25年の第36回日本脳神経外傷学会や日本脳神経外科学会第72回

学術総会においても，スポーツにおける頭部外傷をテーマの一つとして，脳振盪をめぐる診療や対応について論議された。

脳振盪の定義として，神経機能障害は一過性であり，通常は短時間のうちに完全に受傷前の状態に回復する。頭部への直接外力だけではなく，頭部へ伝播する身体のどの部分に対する外力でも生じる。一過性の意識消失があると考えられがちだが，意識消失がない場合も少なくない。たとえば，スポーツ外傷における脳振盪の症状を以下のようにまとめている。

①意識消失
②精神活動・認知機能の障害（記憶力障害，失見当識，反応時間の遅延，易刺激性など）
③平衡感覚障害
④頭痛，めまい，耳鳴，複視，睡眠障害，その他の多くの自覚症状

これらのうち一つの症状を認める場合であっても脳振盪と診断される[17, 18]。

軽症の頭部外傷と考えられる脳振盪は，頭部CT・MRI検査において器質的異常を認めないことが原則である。しかし，脳振盪と診断される場合でも症状が残存し，遷延化する場合がある。症状は多彩であるため，単一な病態と定義することが困難であることから「脳振盪後症候群」という概念にまとめられている。軽度の頭痛，易疲労性，悪心，音過敏・光過敏，視覚障害，めまい・耳鳴，注意力・集中力低下，易刺激性，不安・抑うつ状態，睡眠障害，その他などが長期間にわたって持続することがある[17, 19, 20]。

すなわち，軽微な頭部外傷後に脳振盪と診断され，頭部CT・MRI検査で異常を認めない場合でも，症状が回復せず持続する場合がある。このような病状において，可能性の一つとして脳脊髄液減少症を発症している場合も想定される（第Ⅱ部5-5-b［症例1］☞p.146,［症例2］☞p.147,［症例4］☞p.151）。起立性増悪傾向のある症状の有無に注意し，脳脊髄液減少症の疑いがあれば，検査・治療などの対応について考慮すべきである。

一方，明らかな外傷を契機としない症例も多くみられるようになってきている。このような症例群において，原因として髄液漏出が含まれている割合は現時点で不明であるが，保存的治療によって回復せず，髄液漏出検査で漏出を認めブラッドパッチ治療で改善した症例も少なくない（第Ⅱ部5-5-b［症例3］☞p.149）。すなわち，髄液漏出があっても症状は潜在化しており，何らかの原因（脱水など）を契機に顕在化する可能性を考えている。

外傷後の発症でなくても起立性頭痛をはじめとする脳脊髄液減少症の特徴（表Ⅱ-1-1, ☞p.91）を有すれば，意識して脳脊髄液減少症を想定し，保存的治療を行っている。特に発症からの期間が比較的短い（数週間程度まで）症例は，保存的治療の有効性が高く，現在までの経験では約3分の2が治癒または改善となっている。したがって外傷後発症でなくても，できるだけ早期に脳脊髄液減少症を疑って保存的治療を行ってみるべきである。

3 脳脊髄液減少症の症状

a 起立性頭痛

　小児・若年者の脳脊髄液減少症の主症状は，起立性頭痛であることが多い。頭痛の部位は，前頭部，後頭部，頭全体など個人差があり，多くは左右対称的に締め付けられるような頭痛を訴える場合が多い。学校生活に悪影響を及ぼしている場合がほとんどである。頭痛が強く登校できていない場合が多いが[15]，登校している場合でも，登校時や登校後1～2時間の経過で頭痛が増悪し，机に伏せがちになったり，保健室に行ったりというパターンが多い。また，帰宅後は横になっていることが多い状況である。

b 起立性頭痛の程度について

　鎮痛剤が効きにくい連日性の起立性頭痛であるが，起立性調節障害における頭痛のように，午後や夜間に頭痛が軽減または消失することはほとんどない。むしろ午前よりも午後以降に増悪する傾向がある。

　ICHD-Ⅱの低髄液圧による頭痛の項では，「座位・立位をとると15分以内に増悪し，臥位をとると15分以内に軽快する頭痛」と記載されていたが[21]，ICHD-3 beta[22]では，診断基準に起立性頭痛についての表現はなくなり，解説されているのみである。しかし，ICHD-Ⅱで記載されていたような短時間での起立性増悪の頭痛を「起立性頭痛」として考えられていたことから，多くの臨床医は，外出が困難なほどの強い頭痛と思いがちである。しかしながら，そのような強い症状を呈する起立性頭痛は，成人における低髄液圧症の急性期例にみられるが，小児・若年者では少ない。起立性頭痛を訴える患者でも，歩いて来院する場合がほとんどである。したがって「歩いて来られる程度の頭痛なら，低髄液圧症（脳脊髄液減少症）ではない」と判断されることがあるが，これは正しい認識ではない。起立性頭痛の増悪・軽快に要する時間や頭痛の程度については，種々の程度差があると考えるべきである。なお，厚労省研究班の対象患者には，このような時間や程度についての規定はない。

c 二次性頭痛における起立性頭痛・脳脊髄液減少症の頻度

　小児・若年者の二次性頭痛の原因疾患として，脳脊髄液減少症はその一つとして考えられている[23]。しかし，発症頻度は"稀"と考えられたり[24]，考慮されていない場合もある。

　しかし，われわれの経験では，"稀"というほど少なくはない。むしろ頭痛外来や小児科では，頭痛患者の数％以上に起立性頭痛を訴える患者が含まれている可能性がある（第Ⅰ部 図Ⅰ-1-1, Ⅰ-1-2 ☞ p.3, 4）。起立性頭痛の訴えに対して保存的治療で軽快する症例も多く，脳脊髄液減少症を疑う症例は決して稀ではない。したがって，安易に片頭痛や起立性調節障害と診断せずに診療を進める必要がある。

d 病悩期間による問題

　発病急性期例において起立性頭痛は，ほぼ必発症状であり，保存的治療（臥床安静＋水分摂取）によく反応（改善）する。また，このような病状は，医療機関を受診するまでに，自宅で安静にしているだけで改善する例があることも推測される。

　発病数カ月以上を経過した慢性経過症例においても，小児・若年者では起立性頭痛を訴える場合が多く，まずは保存的治療を試みるべきである。しかし，年単位を経過したような長期慢性期症例では，保存的治療による改善効果は乏しい。

　これまでの経験では，脳脊髄液減少症の急性期症例は保存的治療によって改善する症例が多いが，慢性経過した症例の治療効果は明らかに低下すると考えられる。

e 脳脊髄液減少症に起立性頭痛は必発症状か

　本書が対象とする小児・若年者の脳脊髄液減少症において，起立性頭痛は主症状と考えられる。特に発症急性期（〜数カ月まで）には，ほぼ必発の症状と考えられる。しかし，半年以上を経過した慢性期例では，少数ながら診察時に起立性頭痛を認めない場合がある。頻度の問題はあるものの必発（100％）ということではない。あくまでもよく認める症状と考えるべきである。

　また成人の慢性期症例では，起立性頭痛の訴えが目立たない場合が少なくない。これは，起立性頭痛として一般的に想定される"横になれば軽快する"症状ではなくなっていることが多い。すなわち，疼痛・ふらつき・倦怠感などが強く，起きていることが困難なためにほとんど横になっている。このような場合に，「横になれば頭痛はなくなりますか？」と質問しても「ほとんど変わらない」と答える場合が多い。

f その他の症状

　発症後時間が経過するに従って，頭痛以外に種々の症状を訴える場合が多くなる。『脳脊髄液減少症の診断と治療』では，図Ⅱ-2-1のような多彩な症状をあげた[15]。その後の診療経験でもほぼ同様の状況である。

1 ◆ 全身倦怠感・易疲労性

　頭痛に次いでよく見られる症状で，急性期にも見られるが慢性期には特に頻度が高い。「だるい」「疲れる」などと訴え，体力が伸びる活発な年代にもかかわらず，横になっていることが多く，虚弱体質になったような印象を受ける。このような場合に「やる気の問題」「精神的な問題」と判断され，鍛えれば良くなるはずと試みてもいっこうに効果は上がらず，さらに状況を悪くする場合がある。

2 ◆ 頭痛以外の疼痛症状

　顔面，眼窩部，顎，頸〜背腰部の疼痛，肩こり，四肢の疼痛・しびれ感など「痛みのデ

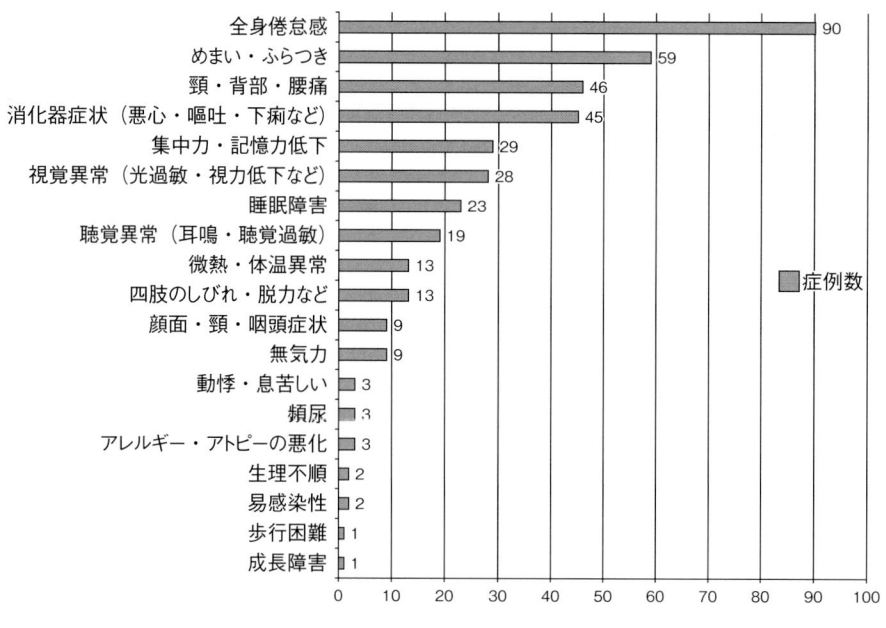

図Ⅱ-2-1　頭痛以外の症状 [15]

症状	症例数
全身倦怠感	90
めまい・ふらつき	59
頸・背部・腰痛	46
消化器症状（悪心・嘔吐・下痢など）	45
集中力・記憶力低下	29
視覚異常（光過敏・視力低下など）	28
睡眠障害	23
聴覚異常（耳鳴・聴覚過敏）	19
微熱・体温異常	13
四肢のしびれ・脱力など	13
顔面・頸・咽頭症状	9
無気力	9
動悸・息苦しい	3
頻尿	3
アレルギー・アトピーの悪化	3
生理不順	2
易感染性	2
歩行困難	1
成長障害	1

パート」のような訴えの患者も少なくない。特に触診では、頸部〜肩の筋緊張亢進や圧痛を認める場合が多く、この年代にそぐわない印象を受ける。

3 ◆ めまい・ふらつき，聴覚異常（耳鳴，聴覚過敏），視覚異常（光過敏，視力低下など）など

脳脊髄液減少に伴う脳および脳神経系の症状である[7-9]。めまい・ふらつきは、回転性の症状は少なく、揺れている感覚、いつも船に乗っているような状態などの訴えが多い。また、若年者には珍しい耳鳴の訴えや、音が大きく響く聴覚過敏、眩しく感じる光過敏の訴えも多い。その他に複視の訴えや顔面や咽頭の違和感などもある。

4 ◆ 自律神経症状

消化器症状（悪心・嘔吐・下痢など）や動悸，微熱・体温調節障害，頻尿，その他の訴えも少なくない。小児科では、このような症状に対して種々の検査が行われることがあるが、異常所見を認める場合はほとんどなく、「不明熱」や「精神的な問題」とされるのが現状である。脳脊髄液減少症による症状であれば、治療によって改善されていくことが多い。

5 ◆ 集中力・記憶力・注意力低下，学力低下，うつ症状など

脳機能低下症状であるが、慢性経過例にみられることがある。

6 ◆ その他

睡眠障害，免疫力低下（感染症にかかりやすい），内分泌障害（生理不順など），その他がある。

以上のような症状は慢性的に続き，一般的な治療には抵抗性である。発症急性期は，頭痛が訴えの中心であるが，時間経過に従って種々の訴えが増加する。これらの症状は個人差もあり，すべてが必発ではない。また，併発する他原因からの症状の可能性も否定できないが，安易に不定愁訴と決めつけないことが大切である。ただし慢性経過に伴う症状は，治療に抵抗性のものもあり早期の発見・治療が望まれるところである。

3 病名について（成人例を中心として）

厚労省研究班より平成23年11月に公表された画像診断基準には，以下の3つの病名の関係性が示されている[25, 26]。

(1) 低髄液圧症
(2) 脳脊髄液漏出症
(3) 脳脊髄液減少症

1 低髄液圧症

低髄液圧症は以前からある教科書的名称であり，「頭蓋内圧低下症」などとも言われてきた病態である。すなわち起立性頭痛を前提として，髄液圧が60mm H_2O 以下や，造影頭部MRIにおけるびまん性硬膜肥厚所見などを認める場合が多い。厚労省研究班による概念図（図Ⅱ-3-1）中の①＋②であるが，画像診断において髄液漏出が確実とされなければ，①には入らない。

われわれの経験では，「低髄液圧症」と言われる病状はかなり限定的であり，多量の髄

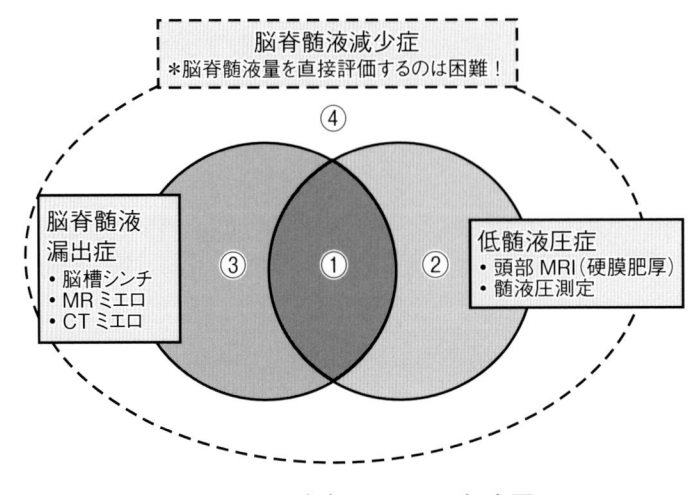

図Ⅱ-3-1 病名についての概念図

液漏出を伴う急性期例が大部分と考える。急性期の起立性頭痛はきわめて特徴的で，ごく短時間の座位・立位を取ることさえ困難なほどの強い起立性頭痛を訴える場合が多い。検査では，髄液圧が低く（60mm H_2O 以下），造影頭部MRIにおけるびまん性硬膜肥厚所見などを認めることがほとんどである。

　また，本病態では通常2週間以上にわたる保存的治療（水分摂取・臥床安静）の有効性が高い。ただし，3～4週間以上にわたる保存的治療によっても改善の程度が少ない症例では，ブラッドパッチ治療を必要とする場合もある。また，硬膜下血腫を認め（特に両側性），進行性の意識障害を呈する症例には，硬膜下血腫除去手術のみならずブラッドパッチ治療をためらってはならないと考える[27]。

・頭部MRIにおけるびまん性硬膜肥厚所見は，常に必発の所見ではない

　注意点は，びまん性硬膜肥厚所見の描出は，症状の発現よりやや遅れて認めることが多いということである。逆に，症状がかなり軽減した時期において認める場合もある。したがって典型的な強い起立性頭痛の訴えがあれば，頭部CTまたはMRIにおいて明らかな所見を認めなくても，「低髄液圧症」を疑うべきである。十分な水分摂取と臥床安静を指示し，数日～2週後ごろに再度，造影頭部MRIを行うのがよいと考える。また，低髄液圧症（頭蓋内圧低下症）患者においてびまん性硬膜肥厚所見を認めなかった報告もある[7, 28, 29]。

　なお，厚労省研究班による画像診断案では，本所見を認めなくても低髄液圧症を否定できないとしている[25, 26]。

②　脳脊髄液漏出症

　脳脊髄液漏出症は，厚労省研究班から提案された病名である[25, 26, 31]。髄液漏出検査で判明するものは"減少状態"ではなく，"漏出状態"であるとのことから，髄液漏出が確実な所見をもって本病名の診断とする。現時点における画像診断基準案によって診断を進めることになる。

　髄液圧は問われておらず，図Ⅱ-3-1で示したとおり髄液漏出があっても低髄液圧ではない症例群③がある[30]。筆者の経験では，髄液漏出を認める慢性経過症例は正常圧となっている場合が多い。

　病状のポイントとして，
　ⅰ) 起立性頭痛が中心症状と考えられているが，程度や起立性増悪までの時間は特に規定されていない
　ⅱ) 造影頭部MRIにおける「びまん性硬膜肥厚所見」や「静脈拡張所見」は，診断項目に含まれていない
などがある。

　厚労省研究班の平成22年度報告では，外傷を契機に脳脊髄液漏出症を発症するものも"決して希ではない"としている[31]。また，現時点において診断確定症例では，ブラッドパッ

チ治療を先進医療として行えることになっており，今後の保険適用が期待される。

3 脳脊髄液減少症

　脳脊髄液減少症は，脳脊髄液減少症研究会が提唱してきた病名である[32]。病態の本質は，髄液圧の低下というよりも，髄液量減少によってひき起こされているとするもので[33]，その原因として髄液漏出による場合と，髄液漏出以外がある場合とを考えている。髄液圧は問わない。図Ⅱ-3-1のごとく，「低髄液圧症」および「脳脊髄液漏出症」を含むが，それ以外の症例群④として画像診断にて髄液漏出の疑い例・不明例なども含まれることになる。

　厚労省研究班では，「脳脊髄液が減少するという病態が存在することは是認できるとしても，現時点ではあくまでも推論である」としており，決して概念として「脳脊髄液減少症」を否定しているわけではない。ただし，現時点の検査で確認できるのは，髄液漏出が確実な場合の「脳脊髄液漏出症」のみとしている。

　ここで考えなければならないことは，髄液漏出が存在すれば必ず検出できるかどうかという問題である。第Ⅰ部（☞ p.62～64）でも述べられているが，次のような問題点が想定される。

　第一には，漏出が存在しても現在行われている検査法において直接検出できない可能性はあり得る[1]。すなわち検査方法やその精度において検出されない可能性である。たとえばCTミエロにおける造影剤の硬膜外漏出所見は直接所見として信頼性は高いが，漏出量が少ない場合には現在の方法においても検出できない可能性はある。

　第二には漏出が存在しても，漏出した髄液が貯留しているとは限らないということである。脊髄MRI/MRミエロは，硬膜外～傍脊椎組織付近に貯留する水分を観察するための検査であるが，髄液漏出があっても硬膜外腔に貯留していないために，異常なしと判断される可能性がある。

　これは次のような理由が考えられる。漏出した髄液は脊髄硬膜外腔や傍脊椎部筋層間へ流入し，吸収される。硬膜外腔から静脈系への水分の流出・吸収は，かなり速くかつ多いと言われている[34]。MRI画像で描出できる硬膜外腔水成分を主に髄液と考えれば，貯留水分量はおおまかに以下で決まる。

　　（硬膜外腔貯留水分量）＝（漏出による硬膜外腔への流入量）－（硬膜外腔からの吸収量）

ただし，硬膜外腔の構造的な個体差などがあり，貯留の有無は水分量のみで決まらない可能性はある。

　これによれば，静的検査としてのMRIにて硬膜外腔に水所見を認める場合には，硬膜外腔からの吸収量を上回る相当量の髄液漏出が考えられる。一方，硬膜外水貯留所見を認めなくても，脳槽シンチにおける24時間後RI残存率の低下・RIクリアランスの亢進（第Ⅱ部4-3 ☞ p.116～118）などの動的間接所見を認める場合には，硬膜外腔への漏出量は吸収量の範囲内で貯留しない可能性や，髄液漏出ではなく髄液吸収亢進が起こっている可

能性を考える。

　したがって脳脊髄液減少症という病態を考える場合に，MRI 検査などの静的検査だけでは不十分な場合があり，現時点において脳槽シンチにおける動的間接所見は，われわれの経験上，本病態との相関が強く，重要所見の一つとして加えるべきと考える。

　また，漏出が不明瞭な場合であっても，硬膜外生食水注入で著明な症状改善効果を認める場合は決して少なくなく，本手技も診断のために有用と考えている。

　以上のことから，確定・確実以外の疑い例などの症例群④を診断除外または別疾患とするならば，治療の可能性が十分ある症例まで否定することになる。したがって，今後この周辺領域の検討が大変重要と考える。

4 初期対応における病名

　起立性頭痛を訴える場合や，病状から起立性頭痛を疑い LUP test 陽性の場合には，脳脊髄液減少症や起立性調節障害・体位性頻脈症候群などが鑑別診断にあげられる。発症病態，外傷の有無，症状の日内変動，起立性低血圧の有無などからある程度の鑑別は可能であるが，診療初期に完全な鑑別は困難な場合も少なくない。また，両者が合併している可能性もある（第Ⅱ部 5-5-b［症例 3］☞ p.149）。

　脳脊髄液減少症を疑う場合に，二次性頭痛に対する検査として頭部 MRI（または CT）を行ったうえで，保存的治療を行う場合も多い。また，可能であれば保存的治療の前に脊髄 MRI/MR ミエロを行うこともよい。これにより治療前に診断が確定できていなくても，保存的治療に反応し，症状の改善・消失があった場合には，それ以上の検査（脳槽シンチ・CT ミエロ）を行う必要はない。

　このような場合に，病状は脳脊髄液減少症であったと推測するが，病名としての確定診断ができない場合が多い。検査結果が不十分な段階で，脳脊髄液減少症という病名をつけることに抵抗感があれば，「起立性増悪変化を伴う慢性連日性頭痛」のような診断名としてもよい。すなわち，水分摂取・臥床安静による保存的治療（急性期の低髄液圧症に有効性の高い）が有効であった「慢性連日性起立性頭痛」である。

　ともかく，このようにして病状が改善すれば，髄液漏出があったかどうかの検査・診断確定にこだわる意味はないと考える。

4 検査

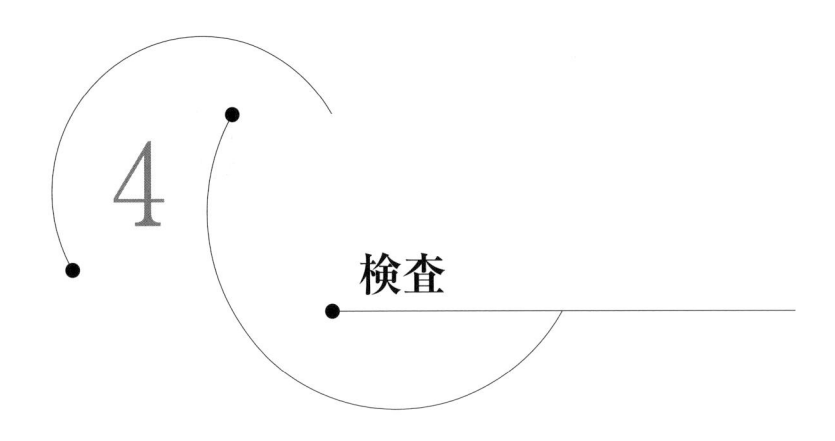

「脳脊髄液減少症」による頭痛は二次性頭痛であり，次のような検査を考慮する．検査には，

①腰椎穿刺を必要としないものと
②腰椎穿刺を必要とするもの

があるが，侵襲性を考慮すれば，①を行ったうえで，必要性に応じて②を行うべきである[35]．なお，病状から起立性調節障害（OD）・体位性頻脈症候群（POTS）を疑う場合には，新起立試験（☞ p.65, 67）の実施や，専門機関受診を考慮する．

<u>①腰椎穿刺を必要としない検査</u>
　ⅰ頭部 CT・MRI
　ⅱ脊髄 MRI/MR ミエロ

<u>②腰椎穿刺を必要とする検査</u>
　ⅲ脳槽シンチ
　ⅳCT ミエロ
　ⅴ髄液圧測定

③その他：硬膜外生食水注入試験

2011 年 11 月に公表された厚労省研究班の画像診断基準において検討されている画像検査は，上記のⅰ～ⅳ（頭部 CT は除く）である．ここではそれぞれの検査のポイント，厚労省研究班による画像判定基準・画像診断基準のポイント，およびそれらに関する臨床現場での問題点などを述べる．なお，現時点では，小児に対する検査方針などは特に検討されていないため，成人例に対する検査を参考として，小児・若年者への応用として述べる．

以下の文中の網掛け部分は，厚労省研究班の画像診断案（2011 年 11 月時点）からの抜粋または概略を表し，下線は「確定」「確実」所見[25,26]を示す．

1 頭部 CT・MRI

中枢神経系の画像検査の基本であり，他疾患を除外するためにも行う必要があるが，脳脊髄液減少症に対する検査としては，MRI（造影を含む）を行うべきである．

注目すべきポイントは，次の2点である[1, 2, 6, 32, 36]。

a 髄液の漏出・減少に対する代償作用（Monro-Kellieの仮説[37]に従う）としての所見

Monro-Kellieの仮説：脳実質量，髄液量，頭蓋内血液量の総和は一定とする仮説である。
- びまん性硬膜肥厚，頭蓋内静脈拡張，脳下垂体腫大など

b 浮力低下に伴う脳下方偏位所見

- 前頭部・頭頂部の硬膜下腔／くも膜下腔開大，硬膜下血腫，小脳扁桃下垂，脳幹扁平化，側脳室狭小化など

ただし，脳脊髄液減少症と診断・治療を行った小児・若年者例であっても異常所見を認めない場合が多い。

厚労省研究班の画像診断基準は以下のように記述されている。ただし，頭部MRIの結果は「脳脊髄液漏出症」の診断には関与せず，「低髄液圧症」にのみ関与している。

> 低髄液圧症の画像判定基準では以下に注目する。
> a) びまん性の硬膜造影所見（diffuse dural enhancement）
> b) 硬膜下水腫（subdural effusion）
> c) 硬膜外静脈叢の拡張
> d) その他の脳MRI所見：小脳扁桃下垂，脳幹部の扁平化，下垂体前葉の腫大（上に凸）等

結果についての解釈・まとめは以下のとおりである。

> 解釈・まとめ
> - びまん性の硬膜増強所見があれば，低髄液圧症の『強疑』所見とするが，なくても低髄液圧症を否定できない。
>   低髄液圧症であっても時期によって認められないことがある。
> - その他の脳MRI所見（硬膜下水腫，硬膜外静脈叢の拡張，小脳扁桃の下垂，脳幹の扁平化，下垂体前葉の腫大（上に凸）等は，すべて『参考』所見にとどめる。
> - 複数の『参考』所見があった場合には，低髄液圧症の『疑』所見とする。脳ヘルニアやキアリ奇形の除外が必須である。

本疾患に対する撮影では矢状断・冠状断撮影を含めることが大切であるが，小児・若年者では成人例よりも所見の程度が軽度であったり，認めない場合も少なくない。びまん性硬膜肥厚所見については，筆者の経験では成人例で認めるような典型的な所見（図Ⅱ-4-1）を小児・若年者で認めたことはないが，図Ⅱ-4-2のような部分的所見を認めるこ

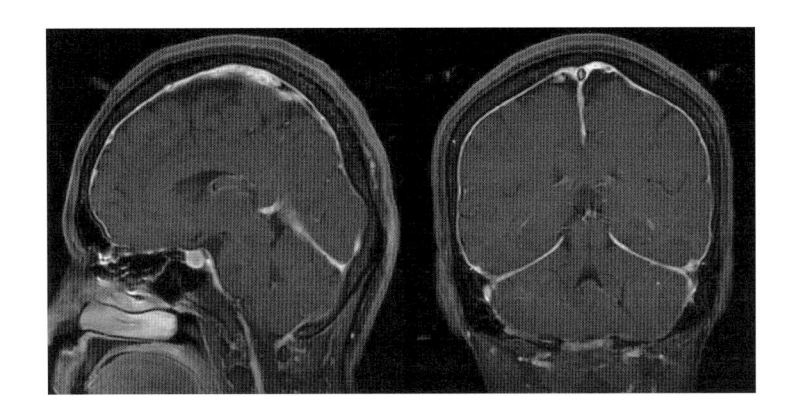

図Ⅱ-4-1　造影頭部MRI　50歳代女性
特発性低髄液圧症例
びまん性硬膜肥厚，脳下方偏位，下垂体腫大などの所見を認める。

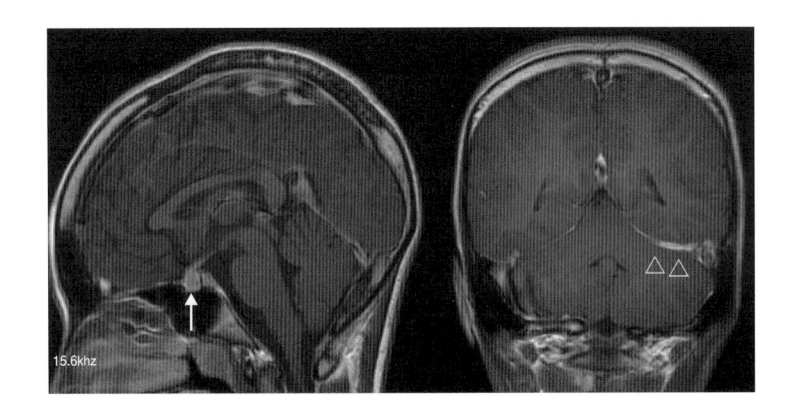

図Ⅱ-4-2　造影頭部MRI　12歳女性
腰椎穿刺後発症で，漏出が確認された脳脊髄液漏出症確実例
脳下垂体腫大所見（↑），硬膜肥厚（部分的）所見（△）。

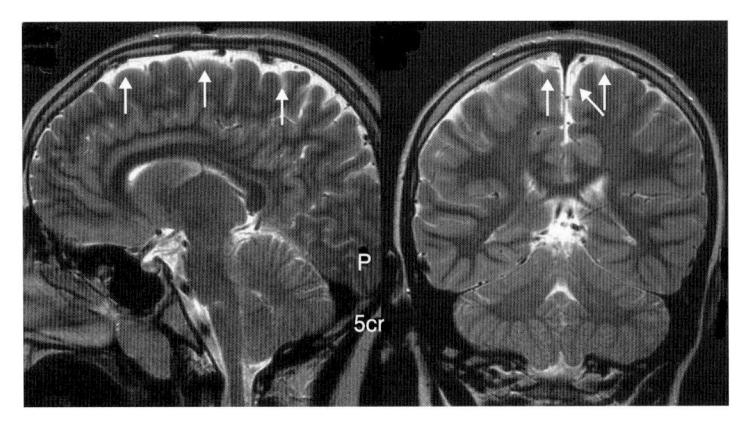

図Ⅱ-4-3　頭部MRI（造影なし）　14歳男性
高位円蓋部の脳下垂所見（↑），軽度の小脳扁桃下垂・脳幹扁平化所見を認める。

とはあった。また，硬膜下水腫所見が強調されるが，図Ⅱ-4-3や第Ⅱ部5-5-a［症例6］（☞ p.141）のように高位円蓋部の脳下垂所見として，くも膜下腔拡大所見を認める場合もある。これらは正常所見と診断される場合も多く，頭部CT・MRI検査のみに基づいて脳脊髄液減少症を除外してはならないと考えている[15]。

2 脊髄MRI/MRミエログラフィー

頸～腰仙部の脊柱管内外の水成分などを描出するための検査である。また，髄液減少に伴う硬膜嚢の虚脱や硬膜外静脈・静脈叢の拡張所見を認めることがある[34,38]。脳脊髄液減少症を疑う場合に本検査は，腰椎穿刺を必要とする脳槽シンチやCTミエロを行う前に行わなければならない。

厚労省研究班の画像診断案では，以下の撮影方法を推奨している。造影剤を使用する必要がある。

---

1. 脊髄MRI
   T2強調画像脂肪抑制　横断像（全脊椎）
   　　＋Gd造影T1強調画像脂肪抑制　横断像（全脊椎）
   ＊脂肪抑制法が難しい場合はT1強調画像を加えて代用できる。
   T2強調画像　横断像（全脊椎）＋T1強調画像　横断像（全脊椎）
   　　＋Gd造影T1強調画像　横断像（全脊椎）
2. MRミエログラフィー
   A．頸椎から胸椎レベル正面，側面
   B．胸椎から腰椎レベル正面，側面

結果についての解釈・まとめは以下のとおりである。

解釈・まとめ
- 硬膜外の水信号病変のみの場合，脳脊髄液漏出の『疑』所見とする。
- 病変が造影されない場合，脳脊髄液漏出の『強疑』所見とする。
- 病変がくも膜下腔と連続している場合，脳脊髄液漏出の『強疑』所見とする。
- 病変が造影されず，かつくも膜下腔と連続している場合，脳脊髄液漏出の『確実』所見とする。
- MRミエログラフィーにおける所見陽性率は低いものの，脊髄MRI/MRミエログラフィーは脳脊髄液漏出の診断に重要である。

脊髄MRI検査の撮影法では，上記のようにT2強調画像脂肪抑制およびGd造影T1強

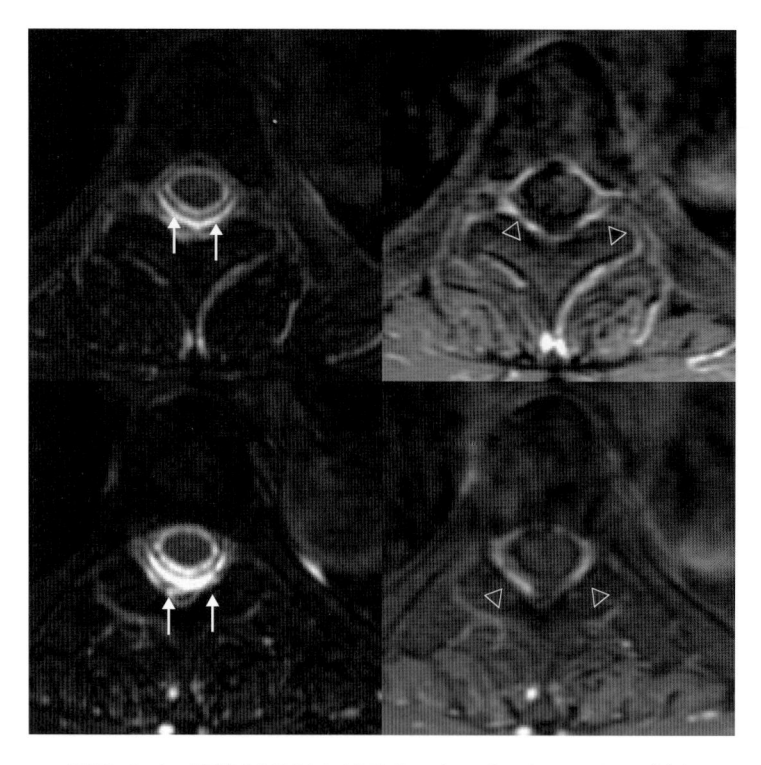

図Ⅱ-4-4　胸髄 MRI における floating dural sac sign（↑）

左側：T2 強調脂肪抑制像
右側：Gd 造影 T1 強調脂肪抑制像
floating dural sac sign：T2 強調脂肪抑制像（左側）において硬膜外水信号所見を認め（矢印），
　Gd 造影 T1 強調脂肪抑制像（右側）にて同部は造影されず，静脈系のみ造影を受ける（△印）。

調画像脂肪抑制による全脊髄部の横断像を撮影する。これにより硬膜外の水信号病変の有無を判定する。

　T2 強調画像脂肪抑制にて高信号を呈するものは，主に硬膜内外の水成分や流れの遅い静脈系である。Gd 造影 T1 強調画像脂肪抑制撮影を行うことで，流れの遅い静脈系は造影を受け高信号となるため（図Ⅱ-4-4 △印），区別することができる[39]。

　なお，『確実所見』と言われる硬膜外水信号病変と，くも膜下腔との連続性を確認できるかどうかは，現時点で不明である。

　このような硬膜外水信号所見は以前から指摘されてきた所見であるが[1, 3, 35, 40, 41]，最近の検討において脊髄部硬膜外腔の拡大所見として観察され，「floating dural sac sign」という名称も提唱されている[39]。本所見は，脊髄 MRI 検査において髄液漏出所見として重要と考えられている。

　floating dural sac sign を認める場合に，厚労省研究班の画像診断案では「強疑」とされ，「脳脊髄液漏出症」確定診断の可能性が高い。診断には図Ⅱ-4-4 のように T2 強調脂肪抑制と Gd 造影 T1 強調脂肪抑制の横断像を並べて同期させながら比較し，さらにウィンドウレベルを変化させながら硬膜内外の水信号を観察する。硬膜外腔に貯留した水成分は，T2 強調脂肪抑制画像において明瞭な高信号に描出されるとともに，前後のスライスにも

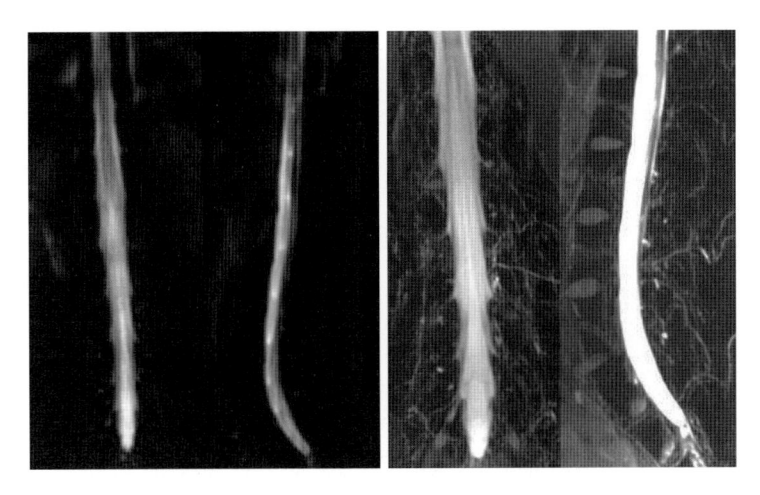

図Ⅱ-4-5　腰仙部MRIミエロ
SSFSE法（左）とheavy T2強調脂肪抑制法MIP処理像（右）（同一症例）

連続的に描出される場合が多い。一方，硬膜内髄液は流れに伴う信号値の変化により必ずしも均一な高信号を示さず，硬膜内外水成分の区別のポイントとなる。

　ただしfloating dural sac signは，図Ⅱ-4-4のように明瞭な場合ばかりではなく，硬膜外腔の水貯留量が少量のために不明瞭であったり，硬膜内髄液との判別が困難だったりする可能性もある。それゆえ確定診断が付けにくい場合や，読影にある程度の経験を要する場合もあると思われる。また，特発性頭蓋内圧低下症例においても，硬膜外水信号所見を認めない例もある[35]。このような場合には，脳槽シンチやCTミエロ検査を検討すべきである。したがって筆者は，明瞭にfloating dural sac signを認めない場合でも，脳脊髄液減少症を否定すべきではないと考えている。

　MRミエロの撮像法について厚労省研究班における画像診断案では，heavy T2強調脂肪抑制法（図Ⅱ-4-5右）を指定している[31]。一般的には，SSFSE（single-shot fast spin echo）法（図Ⅱ-4-5左）やheavy T2強調脂肪抑制法などのFSE（fast spin echo）法を行うことが多い。SSFSE法は短時間での撮像が可能であるが，傍脊椎部組織への多量の髄液漏出がある場合を除いて異常所見を認めにくい。またheavy T2強調脂肪抑制法は，水分をさらに明瞭な高信号所見として描出できるが，流れの遅い静脈血流（硬膜外静脈叢など）も高信号に描出されるため，漏出髄液との鑑別が問題となる。また，脊柱管内において硬膜内外の水信号の判別が困難な場合が多いことも含めて，MRミエロ検査における所見の陽性率は低いと考えられている。

　筆者の施設でも，MRミエロ検査としてheavy T2強調脂肪抑制法を用いて検討してきた。図Ⅱ-4-6（左）のような異常所見を認めることはあるが，所見の陽性率は低い（図Ⅱ-4-6左は腰椎穿刺検査前の写真：造影なし）。

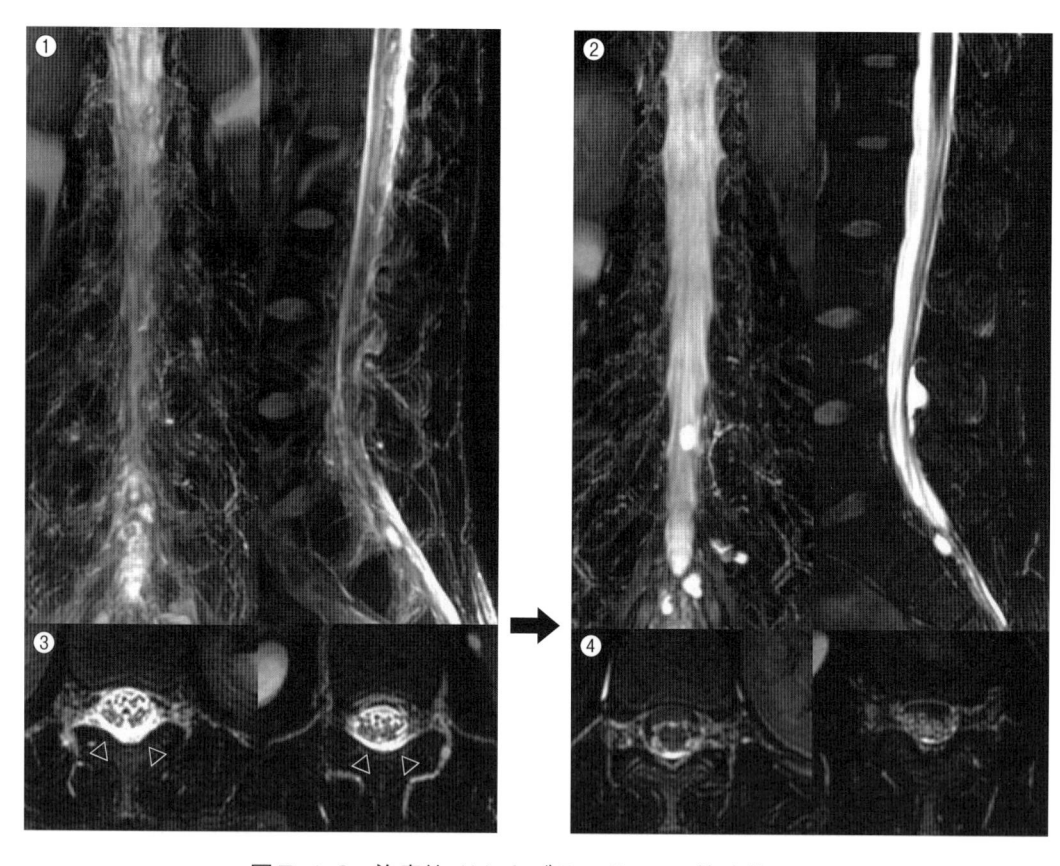

図Ⅱ-4-6　治療前（左）とブラッドパッチ治療後（右）

MRミエロにおいて腰部の不整な髄液腔の狭小化・虚脱（①）を認めたが（左），治療後に正常化（②）している。①②はMIP処理像。
硬膜外水信号所見floating dural sac sign（③△印）も治療により消失（④）している。

3　RI脳槽・脊髄液腔シンチグラフィー

　腰椎穿刺によって髄腔内注入されたラジオアイソトープ（RI）^{111}In-DTPAの動態によって，髄液漏出状態，髄液循環状態などを調べる検査である。
　厚労省研究班による解釈・まとめは，以下のとおりである。

> **解釈・まとめ**
> - 片側限局性のRI異常集積は，脳脊髄液漏出の『強疑』所見とする。
> - 非対称性のRI異常集積は，脳脊髄液漏出の『疑』所見とする。
> - 頸〜胸部における対称性の集積は，脳脊髄液漏出の『疑』所見とする。
> - 脳脊髄液漏出の『疑』所見と脳脊髄液循環不全があれば，『強疑』所見とする。
> - 脳脊髄液漏出の『強疑』所見と脳脊髄液循環不全があれば，『確実』

所見とする。
- 腰部両側対称性の集積（クリスマスツリー所見等）は参考所見とする。
  ＊technical failure（half-in half-out や穿刺部からの漏出等）を除外できない。

特徴
- 本法は脳脊髄液漏出のスクリーニング検査法と位置づけられる。
- 本法のみで脳脊髄液漏出を確実に診断できる症例は少ない。

これによれば，<u>片側限局性 RI 異常集積 + 脳脊髄液循環不全所見</u>を認めた場合にのみ，脳脊髄液漏出症が確実になる。その他の所見については『強疑』以下となるため，スクリーニング検査法と考えられているのかもしれない。

上記解釈では，腰部両側対称性集積（いわゆるクリスマスツリー所見）または非対称性集積は，針穴漏出の疑いを考慮するためか参考所見や『疑』所見にとどめられている。筆者の考えとして本所見は，病状を判定していくための大切な所見の一つと考えられる場合も多い。ただし，この所見のみで診断を行うのではなく，他の所見，他の検査の結果を総合して判断していくことが大切と考えている。

なお，ICHD-3 beta[22]では，本検査は MRI/MR ミエロ，CT ミエロと比べて感度が劣り，あまり用いられなくなっているとされる。ただし，これには後述する RI 残存率・クリアランスなどの間接所見の検討が，ほとんどなされていないことによる解釈と考えられる。われわれは，これらの間接所見は今後とも十分に検討すべき所見と考えている。

検査方法の概要は以下のとおりである。

患者を側臥位として，穿刺部を中心に消毒を行い，23 ゲージ以上の細いディスポーザブル穿刺針（25G ペンシルポイント針を推奨）で腰椎穿刺する。穿刺は第 3～4 腰椎間または第 4～5 腰椎間で行う。髄液の逆流を確認し，小児用延長チューブを接続して操作をすることが，誤注入を防ぐ良い方法である。髄液圧を測定したあとに，^{111}In-DTPA を注入する。

なお，小児に使用する RI 使用量についてはいくつかの考えがあり，最新では 2013 年 3 月に日本核医学学会より「小児核医学検査の適正投与量」についてのガイドラインが出されている[42]。筆者の施設では現在まで，以下の方式で投与量を算出している[43]。

（小児例のアイソトープ注入量 mL）＝（成人投与量 1mL・37MBq）× $\left(\dfrac{年齢+1}{年齢+7}\right)$

撮像法

脳槽シンチは，中エネルギー用コリメータを装着したガンマカメラを用いて，頭部を含めた背腹 2 方向からの平面像を撮像する。撮像時間は，注入より（0），1，2.5，6，24 時間後に行っている。

筆者の施設では

①腰部髄液圧
②硬膜外 RI 異常集積所見
③RI の早期（2.5 〜 3 時間以内）膀胱内集積所見
④脳脊髄液循環不全所見
⑤24 時間目の RI 残存率・RI クリアランス（2.5 〜 6 時間）

の 5 つについて観察している。

1 ◆ 髄液圧（cm H_2O または mm H_2O）

髄液圧が低値（6cm H_2O 以下）の場合のみ，「低髄液圧症」の診断となる。正常圧を示すことがほとんどであるが，7 〜 9cm H_2O など正常範囲であってもやや低値を示すことも少なくない。

<u>髄液圧測定は急いで行う検査ではない</u>

強い起立性頭痛がある場合には，診断確定のための腰椎穿刺・髄液圧測定検査を急ぐべきではないと考える。われわれの経験では，腰椎穿刺による髄液圧測定にて 6cm H_2O 以下の低髄液圧でなくても，起立性頭痛を訴える患者は多数存在する[32]。また，厚労省研究班による疾患概念においても，低髄液圧症とは異なる「脳脊髄液漏出症」では，髄液圧を問うていない[25]。したがって，髄液圧が低圧ならば低髄液圧症と診断できても，正常圧以上の場合に脳脊髄液減少症・脳脊髄液漏出症を否定することはできない。

ICHD-3 beta[22]では，1 カ月以内に腰椎穿刺を行った経緯があれば特発性低髄液圧症の診断はできないとされている。したがって検査を進めていく際にも，腰椎穿刺を必要としない検査を優先すべきである。

腰椎穿刺は，頭蓋内圧亢進徴候を認める場合，脳ヘルニアをきたす可能性があることから原則禁忌，または慎重に行うことが必要とされる。一方，「低髄液圧症」においても本手技による髄液圧測定や髄液検査は，さらなる髄液減少を誘発する可能性があり，少なくとも第一に行うべき検査ではない[35]。脳槽シンチ，CT ミエロを行う場合があれば圧測定すればよい。起立性頭痛が強い時期に施行するならば，病状悪化（意識障害など）があり得ることを想定して，いつでも対処（緊急検査，ブラッドパッチ・硬膜外生食水注入など）を行える準備が必要である。

以上より，起立性頭痛が明瞭な場合または脳脊髄液減少症を疑う場合には，外来診療において髄液圧測定を行う必要はないし，行うべきではないと考える。

2 ◆ 硬膜外 RI 異常集積所見

硬膜外 RI 異常集積は髄液漏出を疑う所見であるが，厚労省研究班の解釈・まとめは 112 〜 113 ページのとおりである。本所見は腰椎部に比較的多く認められるが（図 II-4-7・II-4-8），穿刺部漏出が含まれる可能性がある。

厚労省研究班の検査手順として，脊髄 MRI/MR ミエロで異常所見がみられなかった例では，脳槽シンチ・CT ミエロ施行後，翌日までに再度脊髄 MRI/MR ミエロ（腰椎部）

| 2.5 時間 | 6 時間 | 2.5 時間 | 6 時間 |

図Ⅱ-4-7　残存率：6.8%　　　　　図Ⅱ-4-8　残存率：11%

⇦：硬膜外 RI 異常集積所見　　↑：蓄尿瓶

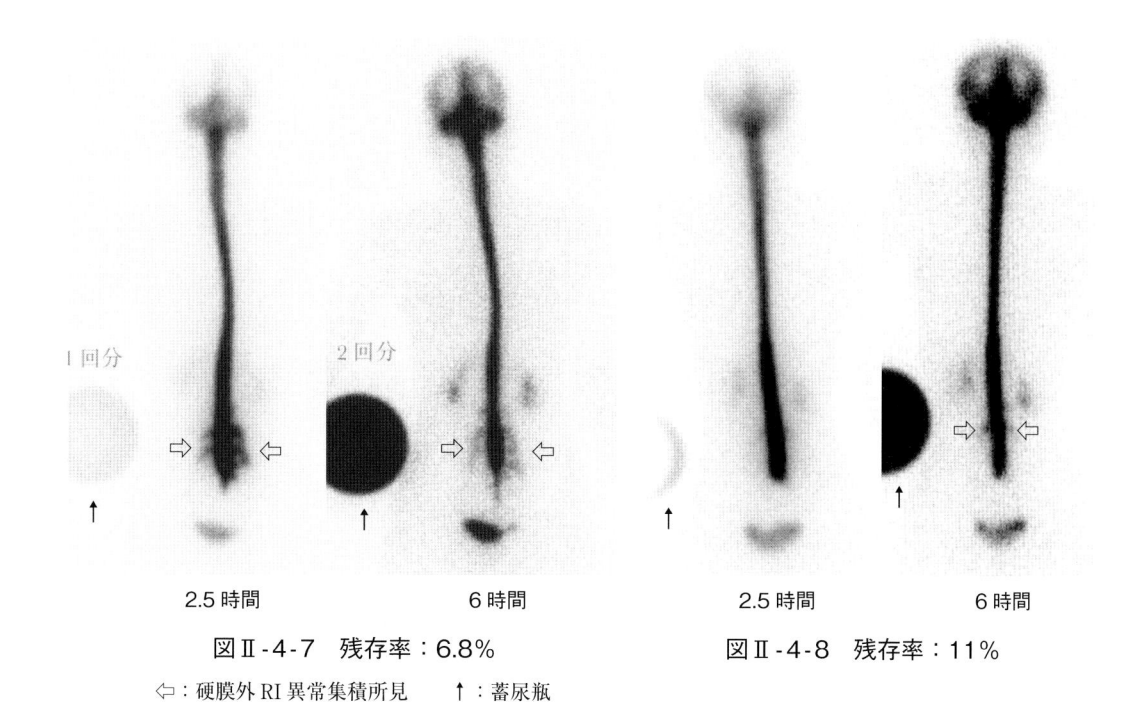

を行うことを推奨している[25]。これは腰椎穿刺の影響を調べるためであり，穿刺後漏出の発生・増強所見を認める場合がある。この所見について，厚労省研究班の報告では穿刺部からの漏出または疑い[44]としているが，穿刺部漏出よりも本来の漏出の造影効果であるとする考察もある[45]。したがって現時点では，他の所見・検査結果を含めての総合的な診断が必要と考える。

ただしわれわれの治療経験では，腰椎部の硬膜外 RI 異常集積所見を認める場合には，ブラッドパッチの有効性が高い症例が多い。たとえば，図Ⅱ-4-7・Ⅱ-4-8 の症例はともにブラッドパッチにより頭痛の消失，改善を認めた。したがって，腰椎部に本所見を認める症例を，本来髄液漏出はなく穿刺部漏出（医原性漏出）が加わっただけと判断して，脳脊髄液減少症診療から除外すべきではない考えている。

3◆早期膀胱内（尿中）RI 集積所見（2.5〜3 時間目）

定性的な間接所見である。画像表示のピークを最大カウントの 20% に設定して，膀胱内（尿中）集積所見を認める場合を陽性としている（図Ⅱ-4-9）。なお，当院では尿を蓄尿瓶に貯めて検討することで，排尿時間による差が出ないようにしている。

小児・若年者では，ほとんどの症例で本所見が陽性となっている。成人に比べて髄液循環が速いと考えられることから[46-48]，髄液漏出がなくても陽性となる可能性があり，本所見のみでは異常と判断すべきではない。なお，厚労省研究班の解釈でも，本所見単独では異常所見とみなさないとされている。

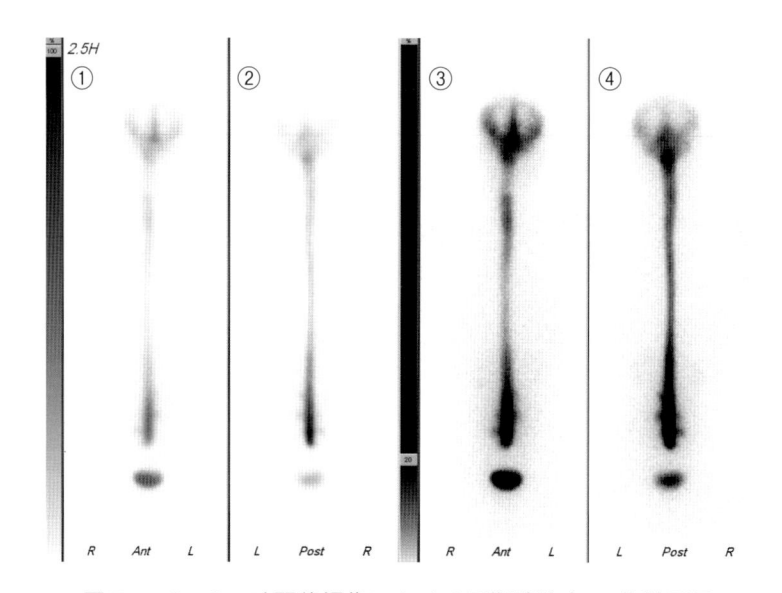

図Ⅱ-4-9　2.5時間後撮像における早期膀胱内RI集積所見
左①②：100％表示，右③④：20％表示　Ant：腹側面撮像，Post：背側面撮像

24時間後残存率：8.8％

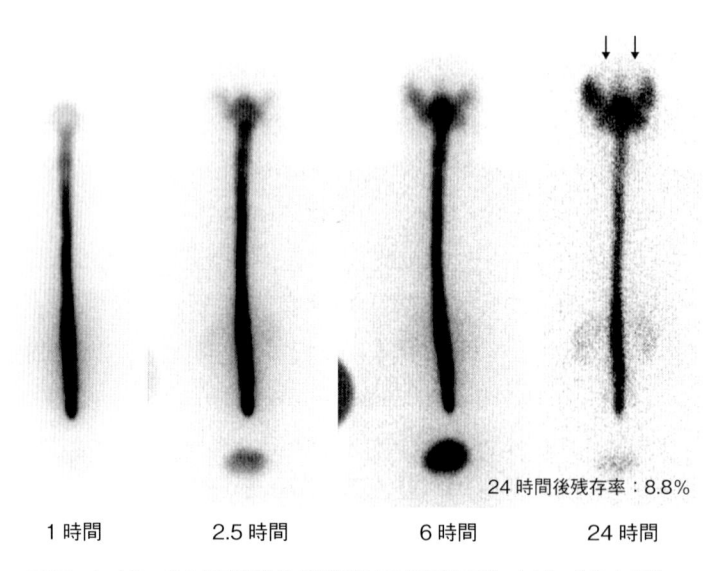

1時間　　　2.5時間　　　6時間　　　24時間

図Ⅱ-4-10　24時間後の円蓋部RI集積遅延（↓）（成人例）

4◆脳脊髄液循環不全所見

　24時間後撮像における円蓋部のRI集積不全という間接所見のことである（図Ⅱ-4-10）。筆者の施設では，小児・若年者で本所見を認めたことはない。

　厚労省研究班の画像診断案では，脳槽シンチ検査のみで脳脊髄液漏出症の診断確実とするためには，本所見が必要である。したがって，この画像診断案によれば，小児においては脳槽シンチ検査のみで，診断確実となる症例はほとんどないと考えるべきである。

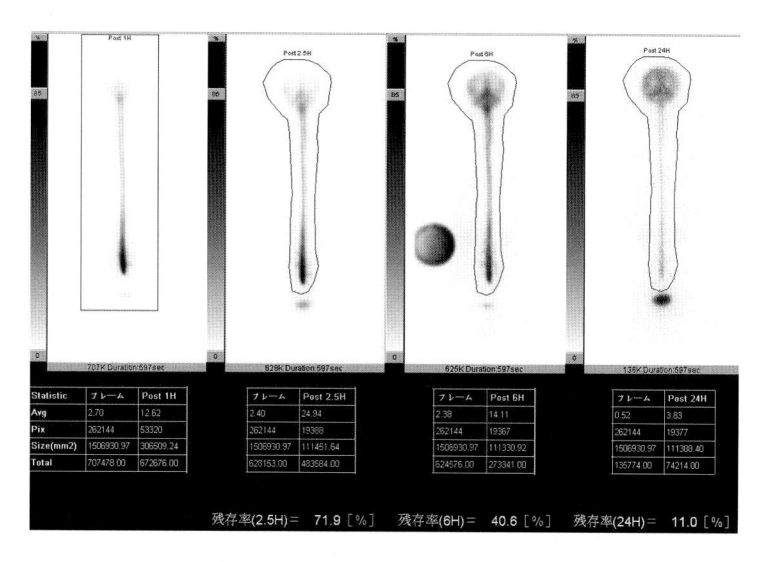

図Ⅱ-4-11　各時間における放射線量のカウントと残存率

5◆24時間後RI残存率・RIクリアランス

髄腔内投与されたRIの減少傾向をみる間接所見である．厚労省研究班では，今後の検討課題としてデータが収集されているところである．撮像方法やRIクリアランスについての考え方の詳細は，『脳脊髄液減少症の診断と治療』の脳槽シンチの章などを参照していただきたい[46,49]．

筆者の施設の方法としては，図Ⅱ-4-11のごとくRI注入後，1時間目での頭部，腎臓，膀胱を含む体の主要な部分を関心領域（ROI）として，15cm/分の速度で背面からの撮像（P→A）により放射線量をカウントする（1時間撮像までは排尿を禁止する）．次に2.5, 6, 24時間目では腎臓，膀胱を除いた髄液腔部分の概略をROIとしてカウントする．各時間のカウント数を1時間目のカウント数で除した数値を％表示し，残存率としている．厚労省研究班の推奨する算出方法は，1時間目でのカウント数ではなく注入直後0分をカウントして，分母としている．この場合，残存率は1時間目の値を分母とするよりもやや小さくなる場合が多い．

なお，残存率の算出に際して，背側面撮像（P→A）のみによるカウントと，腹側面（A→P）および背側面の両側からの撮像カウントの平均値では，前者のほうが低値になることがわかっており[50]，この差異に注意しなければならない．

また，RIクリアランスCについては以下のように算出している．脳脊髄液腔に注入されたRIは指数関数的に減衰すると考え，撮像時間tにおける残存カウントR_tを次のように表す．

$$R_t = R_0 e^{-Ct} \quad (R_0：定数でt=0におけるカウント)$$

これにより，撮像時間T1, T2における測定残存カウント（または残存率）をR1, R2とするとT1〜T2間でのクリアランスCは，以下のとおりとなる．

$$C = \frac{1}{T2-T1} \ln \frac{R1}{R2} \quad (\ln：自然対数)$$

厚労省研究班ではT1：2〜3時間，T2：4〜6時間としている。
　たとえば，図Ⅱ-4-11の症例では <u>24時間後残存率＝11.0%</u>
　2.5〜6時間でのRIクリアランス　<u>C＝1/（6－2.5）ln 71.9/40.6 ＝ 0.163</u>

　24時間後RI残存率は，脳脊髄液減少症研究会におけるガイドライン2007[32]では，成人例のカットオフ値を30%としていたが，筆者らは小児・若年者ではより低く20%を一応のカットオフ値として，これ以下を残存率低下と提案した[15]。これは，われわれの臨床経験からの値ではあるが，小児の髄液循環速度は成人よりも速いとする見解や，年齢とともに残存率が増加したとする報告とも相関性はある[46-48, 51]。なお，筆者の施設の最近2年間における新規未治療症例についての脳槽シンチ検査のデータを表Ⅱ-4-1に示す。これにおいても16〜20%を一応のカットオフ値としてよいと考えている。
　また，RIクリアランス（2.5〜6時間）は，『脳脊髄液減少症の診断と治療』では0.07を一応のカットオフ値として考えられているが[49]，小児・若年者ではもう少し大きな値になると考えられ，表Ⅱ-4-1からは0.09〜0.1付近を基準値とすべきかもしれない。
　この数値は個人差（体格など）・年齢差があり，あくまで目安となる値である。自験例では，24時間後RI残存率10%台であったが硬膜外生食水注入による改善効果が認められず，診断除外した2症例があった（1例は，第Ⅰ部［症例13］☞ p.54）。また，20%台であったが，硬膜外生食水注入による効果が認められ，ブラッドパッチ治療による改善が得られた症例も複数あった。したがって，絶対的なカットオフ値を決定することは現時点で困難であり，数値範囲外の症例がすべて漏出否定，治療非適応とは限らない。また，この数値のみで病態を判断できるものでもない。あくまでも診断のための参考値と考え，他の検査を含めて総合的に判断すべきである。

表Ⅱ-4-1　筆者の施設における最近2年間（2013年12月まで）の脳槽シンチデータ（平均値±標準偏差）

	新規未治療患者のみを対象とした，（　）内は症例数，10歳未満の施行例なし					
	15〜18歳			10〜14歳		
	全例(13)	EBP施行 (8) ※1	EBP未施行 (5) ※2	全例(11)	EBP施行 (9) ※3	EBP未施行 (2) ※4
24時間後残存率	16.5 ± 6.2%	15.1 ± 6.8%	18.9 ± 4.1%	16.9 ± 4.1%	16.1 ± 4.1%	20.5 ± 1.0%
RIクリアランス (2.5〜6時間)	0.11 ± 0.05	0.11 ± 0.06	0.09 ± 0.04	0.10 ± 0.04	0.10 ± 0.04	0.06 ± 0.01

　高校生中心の15〜18歳群13例と，小学高学年および中学生中心の10〜14歳群11例に分けて平均値を算出した。
　ブラッドパッチ治療を行った症例において24時間後残存率・RIクリアランスともに有意差（p>0.1）は認めなかった。
　　※1　全例硬膜外生食水注入効果および治療効果あり，ただし経過観察中または複数回の治療施行例を含む。24時間後残存率20%以上は，1例28.5%（17歳）のみ。
　　※2　全例硬膜外生食水注入による改善効果あり，ただし完治は1例のみ。
　　※3　全例硬膜外生食水注入効果および治療効果あり，ただし経過観察中または複数回の治療施行例を含む。24時間後残存率20%以上は2例あり。20.8%（13歳），20.5%（14歳）
　　※4　硬膜外生食水注入による症状悪化の1例を含む。

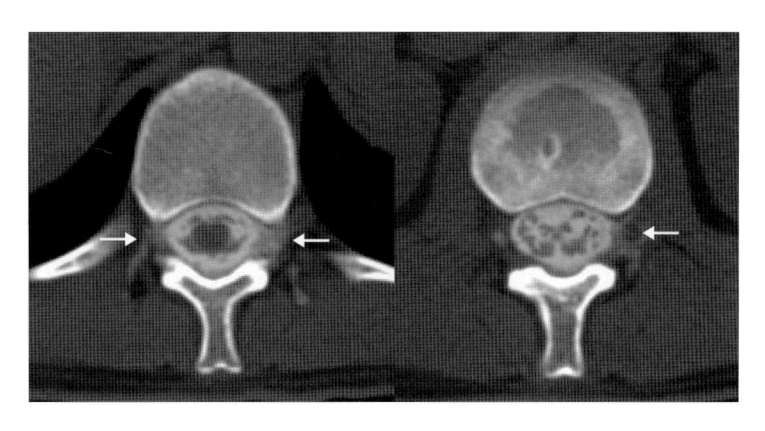

図Ⅱ-4-12　CTミエロの造影剤漏出所見（矢印）
左：下位胸椎部，右：上位腰椎部

4　CTミエログラフィー

　腰椎穿刺によって髄液中に造影剤を注入し，一定時間の経過後に全脊椎部を薄いスライス幅でCT撮影を行い，髄液漏出の有無を観察する検査である。本検査は，漏出部位を調べる検査としては最も鋭敏と考えられており[1,52]，髄液漏出（硬膜外への造影剤漏出）を認める場合には，脳脊髄液漏出症の診断確定となる（図Ⅱ-4-12）。ただし，腰部付近の漏出所見は，穿刺部からの漏出と非連続であることが条件であるが，真の漏出か針穴漏出であるかを必ず区別できるとは限らない。すなわち，この判別が困難なために，診断確定とされない場合もあるであろう。

　腰椎穿刺の方法は脳槽シンチと同様である。また同時に行うことも推奨されている。脳脊髄液腔用造影剤オムニパークまたはイソビスト240 mgI/mLを，以下の投与量を参考にして髄腔内に投与する[53]。

　8～12歳：6～8mL，12～15歳：6～10mL

比重の高い造影剤を全脊椎領域に誘導するとともに造影剤の濃度を均一化するために，頭高位／骨盤上位を保ちながら，体を2～3回，回転させる。なお，CT撮像前にはもう一度2回転以上の回転を行う。

撮像法

　造影剤注入1.5時間後に多列ヘリカルCT装置で穿刺部を含めた全脊椎を撮像する。0.5～1.5 mm厚で撮像し，3 mm厚で観察する。造影剤の漏出が疑われる部位では，連続する元画像を観察して確認する。造影剤が不均等に分布して薄く診断に適さない場合には，当該部位について造影剤注入4時間後に再検する。観察の際のウィンドウレベルは，脳脊髄液腔における造影剤のCT値の半分とする（厚労省研究班の方法）。

　厚労省研究班による解釈・まとめは以下のとおりである。

> **解釈・まとめ**
> - CT ミエログラフィーで硬膜外腔に造影剤を証明できれば，脳脊髄液漏出を診断できる。
> - 穿刺部位からの漏出を否定できれば，脳脊髄液漏出の『確実』所見である。
> - 硬膜の欠損やくも膜下腔と連続する硬膜外造影剤貯留は，脳脊髄液漏出の『確定』所見である。

　本検査の特徴として，造影剤の漏出を認める場合には，上記のように脳脊髄液漏出症の診断は，確実・確定となる。しかし，髄液漏出量の比較的少ない症例や，間欠的に漏出するような症例では，漏出所見が認められない可能性も考えられる[1,52]。放射線被曝を考慮すれば，多数回の撮影は避けるべきであるし，造影剤注入後，長時間経過した撮影では造影剤が薄まり，漏出があっても所見が不明瞭になる可能性がある。したがって，漏出が存在しても，その存在を確認できる所見としてすべて描出できるとは限らないと考えるべきである。

　厚労省研究班では，脳槽シンチと CT ミエロを同時に行い，所見を比較検討することを推奨している。筆者が考える利点は，以下のとおりである。

① CT ミエロで漏出が不明瞭であっても，脳槽シンチにて RI クリアランスの亢進・24 時間後 RI 残存率の低下があれば，疑い症例と考えるべきである。（研究班では今後の検討課題とされる）

② CT ミエロにて漏出あり，または漏出疑いと判断しても，脳槽シンチで RI クリアランスが正常や 24 時間後残存率が十分高値の場合には，CT ミエロ所見が偽陽性と判断しなければならない場合もある。

5 その他：硬膜外生理食塩水注入試験

　頭蓋－脊柱管内の髄液減少状態を調べる試験と考えている[32,54,55]。硬膜外ブロックの手技によって腰部硬膜外腔に生理食塩水を 15～30mL 程度（成人では通常 20mL 以上であるが年齢・体格によって考慮）をゆっくり注入し，1～2 日間の症状変化を観察する。

　注入時の注意点は，腰部～下肢の疼痛や圧迫感を訴える場合があり，小児では成人に比べ多い印象である。疼痛が強い場合には，注入予定量に至らなくても中止する必要がある。また，患者に話しかけながら頭部や腰部の状態変化を答えさせて，ゆっくり注入しなければならない。急速に注入した場合に急激な脳圧亢進変化をきたし，けいれん様の症状を起こすことがある。

　本試験は，脳脊髄液減少症の診断の手がかりとしては大変有用と考える。この試験の結果判定については，偽陽性（プラセボ効果など），偽陰性が含まれる可能性はある。たと

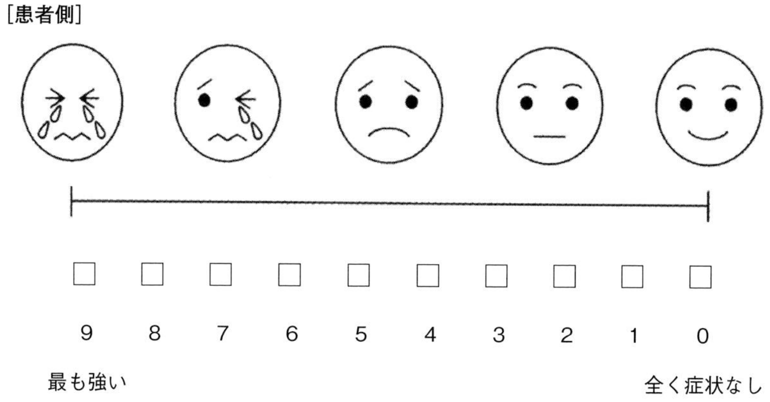

[患者側]

主症状	施行前	1時間後	6時間後	24時間後	48時間後
頭痛	9	2	2	2	3
頸部痛	6	1	1	1	1
腰痛	7	9	8	4	1
両上肢痛	5	1	1	1	1
肩痛	4	1	1	1	2

(注)腰痛のみ一過性に増悪しているのは，腰部硬膜外注射によるものと考える．

図Ⅱ-4-13 硬膜外生食水注入試験（12歳女性症例） 症状変化の記入例

えば，漏出が確実な症例であっても，稀に頭痛の増強や，気分不良を訴える症例はある．

しかしながら，以前に行われていた他の治療でほとんど改善が得られなかった患者が，明らかに頭痛の改善（消失）を訴える場合には，偽陽性の可能性よりも真に有効であったと判断すべきと考えている．また本試験は，繰り返し行っても改善効果を認めるという再現性も大切である．ただし，硬膜外注射という手技を行うのであるから，小児であっても患者の承諾を得て行うべきである．

当院では，症状変化をVAS（visual analog scale）を用いて症状変化を点数化して記録させる．図Ⅱ-4-13は12歳女性の記録例である．症状を強いほうから5つ以内であげてもらい，注入後の変化を観察させる．点数が半減以下となった場合に有効（陽性）と判断している．特に頭痛の変化を観察する．

なお，病状として起立性調節障害・体位性頻脈症候群と脳脊髄液減少症を併発している場合がある．このような場合，硬膜外生食水注入試験を行う際の注意点として，上記のような時間経過による症状改善を見るだけではなく，注入後に午前および午後（特に夕方以降）の症状変化を観察する必要性もある．午前の病状改善効果は乏しいが，午後以降には症状軽減がある場合には，脳脊髄液減少症に対する効果が出ていると判断できる．

検査のまとめ

a 頭部 MRI（造影を含む）

　びまん性硬膜肥厚所見を認めれば，起立性頭痛の存在と合わせて，低髄液圧症は確実である．しかし，経験的には小児・若年者でびまん性硬膜肥厚所見を認める場合は少なく，認めなくても脳脊髄液減少症を否定できない．脳下垂所見は，認める場合でもほとんどが軽度で，多くが異常なしと判断される程度である．

b 脊髄 MRI/MR ミエロ（造影を含む）

　外来診療にて行うことが可能で，腰椎穿刺を必要とする脳槽シンチや CT ミエロ検査の前に行う必要がある．floating dural sac sign を含めた硬膜外水信号所見が明瞭に陽性の場合には，脳脊髄液漏出症の確定診断を行える可能性が高い．しかしながら，これらの水信号所見が陰性であっても脳脊髄液減少症を否定できないと考えている．病状等から脳脊髄液減少症を疑うも所見が陰性の場合には，以下の脳槽シンチ・CT ミエロ検査を考慮する．

c 脳槽シンチ・CT ミエロ

　直接漏出所見を認めれば診断は確実である．しかしながら，直接所見を認めない場合であっても，脳槽シンチの間接所見は有用な情報と考えられる[2]．小児・若年者における間接所見としては，早期膀胱内 RI 集積所見や脳脊髄液循環不全所見よりも，24 時間後 RI 残存率・RI クリアランス（2.5～6 時間）を重視すべきである．

　小児・若年者にこの 2 つの検査を同時に行うことについては，放射線被曝量が比較的多くなり，全例で行うべきであるかは疑問である．一つの方法として，まず脳槽シンチを行い漏出状況や間接所見を確認して，硬膜外生食水注入による症状改善効果と併せて検討する．脳脊髄液減少症の診断または疑いが強いと判断できる場合には，漏出部位が特定できなくても，CT ミエロを行わずにブラッドパッチ治療を選択してもよいと考えている[4]．

　また，脳槽シンチでは漏出部位が不明なとき，その検索の必要性ありと判断した場合には，CT ミエロを行ってみる．成人例ではあるが，脳槽シンチのみの結果では漏出部位が不明でブラッドパッチ治療も不完全となったが，CT ミエロにより多発性の漏出を認め，ブラッドパッチ治療を効果的に行えたとする症例報告もある[56]．ただし，CT ミエロによって必ず漏出部位を特定できるとは限らない．

　RI 装置がない施設において CT ミエロのみを行う場合は，漏出が不明瞭の場合に，否定例であるか疑い例であるかの判断はつかない．したがって脳脊髄液漏出症は否定されても，脳脊髄液減少症を否定することにはならないと考える．

脳脊髄液減少症を疑う場合の診療の流れ

```
起立性頭痛，LUP test 陽性など          起立性調節障害（OD）・体位性頻脈症候群
  1) 頭部 CT・MRI 検査          →      （POTS）の疑いあり
                                       ・新起立性試験施行または専門施設へ紹介
            ↓

保存的治療のすすめ（自宅・入院）
  ・十分な水分摂取              →      治療効果あり：治療は終了
  ・臥床安静（10～14日程度）

            ↓
治療効果なし：髄液漏出検査・硬膜外生食水注入を考慮

2) 脊髄 MRI/MR ミエロ（保存的治療前または期間中でもよい）
   陽性であれば，3) は原則不要
3) 脳槽シンチ・CT ミエロ
   2, 3) の結果に基づいて画像診断分類①～③へ
4) 硬膜外生食水注入：効果の有無で④⑤へ
   3) に先だって行ってもよい

            ↓
```

表Ⅱ-4-2 脳脊髄液減少症の治療適応

2, 3)画像診断 4)生食水注入	①漏出確定・確実 （厚労省研究班案による）	②漏出疑い （厚労省研究班案による） または24時間後残存率20%以下(※)	③漏出否定
④陽性（効果あり）	(a)治療適応	(c)治療適応が多い	(e)一部に治療適応例あり
⑤陰性（効果なし）	(b)治療適応 一部に非適応例あり	(d)治療は個別に検討する	(f)治療非適応

（※）カットオフ値を20%にしているが，現時点における参考値である。

d 硬膜外生食水注入試験

　脳脊髄液減少症の判定には有用な方法と考えている。ただし，低髄液圧症急性期など髄液漏出が多量と考えられる症例には偽陰性もあり，原則行う必要性はない。
　また，脊髄MRI/MRミエロにおいて硬膜外水信号所見が不明瞭〜陰性の場合に，まず硬膜外生食水注入を行い改善効果のある場合にのみ，脳槽シンチやCTミエロを行うという方法もある

e 検査結果と治療適応

　前ページの診療の流れにおいて，検査の結果に基づく治療適応（表Ⅱ-4-2）は，以下のように考える。

①漏出確定・確実（a）（b）群は，原則的にブラッドパッチの適応である。ただし，硬膜外生食水注入による改善効果のない（b）群には，症状と髄液漏出が無関係な場合や，長期慢性化によってブラッドパッチの効果が期待できにくい場合があり，治療については個別に検討を要する場合がある。なお，低髄液圧症急性期例には，硬膜外生食水注入を行う必要はない。

②漏出疑いのある（c）（d）群において，硬膜外生食水注入効果を認める（c）群は，ブラッドパッチの効果が期待できる症例が多い。ただし，この中には硬膜外生食水注入を繰り返すことで改善効果を認める症例がある。硬膜外生食水注入による改善効果のない（d）群には，症状と髄液漏出疑い所見が無関係な場合や，長期慢性化によってブラッドパッチの効果が期待できにくい場合があり，治療については個別に検討する。

③漏出否定の（e）（f）群において，硬膜外生食水注入効果を認める（e）群は，原則としてブラッドパッチの適応はない。硬膜外生食水注入によって持続的な改善効果が得られればよいが，一過性の改善しか示さない症例にはブラッドパッチを検討する場合がある。硬膜外生食水注入効果がない（f）群は，否定例すなわち別病態，別疾患と考えるべきである。

文献

1) Hunderfund ANL, Mokri B. Orthostatic Headache with and without Cerbrospinal Fluid Leak. A Review. Eur Neurol J 2009: 47-58.
2) Schievink WI. Spontaneous spinal cerebrospinal fluid leaks. Cephalalgia 2008; 48: 1347-1356.
3) 宮澤康一．特発性低髄液圧症候群の診断と治療．脳神経　2004；56（1）：34-40.
4) Franzini A, Messina G, Nazzi V, et al. Spontaneous intracranial hypotension syndrome : a novel speculative physiopathological hypothesis and a novel patch method in a series of 28 consecutive patients. J Neurosurg 2010; 112: 300-306.
5) 三浦真弘，米村豊．脳脊髄液減少症にともなう髄液漏出の発生機序と脊髄硬膜外リンパ系との形態学的関係について―Epidural Blood Patch療法の有効性検証も含めて―．リンパ学　2010；33：2-11.
6) Mokri B. Low cerebrospinal fluid pressure syndromes. Neuro Clin N Am 22 2004: 55-74.
7) Schoffer KL, Benstead TJ, Grant I. Spontaneous Intracranial Hypotension in the Absence of Magnetic

Resonance Imaging Abnormalities. Can. J. Neuro. Sci. 2002; 29: 253-257.
8) Horton JC, Fishman RA. Neurovisual findings in the syndrome of spontaneous intracranial hypotension from dural cerebrospinal fluid leak. Opthalmology 1994; 101: 244-251.
9) Ferrante E, Savino A, Brioschi A, et al. Transient oculomotor cranial nerve palsy in spontaneous intracranial hypotension. J Neurosurg Sci 1998; 42: 177-179.
10) Pleasure SJ, Abosch A, Friedman J, et al. Spontaneous intracranial hypotension resulting in stupor caused by diencephalic compression. Neurology 1998; 50: 1854-1857.
11) Pakiam AS, Lee CL, Lang AE. Intracranial hypotension with parkinsonism, ataxia, and bulbar weakness. Arch Neurol 1999; 56: 869-872.
12) Berdahl JP, Allingham RR, Johnson DH: Cerebrospinal fluid pressure is decreased in primary open-angled glaucoma, Ophthalmology 2008; 115: 763-768.
13) Walsted A: Effects of cerebrospinal fluid loss on hearing. Suppl. Acta Otolaryngol 2000; 543: 95-98.
14) 中川紀充．記憶障害を訴えた脳脊髄液減少症例の脳SPECT所見．脳脊髄液減少症データ集Vol.2．東京：メディカルレビュー社；2009．pp.83-88.
15) 中川紀充，髙橋明弘，髙橋浩一．小児・若年者の脳脊髄液減少症．守山英二，編．脳脊髄液減少症の診断と治療．京都：金芳堂；2010．pp.107-119.
16) 守山英二．外傷と脳脊髄液減少症．守山英二，編．脳脊髄液減少症の診断と治療．京都：金芳堂；2010．pp.11-15.
17) 永廣信治，谷諭，荻野雅宏ら．スポーツ頭部外傷における脳神経外科医の対応―ガイドライン作成に向けた中間提言―．神経外傷　2013；36：119-128.
18) McCrory P, Meeuwisse W, Johnston K, et al. Consensus statement on concussion in sport: The 3rd International Conference on concussion in sport, held in Zurich, November 2008, J Clin Neurosci 2009; 16: 755-763.
19) Silverberg VD, Iverson GL. Etiology of the post-concussion syndrome: Physiogenesis and psychogenesis revisited. Neuro Rehabil 2011; 29: 317-329.
20) 前田剛，吉野篤緒，片山容一．重症頭部外傷ガイドライン2013アップデート．脳外誌　2013；22：831-836.
21) 日本頭痛学会新国際頭痛分類普及委員会．国際頭痛分類．第2版日本版．2004；31：97-98.
22) Headache Classification Committee of the International Headache Society (HIS). The International Classification of Headache Disorders, 3rd edition (beta version). Cephalalgia 2013; 33 (9): 715-717.
23) 白田明子．診察のポイント．椎原弘章編．小児の頭痛　診かた治しかた．東京：中山書店；2009．pp.30-31.
24) 荒木清．前兆のない片頭痛／前兆のある片頭痛の病態と分類，診断．椎原弘章編．小児の頭痛　診かた治しかた．東京：中山書店；2009．pp.94-97.
25) 脳脊髄液減少症の診断・治療の確立に関する研究．厚生労働科学研究費補助金　障害者対策総合研究事業（神経・筋疾患分野）　平成23年度総括研究報告書；pp.1-45.
26) 佐藤慎哉，嘉山孝正．低髄液圧症候群，脳脊髄液減少症，脳脊髄液漏出症．脳外誌　2013；22：443-451.
27) Rahman M, Bidari SS, Quisling RG, et al. Spontaneous Intracranial Hypotension: Dilemmas in Diagnosis. Neurosurgery 2011; 69: 4-14.
28) Schievink WI, Tourje J. Intracranial hypotension without meningeal enhancement on magnetic resonance imaging. J Neurosurg 2000; 92: 475-477.
29) Schoffer KL, Benstead TJ, Grant I. Spontaneous intracranial hypotension in the absence of magnetic resonance imaging abnormalities. Can J Neurol Sci 2002; 29: 253-257.
30) Mokri B, Hunter SF, Atkinson JLD, et al. Orthostatic headaches caused by CSF leak but with normal CSF pressures. Neurology 1998; 51: 786-790.
31) 脳脊髄液減少症の診断・治療の確立に関する研究．厚生労働科学研究費補助金　障害者対策総合研究事業（神経・筋疾患分野）　平成22年度総括研究報告書；pp.1-50.
32) 脳脊髄液減少症研究会ガイドライン作成委員会．脳脊髄液減少症ガイドライン2007．東京：メディカルレビュー社；2007．pp.15-18.
33) Mokri B. Spontaneous cerebrospinal fluid leaks: from intracranial hypotension to cerebrospinal fluid hypovolemia- evolution of a concept. Mayo Clin Proc 1999; 74: 1113-1123.
34) Buffington CW, Nichols L, Moran PL, et al. Direct Connections Between the Spinal Epidural Space and

the Venous Circulation in Humans. Reg Anesth Pain Med 2011; 36: 134-139.
35) Chiapparini L, Farina L, D'Incerti L, et al. Spinal radiological findings in nine patients with spontaneous intracranial hypotension. Neuroradiology 2002; 44: 143-150.
36) Pannullo SC, Reich JB, Krol G, et al. MRI changes in intracranial hypotesion. Neurology 1993; 43: 919-926.
37) Mokri B. The Monro-Kellie hypothesis: Applications in CSF volume depletion. Neurology 2001; 56: 1746-1748.
38) Watanabe A, Horikoshi T, Uchida M, et al. Diagnositic Value of Spinal MR Imaging in Spontaneous Intracranial Hypotension Syndrome. Am J Neuroradiol 2009; 30: 147-151.
39) Hosoya T, Hatazawa J, Sato S, et al. Floating Dural Sac Sign is a Sensitive Magnetic Resonance Imaging Finding of Spinal Cerebrospinal Fluid Leakage. Neurol Med Chir 2013; 53: 207-212.
40) Rabin BM, Roychowdhury S, Meyer JR. Spontaneous Intracranial Hypotension: Spinal MR Findings. Am J Neuroradiol 1998; 19: 1034-1039.
41) Yousry I, Förderreuther S, Moriggl B, et al. Cervical MR Imaging in Postural Headaches: MR Signs and Pathophysiological Implications. Am J Neuroradiol 2001; 22: 1239-1250.
42) 日本核医学学会・小児核医学検査適正施行検討委員会．小児核医学検査適正施行のコンセンサスガイドライン．
43) 日本アイソトープ協会医学・薬学部会核医学イメージング規格専門委員会．核医学イメージングのための小児への放射性医薬品投与量に関する勧告．RADIOISOTOPES 1998；37：627-637．
44) 脳脊髄液減少症の診断・治療法の確立に関する研究．厚生労働科学研究費補助金 障害者対策総合研究事業（神経・筋疾患分野） 平成25年度総括研究報告書；pp.1-10.
45) 守山英二．脳脊髄液漏出症診断の最前線．神経外傷 2014; 37: 7-17.
46) Moriyama E, Ogawa T, Nishida A, et al. Quantitative analysis of radioisotope cisternography in the diagnosis of intracranial hypotension. J Neurosurg 2004; 101: 421-426.
47) 松本悟，大井静夫．先天奇形 1）水頭症．高倉公朋監修．脳神経外科シリーズ 小児脳神経外科．東京：現代医療社；1990. pp.71-79.
48) 篠永正道．RI脳槽・脊髄液腔シンチグラフィーにおける高齢者例と小児例のRI残存率の比較．脳脊髄液減少症データ集Vol.1．東京：メディカルレビュー社；2007. pp.147-154.
49) 守山英二．RI脳槽シンチグラフィー．守山英二，編．脳脊髄液減少症の診断と治療．京都：金芳堂；2010. pp.33-55.
50) 高橋浩一，美馬達夫．RI脳槽シンチグラムのRI残存率評価法について．脳脊髄液減少症データ集Vol.2．東京：メディカルレビュー社；2009. pp.50-53.
51) 浅利泰広，堀越徹，内田幹人ら．脳槽シンチグラフィーにおけるトレーサークリアランスと年齢．BRAIN and NERVE 2010；62（2）：165-171.
52) Hunderfund ANL, Mokri B. Orthostatic headache without CSF leak. Neurology 2008; 71: 1902-1906.
53) 吉川公彦，富山憲幸．造影剤要覧．第28版．東京：バイエル薬品；2011. pp.42-43.
54) 及川明博，武田直人，佐々木久里．脳槽シンチグラフィーと硬膜外生食水注入試験による脳脊髄液減少症診断の検証．脳脊髄液減少症データ集Vol.1．東京：メディカルレビュー社；2007. pp.155-160.
55) 中川紀充．脳脊髄液減少症 - 水分代謝・バランス異常の側面から．脳脊髄液減少症データ集Vol.1．東京：メディカルレビュー社；2007. pp.183-188.
56) Benzon HT, Jabri RS, Walker MT, et al. The Role of Computerized Tomography – Myelography in a Patient With Spontaneous Intracranial Hypotension From Multiple Cerebrospinal Fluid Leaks. Clin J Pain 2006; 22: 831-833.

5 治療

1 外来での保存的治療

a 急性期保存的治療

　特発性低髄液圧症候群（spontaneous intracranial hypotension；SIH）として知られてきた疾患が，早期に診断されて「厳重な安静臥床」の保存的治療を行えば，大部分の患者が自然に治癒する[1]。その安静期間は2～16週であると言われている[1-4]。いわゆる脳脊髄液減少症も，早期に診断されて厳重な安静臥床を行えば回復する患者が多く，篠永[5]によると，交通外傷後脳脊髄液減少症は3カ月以内であれば約7割が安静臥床で改善するという。小児・若年者は成長期で自然治癒力が豊富なので，成人よりも安静臥床に対する回復率が高いはずである。しかし，医師は「不登校の原因は社会不適応（不登校や引きこもり）等の精神的背景によるものが多い[6,7]」「起立性調節障害は頻度の高い病態である[8]が，低髄液圧症候群は稀な疾患である」「低髄液圧症候群の頭痛は座位または立位をとってから15分以内に増悪しなければならない[9]」「打撲や捻挫の診断は軟部組織損傷で，3～4週にほぼその修復が完了し，症状の改善が可能なはずである[10,11]」「外傷後の不定愁訴は心因反応である[12]」などの常識にとらわれているため，また，小児・若年患者が自らの意思で脳脊髄液減少症の診療を希望して受診することが少ないため，脳脊髄液減少症が想定される小児・若年患者は，急性期の内に保存的治療で自然治癒する機会を逃している。

　筆者は，頭頸部外傷後に出現した慢性頭痛と随伴症状のため日常生活と学業に支障をきたしていた児童・生徒11例（18歳未満）に「厳重な安静臥床と水分摂取」の保存的治療を指導して，10例が回復して元の学校生活に戻り，児童・生徒は成人よりも回復率が高く，約1年経過していても保存的治療で回復する例があることを報告した[13]。その後に行った啓発活動で，多くの小児・若年患者を診療する機会を得た。なかには，保存的治療が奏効しない患者が存在することも知った。脳脊髄液減少症が想定される患者に対する保存的治療の方法，治療成績，問題点等を解説する。

1 ◆ 説明・指導内容[13]

①脳脊髄液減少症が疑われます．脊髄硬膜の骨折と理解してください．硬膜内の髄液が漏れにくい姿勢を取り続けると，損傷した硬膜は多くの場合，自然にくっつきます

②2週間連続で，1日24時間の内23時間をめざして，「横になる安静」を続けてください

③横になっていても，身体は固くしない．しなやかさを維持してください

④食事，トイレ，入浴は起きて普通に行ってください

⑤水分は少し多めに飲んでください

⑥2週間の安静が過ぎたら，起きている時間を徐々に増やしていき，3週以降に受診してください（体を起こしはじめる前に一度電話連絡をもらい，治療効果が不十分な場合には，安静臥床をさらに延長するように指導している）

⑦症状の経過を毎日書いて，受診日に持参してください

⑧治癒したと感じても，3カ月間は重いものを持たない，激しい運動はしない，体育は見学としてください

2 ◆ 経緯

脳脊髄液減少症の治療を開始して最初の1年間は，早期の段階で小児・若年患者を診療する機会はなかった．2年目に地元の新聞が交通事故後に発症した9歳男児の記事を掲載したことがきっかけとなり，比較的早期の小児・若年患者を診察するようになった（第Ⅱ部5-5-a［症例1］☞p.137）．

3 ◆ 治療成績

啓発活動の結果，発症1カ月〜約1年経過した患者を診察する機会が増加した．明確な外傷があり，その外傷から7日以内に出現し，座位・立位の継続により出現・増悪する特徴を有する頭痛と随伴症状から外傷後脳脊髄液減少症として矛盾がないと判断した32例に「厳重な安静臥床」を指導した．15歳以下の17例は回復した．16歳以上の15例では10例が回復し，5例が回復しなかった（図Ⅱ-5-1）．小児・若年患者は，厳重な安静臥床の保存的治療に高率に反応するので，早期発見・早期治療が重要と考える．

4 ◆ 患者から学んだこと

①座位・立位の継続により出現・増悪する頭痛と随伴症状から脳脊髄液減少症として矛盾がないと判断できる小児・若年患者は，約1年以内であれば，保存的治療に反応することがある

②安静ではなく，「厳重な安静臥床」が必要である

③「厳重な安静臥床」の期間は1週間では不十分で，最低でも2週間は必要である

④諸症状が消失したあと，3カ月間くらいは重い物を持ったり，激しい運動をしたりすることを控える必要がある

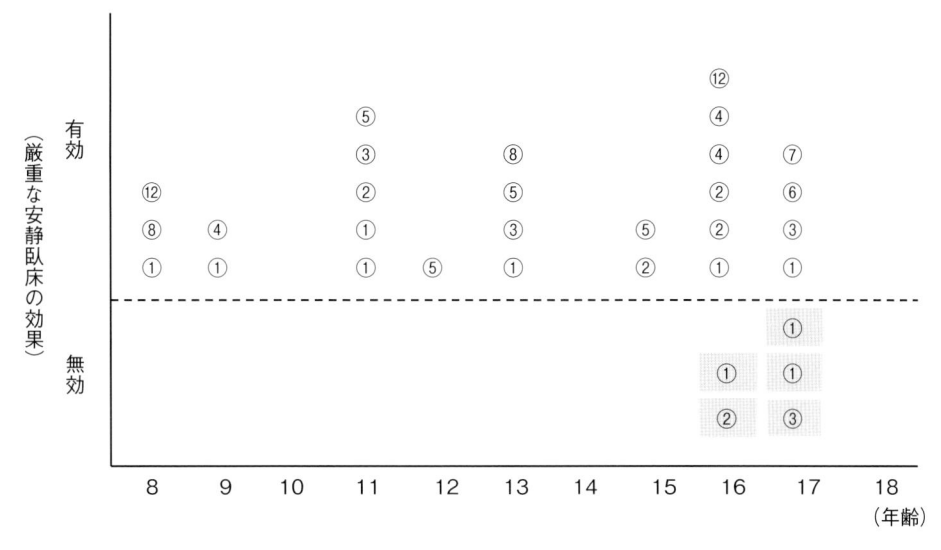

図Ⅱ-5-1 横になる安静の効果；○内の数字は発症から安静臥床開始までの月数
（安静臥床施行32例，27例有効，5例無効）

⑤保存的治療に反応しない患者も存在する。この場合はブラッドパッチを想定して，髄液漏出の検査を行う必要がある

⑥32例の症例に限って言えば，外傷後に発症したタイプで15歳以下の場合は保存的治療に反応する確率が高いが，16歳以上では確率が低下する

⑦外傷との関連が不明確な例と脳下垂を認める例は保存的治療に対する反応が乏しい傾向がある

5 ◆「厳重な安静臥床」の問題点

「横になる安静」は精神（心理）療法の一部，すなわち，わが国で開発された森田療法[14]の第一期・臥褥療法としても行われている。患者は隔離され，面会，談話，読書，喫煙，その他すべての気を紛らわすようなことは禁じられ，食事，便通のほかは，ほとんど絶対臥褥を命ぜられる。患者は心身の疲労から回復し，精神的葛藤により煩悩が極に達したときに苦痛が消されることがあり，治癒の原体験になるというものである。

「横になる安静」をすすめた小児・若年患者の症状・経過が，過去に経験した，発症から数年間が経過してブラッドパッチを必要とした小児・若年者の脳脊髄液減少症のそれときわめて類似していたため，脳脊髄液減少症を疑った。髄液圧測定や髄液漏出を証明するために必要な脳槽シンチ等の検査は行っていないので，外傷のストレスで発症，または悪化した起立性調節障害，外傷をきっかけとした解離性障害，てんかん性障害，身体化障害，虚偽性障害，詐病などの精神的背景による社会不適応（不登校や引きこもり）が含まれている可能性があるのではないかという批判がある。しかし，医療の目的は患者を良くすることである。原因が脳脊髄液減少症であろうが，精神的な要素や背景による社会不適応であろうが，両者に対して効果が期待できる方法を指導することは「是」ではないかと考え

ている。

b 他の保存的治療（ブラッドパッチ後の安静期間を含む）

　人間の身体を構成する物質，活動や生命維持に必要なエネルギーはすべて食物から得られる。硬膜の修復にも，髄液の産生量を増加させるためにも，原料を補う必要があり，食べることが重要である。ところが，脳脊髄液減少症では，吐き気，胃もたれ，胸やけ等の消化器症状が強くて食事を十分に摂取できない患者がいる。この消化器症状が治癒を遅らせる原因ともなる。逆流性食道炎であり，プロトンポンプインヒビター等が必要である。食欲が低下していない患者には，食物の過剰摂取による肥満に対して注意をしている。バランスの取れた食事（カロリー控えめ，タンパク質多め）と，十分な水分・ミネラルの摂取を指導している。冷たい飲食物（アイスクリーム，氷，冷たいドリンク等）の摂取は，下痢や片頭痛をひき起こす可能性がある。飲食物は常温か温かい状態で摂取するように指導している。運動不足で便秘になることがあり，便秘薬の処方が必要となる場合がある。睡眠リズムが乱れ，睡眠薬の処方が必要となることもある。

　ブラッドパッチ後にも約2週間の安静臥床が必要である。その後は徐々に安静を解除していく。規則正しい生活・睡眠，軽度の有酸素運動，太陽光を浴びること，心穏やかに過ごすことは自然治癒力を高めるのに有効であると説明している。

c 慢性期保存的治療（ブラッドパッチ後のアフターケア）

　発症から複数年が経過している患者では，ブラッドパッチで起立性頭痛が消失したあとに，片頭痛，痙性斜頸，むずむず脚症候群，うつ病，高次脳機能障害などの続発・併存が明らかとなり，これらに対する治療が必要となることがある。髄液漏れが長期に続くことは，脳の機能になんらかの二次的な障害をひき起こしていることが考えられる[15]。

最後に

　小児・若年者で脳脊髄液減少症，または，脳脊髄液減少症が疑われる患者は決して"稀"ではない。脳脊髄液減少症の治療の基本はブラッドパッチではなくて，厳重な安静臥床である。脳脊髄液減少症が想定される小児・若年者を診察した場合，なるべく早い段階で，厳重な安静臥床と水分摂取の保存的治療を試してほしい。

文献

1) Ferrante E, Savino A, Sances G, et al. Spontaneous intracranial hypotension syndrome: Report of twelve cases. Headache 2004; 44: 615-622.
2) Gibson BE, Wedel DJ, Faust RJ, et al. Continuous epidural saline infusion for the treatment of low CSF pressure headache. Anesthesiology 1988; 68: 789-791.
3) 安井敬三. 特発性低髄液圧症候群の治療. 神経内科　2000；53：446-449.

4) 宮澤康一．特発性低髄液圧症候群の診断と治療．脳神経　2004；56：34-40．
5) 篠永正道．交通事故との関連―交通外傷後脳脊髄液減少症の診断と治療．医学のあゆみ　2010；235：775-780．
6) 文部科学省．不登校への対応について．2003年3月報告書．(http://www.mext.go.jp/a_menu/shotou/futoukou/main.htm)
7) 小児科医のための不登校診療ガイドライン．日本小児心身医学会，編．小児心身医学会ガイドライン集―日常診療に活かす4つのガイドライン―．東京：南江堂；2009．pp.55-84．
8) 小児起立性調節障害診断・治療ガイドライン．日本小児心身医学会，編．小児心身医学会ガイドライン集―日常診療に活かす4つのガイドライン―．東京：南江堂；2009．pp.1-54．
9) 日本頭痛学会新国際頭痛分類普及委員会．国際頭痛分類．第2版日本版．日本頭痛学会誌　2004；31：97-98．
10) 池田亀夫，池田彬，平林洌ら．いわゆる鞭打ち損傷に関する臨床的研究．日整会誌 1968；42：473-489．
11) 小此木啓吾，鈴木敏夫，塚田浩二ら．いわゆる鞭打ち損傷慢性患者に特有の心理・社会的状況．精神医学　1969；11：867-878．
12) 日本頭痛学会新国際頭痛分類普及委員会．国際頭痛分類．第2版日本版．日本頭痛学会誌　2004；31：78-83．
13) 髙橋明弘．児童・生徒の頭頸部外傷による慢性頭痛に対する厳重な安静臥床と水分摂取による保存的治療の経験．日本頭痛学会誌　2012；38：279-282．
14) 森田正馬．神経質の本態及び療法．東京：創造出版；2003．pp.80-96．
15) 美馬達夫．低髄液圧症候群（脳脊髄液減少症）．ペインクリニック　2005；26：1403-1411．

2　入院による保存的治療

　通院での療養によって改善が乏しい場合には，入院での保存的治療を考慮してみる（10〜14日間程度）．臥床安静に加えて，体格に応じて500〜1000mL/日の点滴を行う．点滴は細胞外液の補充として，生理食塩水，乳酸リンゲル液や開始液（1号液）を用いることが多い．また，入院中に頭部MRIや脊髄MRI/MRミエロ検査を行うことができる．
　入院での保存的治療は，臥床安静を保ちやすいことや，点滴による水分補給ができるなど，自宅で行う場合よりも効果的であることが多いが，精神的な面で（ホームシックなど）1週間以上の入院が困難な場合もある．

3　治療としての硬膜外生理食塩水注入

　治療目的として硬膜外腔に生理食塩水を間欠的または持続的に注入する方法がある[1-4]．通常は，間欠的に注入する方法として1〜2回/月の注入を行いながら様子観察を行う．漏出疑い例や漏出否定例において硬膜外生食水注入による改善効果を認める場合「脳脊髄液減少症と疑う場合の診療の流れ」（☞p.123）治療適応（c），（e）は，是非行ってみるべき方法である．
　複数回の注入によって治療前より病状が改善傾向を示す症例は少なくない．ただし，治癒症例（第Ⅱ部5-5-b［症例2］☞p.147）もあるが，少数のみで根治性はあまり期待できない．また，漏出が明瞭な症例に行うこともよいが，改善効果を認めても通常は一過性で治療効果は低い場合が多い．

持続的注入方法の適応に明瞭なものはないが，間欠的注入の効果は認めるものの一過性であり，症状が比較的重い場合に行った経験がある．方法は次のとおりである[4]．

腰部に硬膜外チューブを留置し，成人に比べ体重差を考慮して，はじめに10〜20mLの生食水を注入する．以後，15〜20mL/時間（体格による）の生食水を数日間持続注入する．感染に十分注意することが必要である．経験的には，小児では硬膜外腔が狭いためかチューブ内圧が高く，注入の継続が困難な場合があった．また，挿入部痛を訴える場合もある．

このような方法で頭痛をはじめとする症状の改善を認めるものの，改善効果の持続時間が短い症例では，治療効果は期待できず，ブラッドパッチ治療を考慮すべきである．

なお，生食水注入の変法として，生食水に空気を加えて注入する方法がある．注入量について規定はなく施行医の判断によるが，生食水単独よりも持続効果が長いようである．ただし，生食水注入による効果を認める症例でも，空気の混入で頭痛の増悪などを訴える場合がある．したがって，施行にあたっては施行医が患者に応じて判断して行う必要がある．

文献

1) Gibson BE, Wedel DJ, Faust RJ, et al. Continuous epidural saline infusion for the treatment of low CSF pressure headache. Anesthesiology 1988; 68: 789-791.
2) 川﨑史朗，山本祐司，角南典生ら．持続硬膜外生食注入にて治癒した特発性頭蓋内圧低下症の1例．脳神経　1999；51（8）：711-715．
3) Turnbull DK, Shepherd DB. Post-dural puncture headache: pathogenesis, prevention and treatment. Br J Anaesth 2003; 91: 718-729.
4) 坪川恒久，山本健．硬膜外自家血パッチ．臨床麻酔　2003；27：163-168．

4 ブラッドパッチ治療について

小児期発症した脳脊髄液減少症の治療はまず，点滴，水分補給＋安静などの保存的加療を行う．特に発症早期には，保存的加療のみで軽快する場合が多いので，まずは試みるべき治療である．

これらの保存的治療効果が乏しい場合，ブラッドパッチを考慮すべきである．

ブラッドパッチとは，脊髄を包む硬膜という膜の外側に自分の血液を注入し，髄液の漏れを止める治療である．治療前に，点滴にて静脈を確保し，ブラッドパッチは原則，腹臥位で行う．枕1〜2個程度を上腹部から腰部にかけて置いて，体が軽く前屈する体位で開始し，イソジンなどで消毒をする．通常，ブラッドパッチは局所麻酔下（1％リドカイン5〜10mLなど）で行うが，患児の協力が得られにくい場合は，バルビチュレートなどの鎮静を併用する．

麻酔後，18ゲージ硬膜外穿刺針を使用し，抵抗喪失法にて硬膜外腔に針先を慎重に挿

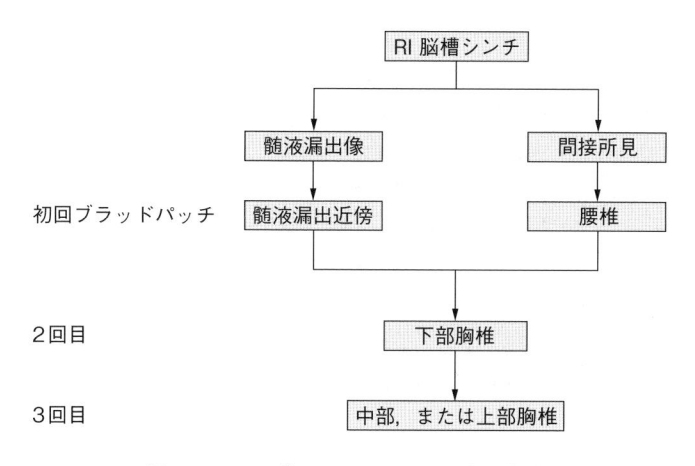

```
                    ┌─────────────┐
                    │ RI 脳槽シンチ │
                    └──────┬──────┘
              ┌────────────┴────────────┐
         ┌────┴─────┐              ┌────┴────┐
         │ 髄液漏出像 │              │ 間接所見 │
         └────┬─────┘              └────┬────┘
              │                    ┌────┴────┐
初回ブラッドパッチ │ 髄液漏出近傍 │     │  腰椎   │
              └────┬─────┘        └────┬────┘
                   └──────────┬────────┘
                              ↓
                         ┌─────────┐
2回目                     │ 下部胸椎 │
                         └────┬────┘
                              ↓
                     ┌────────────────┐
3回目                 │ 中部，または上部胸椎 │
                     └────────────────┘
```

図Ⅱ-5-2　ブラッドパッチの注入部位

(Takahashi K, Mima T, 2011[3] より)

入する．その後，あらかじめ確保していた静脈ラインより，看護師などの助手に，半清潔操作にて血液を採取してもらう．その血液を採取したシリンジを，小児用エクステンションチューブで硬膜外針と接続し，ゆっくりと注入する．血液注入量は，体重が40kg以下の児童の場合には，15～20mL，40kg以上の児童には男児30mL，女児20mLを目安にしている．上部胸椎から行う場合は，15mL以下にとどめている．血液注入中に疼痛を訴えた場合は休憩し，疼痛が安定したら注入を再開する．休憩しても強固な疼痛が続く場合は，目安量より少ない量であっても，治療を終了する．また鎮静併用症例では，1回の治療は原則15mLの血液注入としている．

当院での治療方針

ブラッドパッチ施行部位は，RI脳槽・脊髄液腔シンチグラフィー（以下：脳槽シンチ）やCTミエログラフィーにて髄液漏出が確認できた症例では，漏出部位近傍に行う．髄液漏出が確認できない間接所見で診断した症例は腰椎から自己血を注入する．初回治療が効果を示さない場合，もしくは，治療効果が十分でない場合，2回目のブラッドパッチを考慮する．当院の場合，通常，下部胸椎レベルから行う．ブラッドパッチ治療の間隔が短いと疼痛悪化などの合併症が出現する可能性が高いので，可能であれば6カ月は治療間隔をあけるようにしている．症状が非常に強固で6カ月待つのが厳しい症例では最低2カ月はあけるようにしている．もし，3回目の治療が必要な場合は，中部から上部胸椎より行う場合もある（図Ⅱ-5-2）[1-3]．ただし，小学生以下の小さな子どもに対しては，上部胸椎からのブラッドパッチ適用は慎重に考慮している．3回のブラッドパッチで効果が乏しい場合は，脳槽シンチを評価し，4回目のブラッドパッチの適応を検討する．また，いったん軽快していた症状が再発したときは，効果を示した部位，もしくは1，2椎体上のレベルからのブラッドパッチが有効な場合が多い（第Ⅱ部5-5-c［症例2］☞ p.155,［症例4］☞ p.159）．

当院は，厚生労働省脳脊髄液減少症の診断・治療法に関する研究班の脳脊髄液漏出症画

表Ⅱ-5-1　ブラッドパッチ治療予後

発症から治療までの期間	著明改善	部分改善	不変
全体（50例）	34（68.0%）	10（20.0%）	6（12.0%）
1年未満（25例）	17（68.0%）	7（28.0%）	1（4.0%）
1年以上2年未満（8例）	5（62.5%）	3（37.5%）	1（12.5%）
2年以上3年未満（3例）	2（66.7%）	1（33.3%）	0（0.0%）
3年以上4年未満（4例）	3（75.0%）	0（0.0%）	1（25.0%）
4年以上5年未満（2例）	2（100.0%）	0（0.0%）	0（0.0%）
5年以上10年未満（3例）	2（66.7%）	0（0.0%）	1（33.3%）
10年以上（5例）	2（40.0%）	1（20.0%）	2（40.0%）

(Takahashi K, Mima T[3] より)

像判定基準が発表される，はるか以前の平成15年春より脳脊髄液減少症の治療を行ってきている．治療当初より，特に2回目以降のブラッドパッチ施行に関して，必ずしも脳槽シンチなどの画像評価を行わず，現在に至っている．あくまで当院の治療方針として参考にしていただけたら幸いである．

a ブラッドパッチ治療成績

　山王病院では，平成25年3月現在，150例以上の学童，思春期発症（15歳以下）の脳脊髄液減少症を治療してきた．2年以上の経過観察期間を経た87例のブラッドパッチ治療平均回数は，1.9回である．

　ブラッドパッチ治療成績は，著明に改善した症例（学校や社会に完全復帰）は約60%，部分改善例（学校や社会には完全には復帰できていないが，以前より症状が軽快している）が，約30%で，有効率が90%近くに達する．特に発症から治療までの期間が5年以下の症例は，有効率90%以上である．一方，発症から治療までの期間が10年以上経過した症例では有効率は半分程度にとどまっており，早期の診断が重要と考えている（表Ⅱ-5-1）．

b 合併症

　血液注入に伴う穿刺部付近の疼痛を訴える症例は70%ほどに見られる．疼痛に対し，湿布や消炎鎮痛剤を投与し，通常，数日から数週間で軽減する．穿刺部痛をかばうあまり，不自然な姿勢を取り続けると，他の部位に痛みが生じる場合があるため，良い姿勢とリラックスを心がけるように指導している．頭痛などの症状が一時的に悪化する場合もある．

　成人症例では約1%に諸症状が悪化する症例があり，治療のリスクと考えている．特にブラッドパッチの合併症として，複合性局所疼痛症候群（complex regional pain syndrome；CRPS）（以前は反射性交感神経性萎縮症 reflex sympathetic dystrophy と呼ばれた）や線維筋痛症を生じる場合があるので，ブラッドパッチ治療で血液注入に伴う疼痛が強い場合は，無理をせずに注入部位を変える，もしくは中止することが大切である．

　それから線維筋痛症患者にブラッドパッチを施行すると，疼痛などの症状が悪化する場

合が少なくないため，初診時に，頸部や肩などに圧痛点の有無を診て，線維筋痛症の合併の可能性を調べることが重要である。

またブラッドパッチ施行中にけいれん発作を起こす場合もある。そのほかに文献的には，徐脈，limbo-vertebral syndrome，難聴，脊椎硬膜下血腫，感覚低下，精神変化，膿尿，cauda equina syndrome，感染，髄膜炎，脳神経麻痺，気脳症，腰背部痛，再発といった合併症の報告がある[4]。ただし，現時点で15歳以下の症例では，悪化症例は経験していない。

C 治療後の注意点

ブラッドパッチ治療後は，成人例にならい，約2週間の安静が必要である。その後は，オーバーワークに注意しながら，少しずつ体力を回復させるべきである。また，生活の基本「食事」「睡眠」「適度な運動」を心がけることは，もちろん重要である。成人例に比較し，小児例では比較的短時間に改善する症例が少なくないが，症状改善に至るまでには，個人差が存在する。

それから脳脊髄液減少症治療を通じて痛感しているのは，メンタルが占める部分が多いことである。小児は成人に比し，ストレスが少ないと言われているが，それでも学校や将来への不安など，治療効果に影響を与える。また復学できても，調子が悪いときに休息が取れないなどの無理がたたり，復学をきっかけに症状が悪化した症例も経験した。その他，復学後にいじめに遭い，頭痛などは改善したものの，精神的に不安定となり，不登校となった児もいた。脳脊髄液減少症に関して，体調不良時には休息が必要であり，状態によっては運動を制限するなど，家族や学校などの周囲の病気に対する理解が非常に重要である。体調不良時に，水分補給や横になるなどの応急処置方法を，担当医師や学校側と打ち合わせることも場合により大切になる。

小児患者の家族として

小児の患者の場合は，小児期という特殊性が存在する。家族としては，病状に理解を示すことが重要と思う。一方，過保護になりすぎると，「悲劇のヒロイン症候群」つまり自分が一番不幸であると考え，他人の目を惹こうとするなど，自ら悲劇のヒロインになりきる症状を生みかねない。このバランスはとてもむずかしく，個々の場面により判断すべきとしか言えない。一番好ましくないのは，親が非常に弱気になることである。内心では不安を感じることは当然だが，少なくとも，患児の前では毅然とした態度で「私達は，あなたの味方である」と安心を与える姿勢が重要である。

また子どもに対し，好ましい会話は「ポジティブな努力について」の会話である。逆に，好ましくない会話は「ネガティブな結果について」の会話である。子どもたちの努力，上達をほめ，子どもを理解し，子どもに対し聞く耳を持つことが重要で，同時に病に対して最新情報を学ぶこと，情熱をもつことも大切である。プロセス重視で，子どもたちに気持ちよく病と闘う状況をつくることが大切と考えている[5,6]。

最後に

　脳脊髄液減少症は医療関係のみならず，教育の現場や一般社会での認知度が低く，病気のつらさに加え，理解されないという苦しさを味わう。病院を受診しても原因がわからず，なかには門前払い同然に扱われる方も存在した。学校でも同様で，体調不良で学校に行けないにもかかわらず，「不登校児」と判断されることに心を痛め，さらには「さぼるな，怠けるな！」と怒られ，非常に落ち込んだという子どももいた。診断がつかない時期の家族からの悲痛な叫びも聞いてきた。

　このように脳脊髄液減少症は，精神疾患や怠け癖などと判断され，対応が遅れることが多く存在する。しかし，特発的または外傷をきっかけに，頭痛，めまい，易疲労，肩や首のこりなどが出現し，慢性的，もしくは進行性に経過する児童に接した場合，または起立性調節障害や自律神経失調症などと診断され，治療効果が乏しく，限界を感じる場合には，本症を念頭に入れるべきであろう。実際に脳脊髄液減少症の診断・治療にたどり着いた子どもたちの多くは，保護者自らが病名を探し当て，専門医を受診している。

　脳脊髄液減少症に悩む人々を診ていると，痛切に本症の治療成績向上と認知度上昇を願ってやまない。

文献

1) 高橋浩一，美馬達夫．小児期に発症した脳脊髄液減少症9例の検討—臨床像とその対応—．小児の脳神経 2008；33：462-468．
2) Takahashi K, Mima T. Cerebrospinal fluid leakage after radioisotope cisternography is not influenced by needle size at lumbar puncture in patients with intracranial hypotension. Cerebrospinal Fluid Research 2009；6（5）．
3) Takahashi K, Mima T. Cerebrospianl fluid hypovolemia in Childhood and Adolescence: Clinical Features and Outcomes. Nervous System in Children 2011; 36: 552-559.
4) 脳脊髄液減少症データ集 Vol.2．東京：メディカルレビュー社；2009．pp.87-88．
5) 高橋浩一．脳卒中後遺症・脳脊髄液減少症・むち打ち症患者のための　病に打ち克つメンタル強化法．東京：蜜書房；2008．
6) 高橋浩一．スポーツ選手のためのケガに打ち克つメンタルトレーニング．東京：ベースボールマガジン社；2011．

5 各施設の症例

a 東札幌脳神経クリニック症例

【症例1】 9歳，女性

「厳重な安静臥床」を行った最初の小児患者。

□**主訴**

起きているときのみ頭痛がする，首・肩が痛い，物が2つに見える，視力低下，常に吐き気がする，途中で何度も目が覚める，風邪をひきやすくなった，横になると症状が楽になる。

□**病歴**

横断歩道で，車にはねられて受傷した。左上下肢と骨盤の左側に疼痛があり，救急病院に搬送されて「打撲」の診断であった。頸部痛があるので整形外科を受診して「頸椎捻挫」と診断を受けた。約1週間後より，頭痛，嘔気，嘔吐が出現したため脳神経外科病院を受診したが，「画像上は異常なし」の診断であった。登校はできたが，頭痛のために保健室通いを繰り返していた。3カ月経過したころには，物が2つに見えるようになり，左視力が1.0から0.2まで低下した。そして，姿勢が悪くなり，猫背になった。家族が新聞記事で脳脊髄液減少症のことを知り，筆者の外来受診となった。神経学的には，左視力低下，左上方視時に複視を認めた。一般身体所見として，両側の鎖骨上下・肩・後頭下と肩甲骨間に圧痛，腰部に叩打痛を認めた。症状と経過から脳脊髄液減少症を強く疑った。交通事故で受傷してから4カ月以上経過していたが，成長期なので自然治癒力に期待して，「厳重な安静臥床」の保存的治療をすすめた。入院で2週間と，自宅でさらに1週間の「厳重な安静臥床」が奏効して自然治癒が得られた。

賠償や保険適用については現在のところ微妙な状況であり，患者の医療費負担軽減のために，できるだけ自宅療養をすすめている。

□**コメント**

小児は受傷・発症から3カ月を超えても自然治癒があり得ることを学んだ。

【症例2】 11歳，男性

外傷との因果関係が不明で，起立性調節障害と診断されていた小児患者。

□**主訴**

起きているときのみ頭痛がする，回転性めまい，揺れるようなめまい，耳鳴，物が飲み込みにくい，微熱がする，常にだるい，すぐに疲れる，風邪をひきやすい，横になると症状が楽になる。

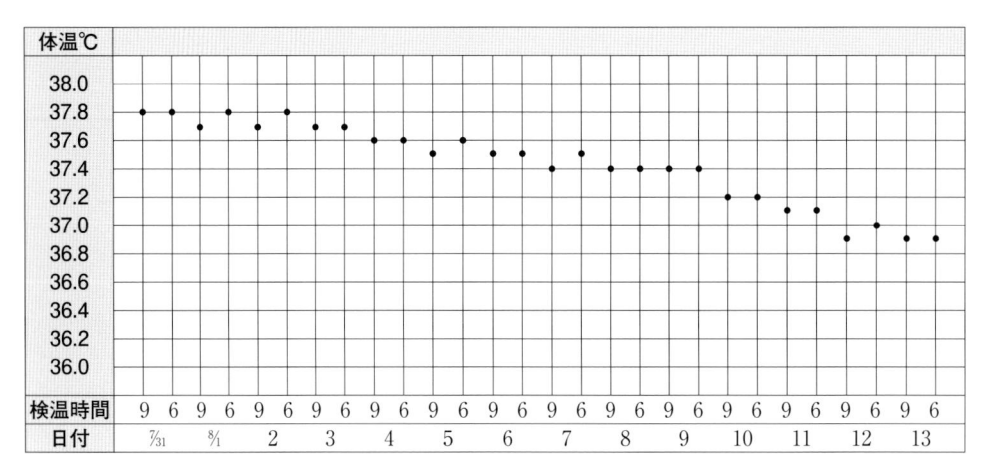

図Ⅱ-5-3 ［症例2］安静臥床中の体温変化

□病歴

5月上旬，野球の練習中にフライのボールを受けそこない，ボールが頭部を打撲したあとに転倒した。意識消失はなく，すぐに起き上がって野球を続けた。皮下血腫ができたが，その後は問題なく経過していた。6月5日から頭痛，咽頭痛，37℃台の発熱が出現した。その後に右耳鳴が加わったため，6月12日に耳鼻科を受診した。当初は風邪の診断であったが，6月17日から鼻閉と頸部リンパ節痛が加わり，副鼻腔炎の診断で，抗生物質等による治療が開始された。登校はできたが，11時ごろになると頭痛が出現して保健室通いを繰り返した。症状に改善がないため，7月2日に某総合病院小児科へ紹介受診となった。不明熱，リンパ節腫脹，頭痛に対して精査を受けたが特記すべき異常はなく，起立性調節障害の大症状3項目以上を満たすため，ミドドリン塩酸塩の処方を受けた。しかし効果はなく，7月中旬からは登校困難となった。知人の紹介で，7月30日に筆者の外来を受診した。持参の頭部MRIでは特記すべき異常所見はなく，神経学的にも異常を認めなかったが，一般身体所見として，両側鎖骨の上下に圧痛，肩甲骨間と腰部に叩打痛を認めた。8月1日にMRミエロを施行し，腰椎部傍脊椎筋層間に高信号を認め，髄液漏出の可能性が高いと判断し，前記の説明・指導（第Ⅱ部5-1参照 ☞ p.128）を行い，自宅療養とした。8月20日に外来を受診し，「安静臥床10日程で頭痛等の症状が消失し，解熱し，リンパ節腫脹も消失した」と報告してくれた（図Ⅱ-5-3）。鎖骨上下の圧痛，肩甲骨間と腰部の叩打痛も消失していた。3カ月間は控えめの生活をするように指導した。11月17日に受診し，体調に問題ないと報告してくれた。徐々に運動を再開するように指導した。4年半経過しているが，再発はない。

□コメント

脳脊髄液減少症は，「不明熱」や「易感染性」の原因の一つとしても考慮に入れるべき疾患である。

【症例3】 16歳，男性

入院で症状が軽快したが，退院後すぐに元に戻ってしまった若年患者。

□主訴

起きているときのみ頭痛がする，頭が重い，頸部痛，顎が痛い，背部痛，微熱がある，常にだるい，横になると症状が楽になる。

□病歴

3月30日，バスケットボールの試合中に相手と接触して後方に転倒して，腰部と後頭部を打撲した。意識が朦朧として立ち上がれないため，救急病院に搬送された。頭部CTでは異常なく，「頭部打撲」「頸椎捻挫」と診断を受けて，体育館に戻った。4月1日に地元の病院の脳神経外科と整形外科を受診して，同様の診断であった。頸部痛はあったが，登校も部活もできた。5月8日，試合後から頭痛が出現した。5月12日に脳神経外科を受診して「片頭痛」として治療を受けたが，効果はなかった。5月13日から同脳神経外科に「脳脊髄液減少症」の疑いで1週間入院して，頭部と脊髄のMRI検査を受けた。しかし，特別な異常はないと判断された。点滴をして横になっていると楽であった。5月19日に退院し，その日の夜から頭痛が再発した。その後は，登校困難で自宅療養を続けていた。脳脊髄液減少症関連の新聞記事を読んで，5月26日に筆者の外来を受診した。持参のMRIでは特記すべき異常所見を認めず，神経学的にも異常を認めなかったが，一般身体所見として，両側鎖骨上窩，両肩，肩甲骨内側縁等に圧痛，腰椎部〜仙椎部に叩打痛を認めた。5月28日にMRミエロで，腰椎部傍脊椎筋層間に高信号を認め（図II-5-4a），髄液漏出を疑った。前記の説明・指導を行い，自宅療養とした。6月18日に再診し，頭痛はなくなったと報告してくれた。MRミエロで腰椎部傍脊椎筋層間の高信号は消失していた（図II-5-4b）。3カ月間は

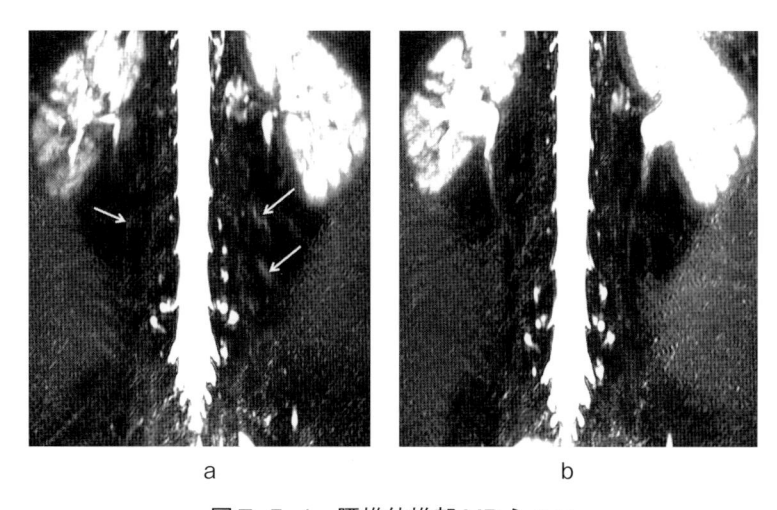

図II-5-4 腰椎仙椎部MRミエロ

a（安静臥床前）：筋層間に高信号を認める（矢印）。
b（安静臥床後）：筋層間の高信号が消失した。

運動を控えるように指導した。8月27日に受診し，経過良好で再発なしと報告を受けたので，運動量を徐々に増やすように指導した。6カ月後には元通りに活躍している。2年半経過したが，再発はない。

□コメント

1週間の安静では不十分であることを学んだ。また，安静ではなく，厳重な安静臥床が必要であることを再認識した。

【症例4】 17歳, 男性

安静で回復していたが，運動をして再発した若年患者。

□主訴

起きているときのみ頭痛がする，腰痛，右下肢のしびれ，顎関節の痛み，下痢と便秘を繰り返す，息苦しい，動悸，寝つきが悪い，途中で目を覚ます，だるい，すぐに疲れる，横になると症状が楽になる。

□病歴

6月16日にアメリカンフットボールの部活で相手と衝突して左肩を脱臼した。6月18日から，めまい，吐き気，頭痛が出現し，保健室で安静にしたあとに早退した。6月19日には「風邪か？」と思い，内科を受診した。6月23日に耳鼻科と脳神経外科を受診し「MRIでは異常なし」と診断されて，安静を指導された。6月28日に某総合病院の脳神経外科を受診して，「脳脊髄液減少症」を疑われ，1週間入院した。退院後も約1週間安静を継続して，症状は落ち着いていた。8月24日は始業式で，登校したところ具合が悪くなった。9月1日に部活に参加したら，頭痛と両下肢に脱力感が出現して，その後も回復しないため，9月11日に筆者の外来を受診した。前記の説明・指導を行い，自宅療養とした。回復後も3カ月間は運動を控えるように指導した。4年経過したが，再発はない。一時，片頭痛の治療を要した。

□コメント

運動を開始するのが早すぎて，再発したものと考察した。ブラッドパッチ後にも，早期に激しい運動をして再発した症例を経験している。治療法が保存的治療でもブラッドパッチでも，最低3カ月間は激しい運動を控える必要があることを学んだ。

【症例5】 8歳, 男性

発症から約1年経過してから受診した小児患者。

□主訴

頭痛，めまい，耳鳴，手足のしびれ，すぐに疲れる，横にばかりなっている。

□病歴

約1年前に，自転車で転倒して後頭部を打撲し，そのあとから頭痛とめまいが出現

した．登校は可能だが，保健室通いを繰り返す．帰宅後は，疲労感と頭痛を訴えて，横にばかりなっている．耳鳴や手足のしびれも訴える．多くの病院を受診したが，「異常なし」と言われた．発症から約1年後に筆者の外来を受診した．頭部CTでは特記すべき異常所見を認めなかった．ブラッドパッチが必要な脳脊髄液減少症ではないかと考えたが，幼いためブラッドパッチは困難と判断し，前記の説明・指導を行い，自宅療養とした．約1カ月後に母親が，「頭痛やめまいはなくなり，普通に通学ができるようになりました」と報告してくれた．3カ月間，体育の授業は見学として，控えめ生活をするように指導した．3カ月後に，諸症状が消失していることを確認して，行動制限を解除した．

□コメント

小児は約1年経過しても，回復することがあることを学んだ．

【症例6】 13歳，男性

「厳重な安静臥床」だけでは治癒しなかった小児患者．

□主訴

常に頭痛がする，頭が重い，揺れるようなめまい，目がかすむ，物が二重に見える，集中力低下，無気力，途中で何度も目が覚める，横になると楽になる．

□病歴

夏休み中は毎日のようにバスケットボールの部活に参加した．夏休みが明けた8月20日から，頭痛，めまい，吐き気が出現して登校困難となった．小児科では「精神的なもの」と判断されて，漢方薬と鎮痛剤が処方された．9月18日に総合病院の脳神経外科を受診して，高位円蓋部のくも膜下腔開大所見があり，脳脊髄液減少症が疑われて，水分摂取と安静を指導された．しかし，登校ができるほどには改善せず，10月27日に筆者の外来を紹介受診となった．神経学的には異常を認めなかったが，一般身体所見として，肩甲骨間に叩打痛を認めた．持参の頭部MRIで，高位円蓋部くも膜下腔の開大を認めた（図Ⅱ-5-5）．MRミエロで，硬膜嚢下端から連続する高信号を認めたので（図Ⅱ-5-6a），髄液漏出の可能性が高いと判断して，前記の説明・指導を行い，自宅療養とした．11月17日に再診し，「横になっていると頭痛はないが，起きていると頭痛がする．調子が良いと起きてしまう．夜よく眠れない」と報告してくれた．それで，さらに保存的治療を2週間延長するように指導した．しかし，回復しなかった．頭部MRIで高位円蓋部くも膜下腔の開大があることから，髄液漏出は急性のものではなく，慢性的であり，脱水が加わって発症したのではないかと考察した．脳槽シンチを施行し，髄液の漏出部位は特定できなかったが，RIの早期膀胱内集積と24時間後RI残存率17%から脳脊髄液減少症と診断した．ブラッドパッチを2回施行して諸症状は消失した．また，MRミエロで硬膜嚢下端から連続する高信号の消失を確認した（図Ⅱ-5-6b）．

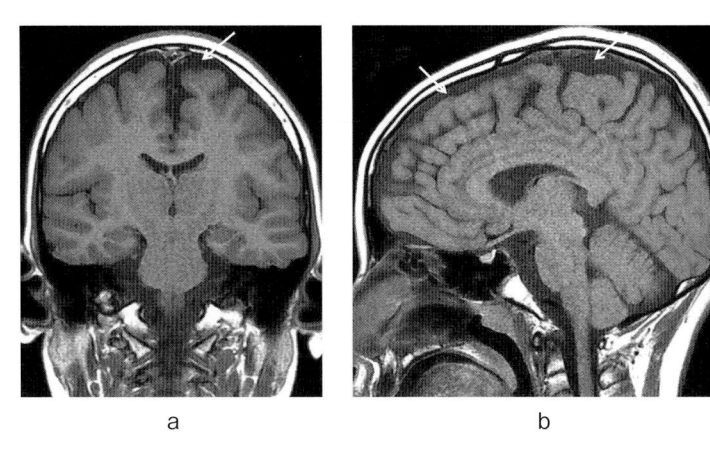

図Ⅱ-5-5　頭部 MRI（T1WI）
a（冠状断）：高位円蓋部にくも膜下腔の開大を認める（矢印）
b（矢状断）：高位円蓋部にくも膜下腔の開大を認める（矢印）

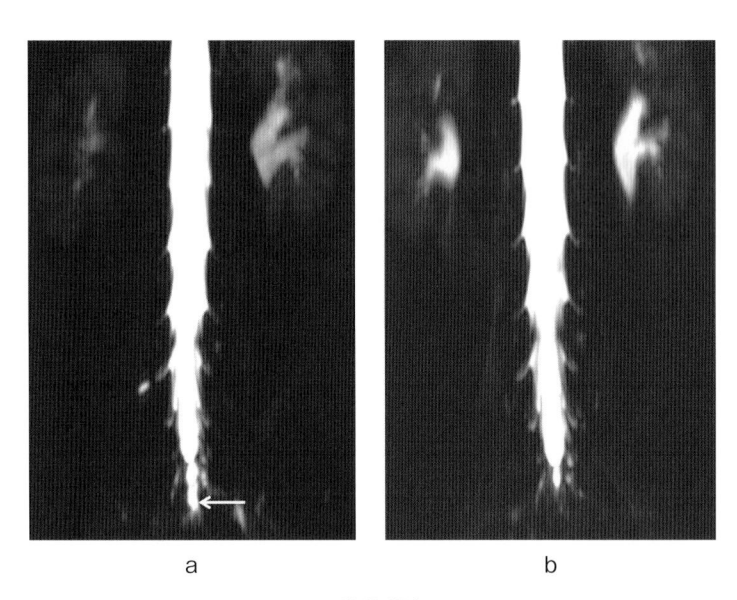

図Ⅱ-5-6　腰椎仙椎部 MR ミエロ
a（ブラッドパッチ前）：硬膜嚢下端に高信号を認める（矢印）。
b（ブラッドパッチ後）：硬膜嚢下端の高信号が消失した。

□コメント

　小児でも，保存的治療に反応しない患者が存在することを学んだ。頭部 MRI で高位円蓋部くも膜下腔の開大を認める場合は，保存的治療の効果が現れにくい特徴がある。小児・若年患者では，MR ミエロで硬膜嚢下端に連続した高信号を認める率が高く，ブラッドパッチ後に消失する[1,2]。

【症例 7】 17 歳, 男性

「厳重な安静臥床」だけでは治癒しなかった若年患者。

□主訴

常に頭痛がする, 頭が重い, 頸部痛, 腰痛, 揺れるようなめまい, 寝つきが悪い, 途中で何度も目が覚める, 常にだるい, 天気が悪くなる前に具合が悪くなる, 横になると楽になる。

□病歴

10月5日, 体育の授業でキャッチボールをしていた。太陽光が目に入ったため眩しくてボールを受けそこない, ボールが顔面を打撲して後方に倒れた。一瞬わけがわからなくなった。保健室で休んだあとに耳鼻科を受診し,「鼻骨骨折」の診断で修復術を受けた。10月6日から微熱, だるさ, めまい, 頭痛, 食欲不振があり, 耳鼻科に入院し点滴治療を受け, 10月10日に退院した。退院後に, 起きると頭痛とめまいが出現し, 横になると消失することに気がついた。10月12日に頭部CT検査を受けたが,「異常なし」と診断された。その後も, 微熱が続き, 起きていられるのは2時間が限界で, ほとんど横になっていて, 登校困難であった。養護教諭の紹介で, 10月22日に筆者の外来を受診した。起きていると頭痛とめまいが出現し, 横になると消失する。起きていられるのは2時間が限界とのことで, 起立性頭痛ありと判断した。一般身体所見として, 肩甲骨間と腰椎部に叩打痛を認めた。頭部MRIでは異常所見を認めなかったが, 脳脊髄液減少症を疑い, 前記の保存的治療（受験生なので, 横になったままで勉強するように）を指導した。11月12日の受診時に,「改善はあるが, 1〜2時間起きていると首と腰が痛くなり横になってしまう」。12月10日に受診し,「3時間起きていられるようになったが, 登校は困難」。翌年1月20日の受診時に,「センター試験は終了した。4時間起きていると後頭部が圧迫されるように感じる」と報告してくれた。保存的治療に反応しないため, 2月に脳槽シンチを施行した。髄液漏出部位は特定できなかったが, RIの早期膀胱内集積とRI残存率22%から脳脊髄液減少症と診断し, ブラッドパッチを施行した。その後, 頭痛と諸症状は消失した。

□コメント

十代でも後半になると, 保存的治療に反応しない患者の割合が増えてくることを学んだ。

【症例 8】 9 歳, 女性

厳重な安静臥床前後にMRミエロを施行した小児患者（1）。

□主訴

頭痛, 頭重感, 頸部痛, 回転性めまい, 吐気, だるい, 朝寝起きが悪い, 横になると症状が楽になる。

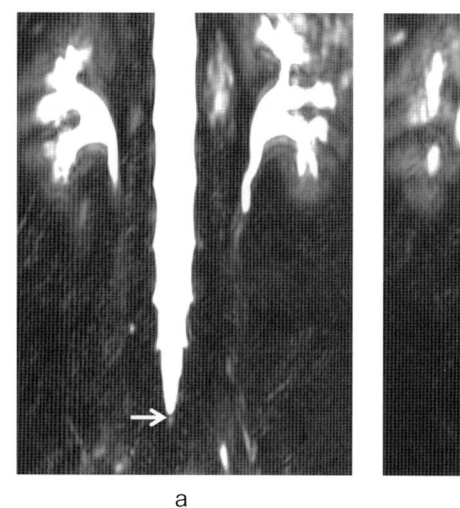

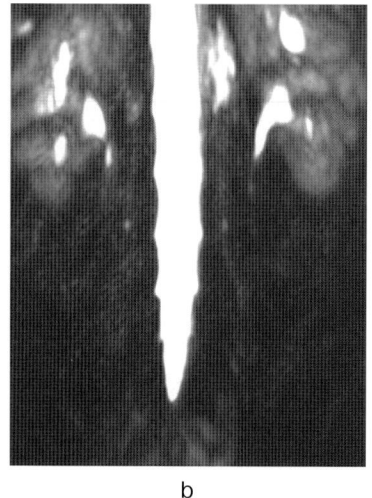

図Ⅱ-5-7 MRミエロ
a（初診時）：硬膜嚢下端に接して、高信号を認める（矢印）。
b（7カ月）：硬膜嚢下端に接した高信号が消失した。

□ **病歴**

　自宅前の道路で，ワゴン車とぶつかって受傷した。救急病院に搬送されたが，「特に問題ない」と判断されて帰宅した。翌日から頭痛と吐き気があり，脳神経外科病院を受診して，「頭部CTでは異常なし」と診断された。その後も，頭痛と吐き気のため登校できないことが多く，調子が良いと思って登校しても，途中で保健室通いをしていた。約1カ月後に，前医からの紹介で筆者の外来を受診した。持参の頭部CTでは異常所見を認めなかった。MRミエロを撮影し，硬膜嚢下端に接してわずかな高信号を認め（図Ⅱ-5-7a），髄液漏出を疑った。前記の説明・指導を行い，自宅療養とした。3週後の受診の際に，「吐き気は治まったが，目のかすみと，肩の張りが残存している」と報告してくれた。MRミエロでは著変はなかった。その後も自宅で安静を継続したところ体調が改善したので，登校してみた。すると，昼ごろに頭痛が出現した。電話で，このような内容の報告を受けたため，もう一度，安静臥床を継続するように指導した。初診から3カ月半で諸症状は消失した。7カ月後のMRミエロで硬膜嚢下端に接した高信号の消失を確認した（図Ⅱ-5-7b）。

□ **コメント**

　交通事故は高エネルギー外傷なので，自損事故に比較して，治癒までに長い期間を要する傾向がある。医療以外の問題でトラブル発生の可能性がある患者に対しては，保存的治療開始前にMRミエロを施行するようにしている。

【症例9】 14歳，女性

　厳重な安静臥床前後にMRミエロを施行した小児患者（2）。

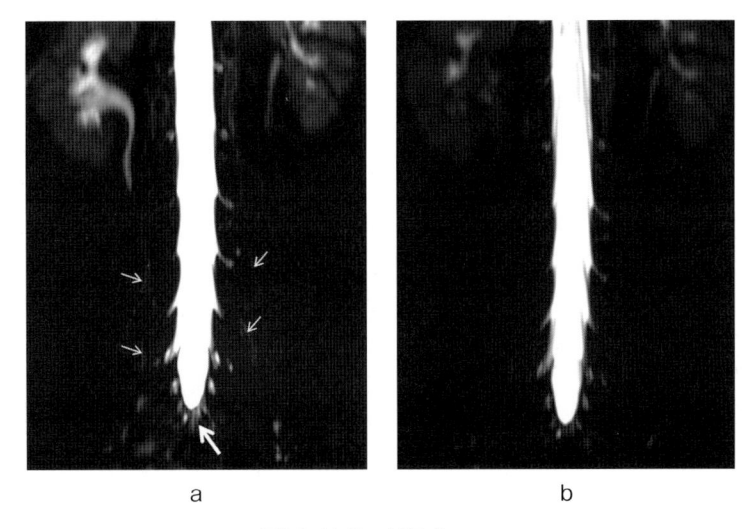

図Ⅱ-5-8　MRミエロ
a（初診時）：筋層間に高信号（小矢印）と硬膜嚢下端に連続した高信号を認める（矢印）。
b（1年後）：筋層間の高信号と硬膜嚢下端に連続した高信号が消失している。

□主訴

　頭痛，首の張り，首を回すとジャリジャリ音がする，光や黒い点が見える，イライラする，寝つきが悪い，寝起きが悪い，すぐに疲れる，頭痛は横になると改善する。

□病歴

　助手席乗車中に追突事故で受傷した。頸部痛があり，整形外科を受診して，「頸椎捻挫」と診断された。その後に頭痛等の症状が加わり，改善がないため約4カ月後に筆者の外来を受診した。神経学的には異常を認めなかったが，MRミエロで腰椎部傍脊椎筋層間に高信号と硬膜嚢下端に連続した高信号を認め（図Ⅱ-5-8a），髄液漏出を疑った。前記の説明・指導を行い，自宅療養とした。保存的治療が奏効して頭痛がなくなったという。約1年後に再診し，MRミエロで腰椎部傍脊椎筋層間の高信号と硬膜嚢下端に連続した高信号の消失を確認した（図Ⅱ-5-8b）。

□コメント

　硬膜嚢下端に連続した高信号は，保存的治療で頭痛が消失したあとに消失しているので，髄液漏出を意味する画像所見であると考えている。厚生労働省の基準は造影剤を使用した脊髄MRIを要求しているが，身体への負担が大きい。

文献

1) 髙橋明弘．外傷後脳脊髄液減少症のMRミエログラフィー．日本頭痛学会誌　2013；40：97-102．
2) 髙橋明弘，三浦真弘．外傷後脳脊髄液減少症の髄液漏出経路に関する解剖学的考察—MRミエログラフィーによる観察を中心にして—．臨床解剖研究会記録　2014；14：50-51．

b 明舞中央病院症例

【症例1】 13歳, 男性

外傷後に発症し, 髄液漏出が確認された症例。

□主訴

起き上がると増悪する頭痛, ふらつき, 耳鳴・聴覚過敏, 悪心, 全身倦怠感など。

□病歴

平成某年9月学校で友人のパンチが左側頭部に当たり, その後, ロッカーに頭をぶつけた。帰宅後, 頭痛, ふらつき, 耳鳴などを訴えた。以後, 徐々に症状は増強した。頭痛は, 座位・立位で増強し, 臥位になると軽減した。

整形外科では頚椎捻挫の診断, 小児科では起立性調節障害や心因性からの病状との診断を受けたが, 治療による改善はなかった。

当院には, 受傷より7カ月後の翌年4月に初診となる。前医で施行された頭部MRIでは異常所見を認めなかった。外傷後に発症した明瞭な起立性頭痛の訴えから, 脳脊髄液減少症を疑った。脊髄 MRI/MR ミエロ（図Ⅱ-5-9）では, 腰部髄液腔の不整な狭小化と, 硬膜外水信号所見（floating dural sac sign）を認めた。

脳槽シンチ（図Ⅱ-5-10）では, 漏出部位は不明瞭であったが, 早期膀胱内 RI 集積所見陽性と24時間後残存率の低下: 14.8%, RI クリアランス亢進: 0.107（2.5～6時間）を認めた。これらの結果に基づき, 慢性経過した脳脊髄液減少症と診断し, 腰椎部, 頚胸椎移行部にブラッドパッチ治療を施行した。なお, 本例では硬膜外生食水注入試験は希望されず, 施行しなかった。

ブラッドパッチ治療より1カ月後の外来では頭痛はやや改善しており, 3カ月後の

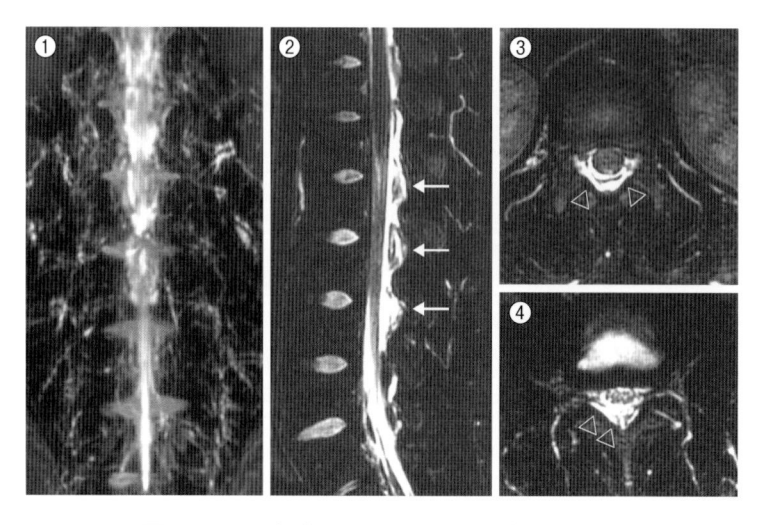

図Ⅱ-5-9 脊髄 MRI/MR ミエロ（造影なし）
腰部髄液腔の狭小化・虚脱（①②）と硬膜外水信号所見（②←と③④△）
①②: MR ミエロ MIP 処理像, ③④△: floating dural sac sign

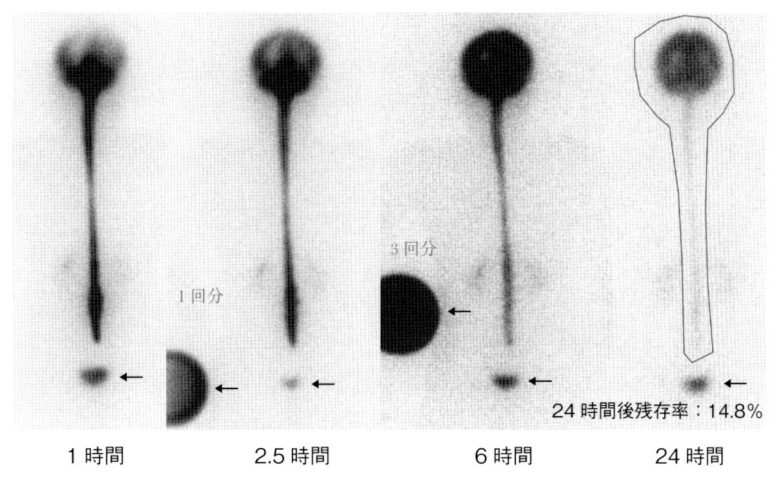

図Ⅱ-5-10 脳槽シンチ

髄液圧10cmH$_2$O，2.5時間までの早期膀胱内RI集積所見（←：膀胱および蓄尿瓶）
24時間後RI残存率：14.8%，RIクリアランス：0.107（2.5〜6時間）

外来では頭痛は消失していた。

□コメント

　　頭部外傷後発症の脳脊髄液減少症（漏出症）である。脳振盪後症候群の診断にも相当する病状である。発症より約8カ月を経過した慢性経過例で，頭部MRI検査では異常所見を認めず，診断に至っていなかった。起立性頭痛の訴えとともに，脊髄MRI/MRミエロでは典型的な脳脊髄液漏出症の所見を認めた。脳槽シンチでは，漏出の直接所見は認めないものの，間接所見は陽性であった（早期膀胱内RI集積所見，24時間後残存率低下・RIクリアランス亢進）。ブラッドパッチ治療によって数カ月を要したが，完治となった症例である。

【症例2】　18歳，男性

　　硬膜外生食水注入による治癒例。

□主訴

　　起き上がると増悪する頭痛，ふらつき，視覚異常，口渇，全身倦怠感など。

□病歴

　　平成某年2月（14歳時）自転車で走行中，車と衝突し転倒して頭部を強打した。救急搬送され2日間入院した。3日目ごろより頭痛，悪心，耳鳴・聴覚過敏，めまい，その他を自覚するようになった。その後も，症状は改善なく経過した（脳振盪後症候群にも相当する）。大学病院をはじめ，いくつもの医療機関を受診し，治療を受けるも改善はなかった。

　　当院には受傷より4年以上の経過で初診となる。

　　起立性頭痛は明瞭で，LUP test陽性であった。長期慢性化のため，入院による保

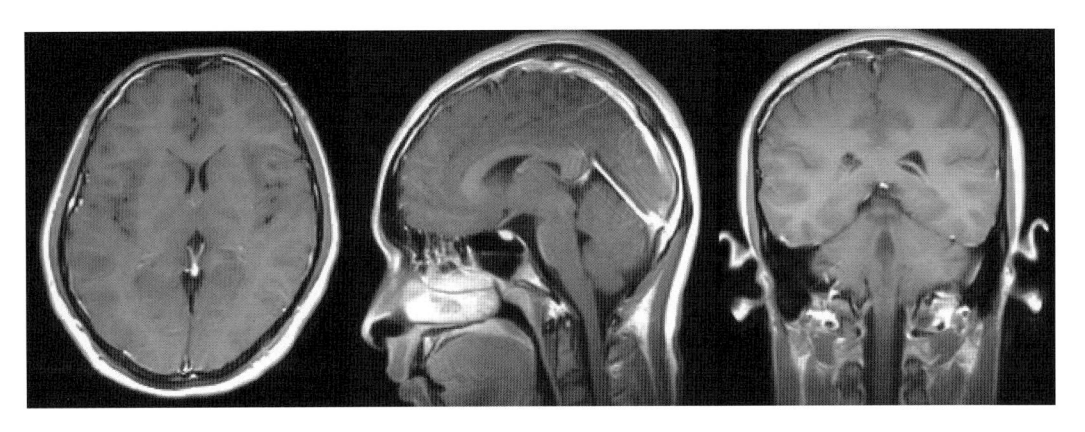

図Ⅱ-5-11　脳MRI（造影）　他院での検査

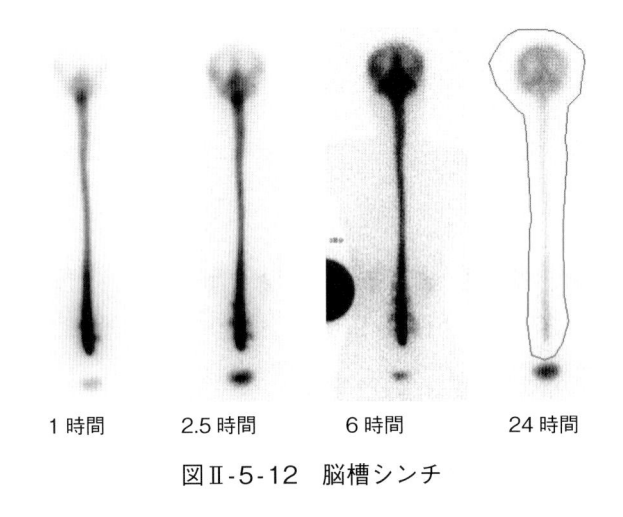

図Ⅱ-5-12　脳槽シンチ

存的治療は行わず，検査を行った。頭部（図Ⅱ-5-11）および脊髄MRIでは特記すべき異常所見は認めなかった。

脳槽シンチ（図Ⅱ-5-12）では，髄液圧：6 cm H_2O，腰部付近の硬膜外RI集積所見（いわゆるクリスマスツリー所見）を認めた。また，早期膀胱内RI集積所見と24時間後RI残存率：11％，RIクリアランス0.163（2.5～6時間）など間接所見も陽性であった。硬膜外生食水注入試験を行った。

各症状の経過は表Ⅱ-5-2は以下のとおり。

硬膜外生食水注入によって症状は改善し，結果として治癒した。

□コメント

交通外傷後発症の長期経過症例である。起立性頭痛は明瞭であったが，頭部MRIでは所見に乏しく，診断に至らなかった。脳槽シンチでは，髄液圧低下と腰部のクリスマスツリー所見陽性，間接所見陽性（特に24時間後残存率低下11％）を認めた。硬膜外生食水注入試験が陽性であったことを総合して，脳脊髄液減少症と診断できると考えている。

表Ⅱ-5-2 硬膜外生食水注入による効果判定

症状	施行前	1時間後	6時間後	24時間後	48時間後
頭痛	7	2	2	8	2
めまい・ふらつき	5	3	3.5	6	2
耳鳴	3	1	2	4	2
腰痛	6	3	2	5	2

症状	3日目	4日目	5日目	6日目	7日目
頭痛	1	4	3	4	1.5
めまい・ふらつき	1	2	2	2	1.5
耳鳴	1	2	2	2	1
腰痛	1	2	2	1	1

症状	8日目	9日目	10日目	11日目	12日目
頭痛	0	0	0	0	0
めまい・ふらつき	0	0	0	0	0
耳鳴	0	0	0	0	0
腰痛	0	0	0	0	0

症状の程度を0〜9で表す。9：最も強い〜0：症状なし

本症例のように，1〜複数回の硬膜外生食水注入によって治癒した症例は，現在までに数例の経験がある。

【症例3】 12歳，男性

起立性調節障害を合併した脳脊髄液減少症例。

□**主訴**

起き上がると増悪する頭痛，気分不良，全身倦怠感，睡眠障害など。

□**病歴**

平成某年12月に39℃台の発熱があった。最近の明らかな外傷はない。

翌年2月某日より頭痛を自覚し，気分不良を伴っていた。当院の連携医療機関を受診し，LUP test 陽性であった。点滴によって頭痛は軽減した。朝，倦怠感が強く起立性調節障害についてのODテストでは，起立により著明な頻脈を認め，体位性頻脈症候群（POTS）と診断された（表Ⅱ-5-3）。ただし，頻脈状態になっても明らかな症状の増悪を認めず，頭痛，気分不良は一日中続いていることから，脳脊髄液減少症の合併も疑われた。頭部MRI（図Ⅱ-5-13）では，明らかな異常所見は認められなかった。

当院へ紹介となり，3月より入院による保存的治療（臥床安静＋点滴）を約2週間行った。終了するころには，頭痛は軽減したため，退院にて様子観察とした。入院中に行った脊髄MRI/MRミエロ（図Ⅱ-5-14）では，硬膜外水信号（floating dural sac sign）を疑う所見を認めた。

退院後短期間のうちに頭痛は再発，増強したため，外来にて硬膜外生食水注入試験

表Ⅱ-5-3 新起立試験

体位・時間	収縮期／拡張期血圧	心拍数	状況
臥位1回目	112/69mmHg	77bpm	
2回目	106/63mmHg	70bpm	
3回目	114/55mmHg	70bpm	
立位・血圧回復時間	12秒		
立位1分後	125/73mmHg	99bpm	
3分後	112/78mmHg	101bpm	
5分後	115/81mmHg	117bpm	気分不良の訴え
7分後	115/87mmHg	117bpm	
10分後	115/83mmHg	117bpm	

連携医療機関にて施行

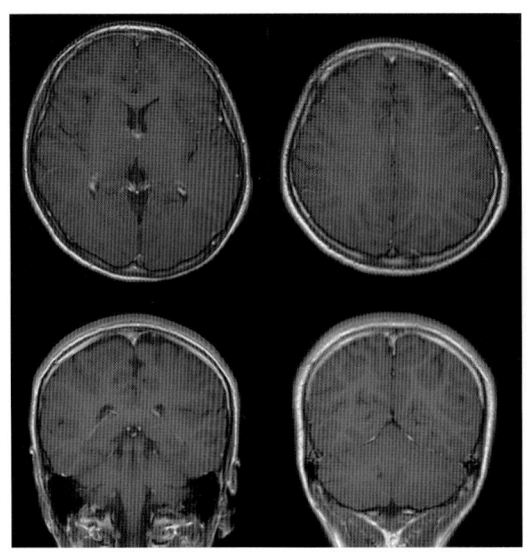

図Ⅱ-5-13 頭部MRI（造影）

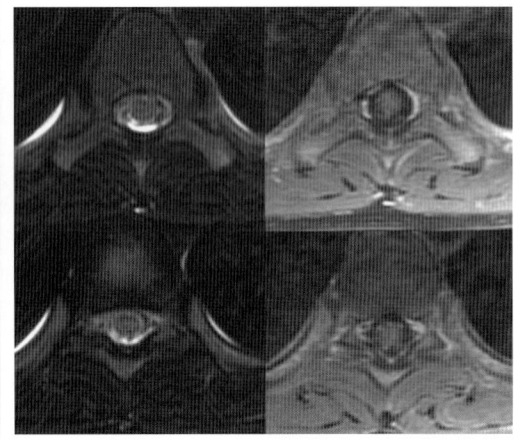

図Ⅱ-5-14 胸髄MRI
左：T2強調脂肪抑制像，右：造影T1強調脂肪抑制像
硬膜外水信号を疑う所見あり．

を行った．一過性に頭痛の軽減はあったが，不十分かつ早期に頭痛の再発があり，やや不明瞭の結果であった．その後，脳槽シンチ（図Ⅱ-5-15）を行い，髄液初圧7cmH$_2$O，腰部付近での硬膜外RI集積所見陽性，早期膀胱内RI集積所見陽性，24時間後残存率12% RIクリアランス0.166（2.5〜6時間）などの間接所見陽性の結果を得た．

以上より，脳脊髄液減少症を疑う所見として，
①午後にも軽減しない起立性頭痛の訴え
②水分摂取（点滴）による症状軽減
③脊髄MRIにおいて硬膜外水信号（floating dural sac sign）を疑う所見
④脳槽シンチ所見

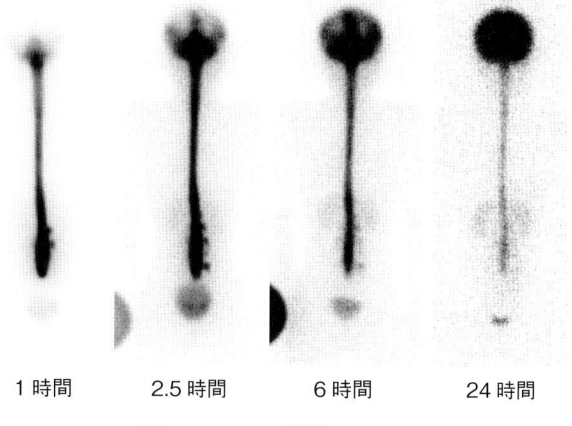

図Ⅱ-5-15 脳槽シンチ

髄液初圧 7cmH₂O，腰部付近での硬膜外 RI 集積所見陽性，早期膀胱内 RI 集積所見陽性，
24 時間後残存率 12%，RI クリアランス 0.166（2.5～6 時間）

⑤硬膜外生食水注入による一過性の頭痛軽減などがあり，4 月某日にブラッドパッチ治療を行った。

1～2 カ月間の経過で頭痛，気分不良は著減した。全身倦怠感や睡眠障害が残存したが，他院での治療を継続中である。

□コメント

外傷を契機としない脳脊髄液減少症例である。保存的治療には抵抗性で，髄液漏出を疑う所見を認め，ブラッドパッチ治療が有効であった。起立性調節障害や睡眠障害などが合併していると考えられた。起立性調節障害の疑いが強くても，脳脊髄液減少症を疑う所見を認める場合には，検査・治療を考慮すべきであると考える症例である。

【症例 4】 11 歳，男性

交通外傷を契機に発症した脳脊髄液減少症疑い例。

□主訴

起き上がると増悪する頭痛，頸部痛，両手のしびれ，全身倦怠感，視力低下，注意力低下など。

□病歴

家族で乗車中に衝突事故があり，頭部外傷を受けた。その後，頭痛，悪心，四肢のしびれなどを自覚するようになった。近医を受診したが，特に他覚的異常所見は認められず対症療法のみが行われていた。症状が強く，登校が困難な状況であった。同乗の母親（30 歳代）も事故後より起立性頭痛，頸～腰痛，四肢のしびれ，視覚異常，全身倦怠感などの症状を訴えていた。当院には受傷より約 2 カ月後に母親とともに来院した。

受傷後 1 カ月以内に行われた頭部 MRI（図Ⅱ-5-16）では，明らかな異常所見は

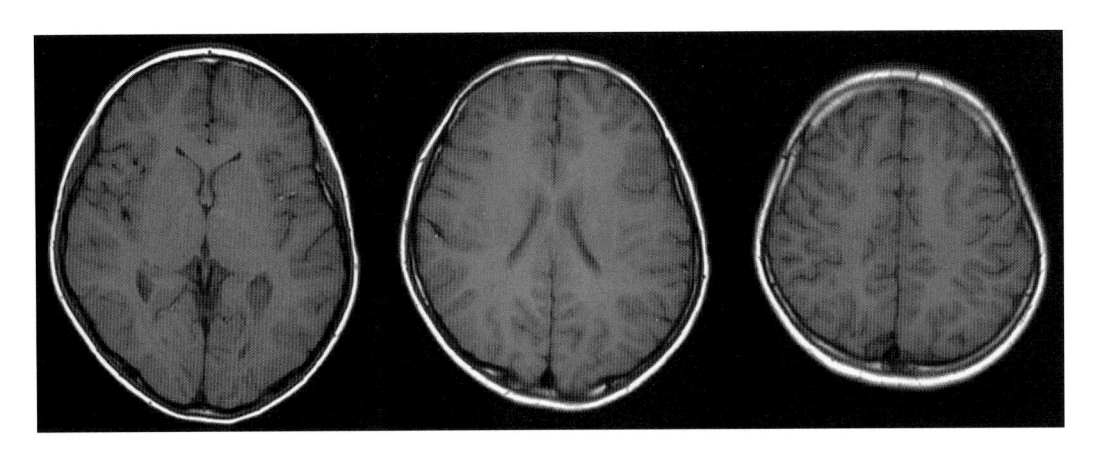

図Ⅱ-5-16　頭部 MRI（造影なし）

認められなかった。親子とも起立性頭痛（LUP test 陽性）が明瞭であることや，症状の改善傾向がないことなどから脳脊髄液減少症を発症していることを疑い，ともに入院による保存的治療（臥床安静＋点滴）を約10日行った。入院中に行った脊髄 MRI/MR ミエロでは，特に異常所見を認めなかった。

　経過として患児の症状は，退院時に半減以上の改善があり，様子観察となった。ただしその後も天候などの変化によって症状の増悪があり，自宅で再度の臥床安静を行った。その後，入院治療を開始した2カ月後頃には，多くの症状は消失し元気に登校できている。ただし，視力低下（両眼とも 1.5 → 0.7）や軽度の成績低下の訴えが残っている。

　経過表（表Ⅱ-5-4）は，入院による保存的治療開始日を1日目として，毎日付けていたものから抜粋している。なお，母親は症状の改善がほとんどなく，その後，髄液漏出検査を行った。

□コメント

　交通外傷後に発症した起立性頭痛をはじめとする多彩な症状を訴え，脳振盪後症候群にも当たるが，脳脊髄液減少症を疑って保存的治療を行った症例である。厳重な臥床安静治療によって2カ月以上続いていた症状が軽減した。ただし10日間の加療では不十分であった様子で，その後，再度の臥床安静によって2カ月後に症状は著減した。なお，思考力低下の訴えが残存したため，他院での精査が行われることになった。画像所見からは脳脊髄液減少症の診断はできていないが，症状や経過からは十分に疑われる症例である。

表 II-5-4 経過表

	症状	1日目	2日目	3日目	4日目	5日目	6日目	7日目	14日目	21日目	28日目
1	頭痛	7	7	6	4	3	1	2	1	6	4
2	頸部痛	8	6	4	7	5	4	3	3	7	6
3	腰痛	4	4	8	3	6	6	5	2	1	2
4	両手のしびれ	9	9	5	6	4	3	4	4	4	4
5	両腕のだるさ	4	9	7	4	5	3	5	3	1	1
6	吐き気	6	9	4	2	1	2	1	2	1	1
7	めまい	3	3	3	2	1	1	2	2	2	2
8	目の痛み	5	3	4	5	5	3	4	2	2	6
9	記憶力低下	5	5	7	5	5	5	5	1	0	0
10	体のだるさ	9	9	8	6	6	5	5	3	1	2
11											
12											

	症状	35日目	42日目	49日目	56日目	63日目	70日目	77日目	84日目	91日目	/
1	頭痛	4	2	2	2	1	0-1	0-1	0-1	0-1	
2	頸部痛	6	1	2	1	2	0-1	0-1	0-1	0-1	
3	腰痛	4	3	2	1	1	0-1	0-1	0-1	0-1	
4	両手のしびれ	4	2	2	5	1	0-1	0-1	0-1	0-1	
5	両腕のだるさ	2	2	0	0	0	0-1	0-1	0-1	0-1	
6	吐き気	2	1	1	1	2	0-1	0-1	0-1	0-1	
7	めまい	2	6	6	6	0	0-1	0-1	3	0-1	
8	目の痛み	4	2	4	2	3	0-1	0-1	0-1	0-1	
9	記憶力低下	0	0	0	0	0	0-1	0-1	0-1	0-1	
10	体のだるさ	2	1	8	1	1	0-1	0-1	0-1	0-1	
11											
12											

C 山王病院症例

【症例1】 13歳, 女性

ブラッドパッチにて改善した高次機能障害例。

□**主訴**

著明な記憶障害。

□**病歴・経過**

某年8月, 交通事故, 乗用車の後部座席に乗車中, 後方から追突され, 左後頭部を打撲した。追突した車は廃車になったほどの衝撃とのことであった。受傷後, 頭痛, 嘔吐, 背部痛, 腰痛などを訴えたため近医を受診, CT, MRIによる検査では, 異常を指摘されず, 経過観察された。受傷1週間後より, 次第に記憶力低下が出現し, 学校での成績も低下した (事故前はクラストップ)。心的外傷後ストレス障害 (PTSD) が疑われ, 経過観察されていた。受傷3カ月後には, 頭痛, 嘔吐, 背部痛, 腰痛, 記

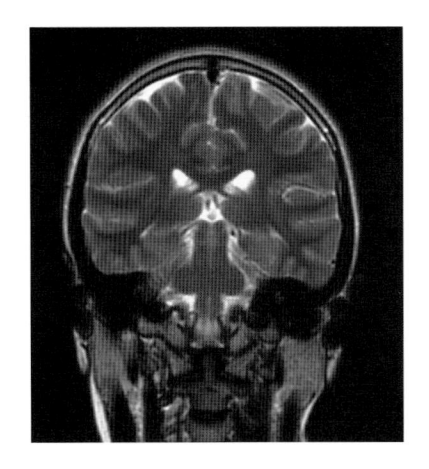

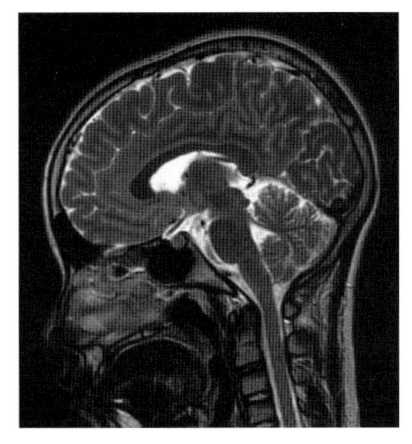

図Ⅱ-5-17　頭部 MRI（高橋浩一，美馬達夫[1]より）

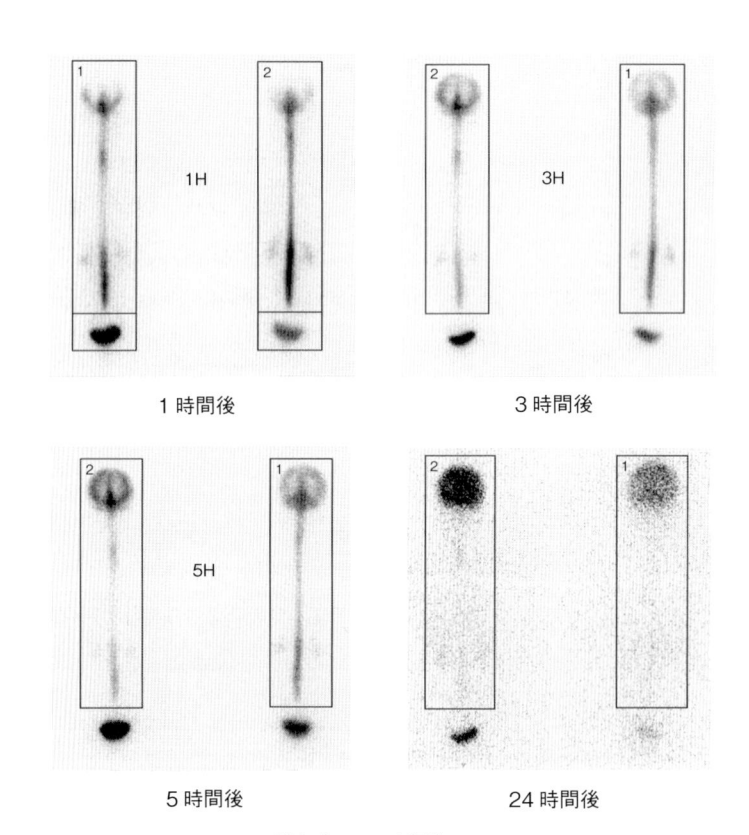

RI 残存率：24 時間後　8.6%

図Ⅱ-5-18　RI 脳槽シンチ（高橋浩一，美馬達夫[1]より）

憶力低下の進行を認めた．受傷約 6 カ月後に当院を受診．

　当院受診時，著明な記憶力障害（幼児レベル），書字不能な状態であった．頭部 MRI による検査では，明らかな異常を認めなかった（図Ⅱ-5-17）．脳槽シンチでは，髄液漏出像は明らかでないが，RI 注入 1 時間後に明白な膀胱内 RI 集積，および RI 残存率低下を認め，脳脊髄液減少症と診断した（図Ⅱ-5-18）．入院後，初回ブラッドパッ

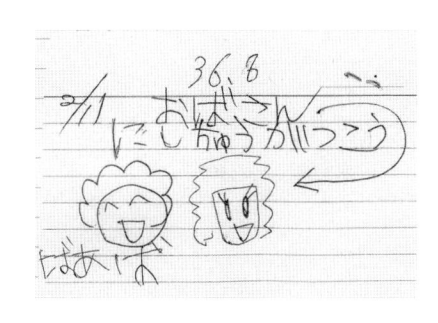

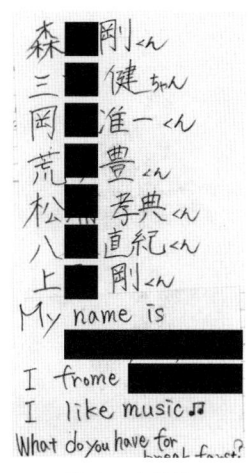

治療1週間後　　　　　　　治療1カ月後

図Ⅱ-5-19　患者のメモ（高橋浩一，美馬達夫[1]より）

チはL2/3から始めたが，血液注入に伴う疼痛が強く3mLで終了した。注入部位をTh11/12に移し，25mL注入した。

治療後より徐々に記銘力など改善し，書字不能な状態であったのが，初回ブラッドパッチ治療1週間後には，ひらがなや，簡単な絵を描くようになり，治療1カ月後には，しっかりとした字を書けるようになった（図Ⅱ-5-19）。

初回治療から3カ月後，2回目のブラッドパッチを施行した（Th10/11より自己血17mL注入。前回の疼痛のことがあり，腰椎からの注入でなく下部胸椎からとした）。治療6カ月後に施行のIQ：全検査41から69と改善している。

□コメント

外傷後に頭痛などの諸症状とともに，高次機能障害が合併する，もしくは本例のように進行する症例が存在する。治療により，高次機能が改善する場合もあるので，診断が非常に重要である。

【症例2】　12歳，男性

ブラッドパッチにより視機能，聴覚，平衡感覚が改善した一例。

□主訴

易怒性

□病歴・経過

某年夏，交通事故にて頭部外傷，左眼窩骨骨折の診断。その後，易怒性，頭痛，朝が弱い，集中力低下，睡眠障害などが出現した。症状は徐々に進行したため，受傷1年後に当院を受診した。頭部MRIでは，特記すべき所見を認めなかったが（図Ⅱ-5-20），脳槽シンチでは，腰椎より左右対称に髄液漏出像を認めた。またRI残存率

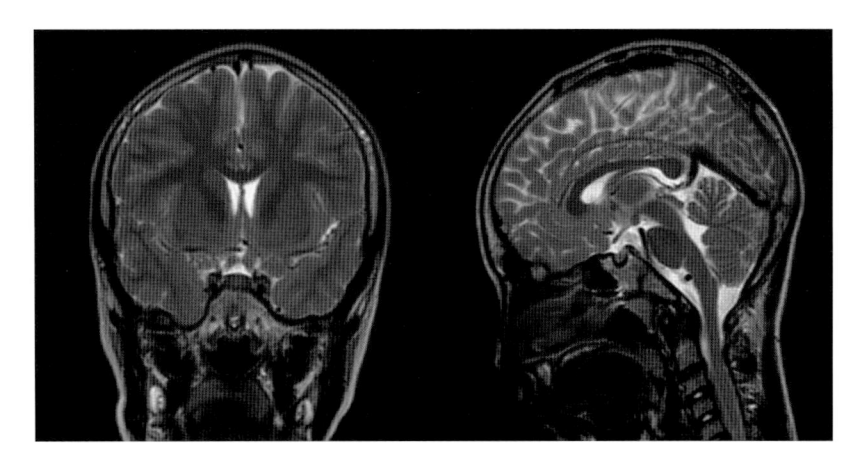

図Ⅱ-5-20　頭部MRI

1時間後　　3時間後　　5時間後　　24時間後

RI残存率：24時間後　5.5%

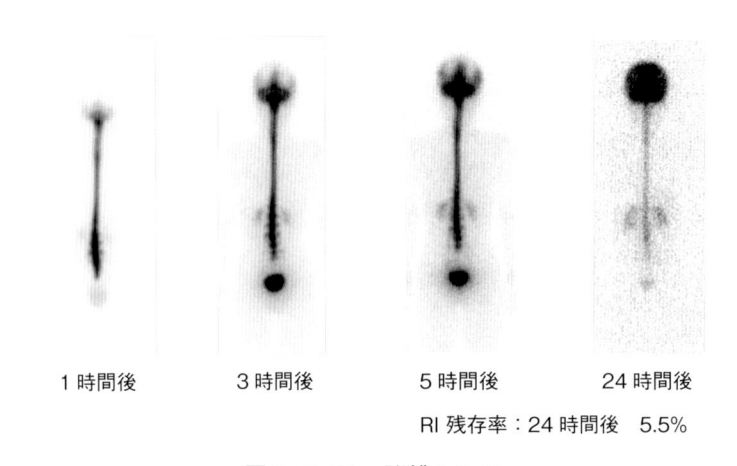

図Ⅱ-5-21　脳槽シンチ

は5.5%（24時間後）と低下しており（図Ⅱ-5-21），脳脊髄液減少症と診断した。

　受傷3年後の3月にブラッドパッチを施行（L2/3 20mL）。その後，頭痛，易怒性などは改善した。しかし，同年7月に頭部を外傷した。その後，感情のコントロールがつかなくなり，注意力，集中力低下などが出現し，持続した。脳脊髄液減少症再発と考え，同年8月にブラッドパッチを追加（Th12/L1 15mL），諸症状は軽快した。経過良好であったが，同年12月より症状が徐々に悪化した。症状は，ブラッドパッチ施行前と似ており，脳脊髄液減少症再々発と考え，翌年3月に3回目のブラッドパッチを施行（L2/3 15mL）。その後，諸症状の改善を認め，成績も上がった。現在，中学校の運動部で活躍している。治療後，焦点調節機能検査，聴力検査（図Ⅱ-5-22），重心動揺検査（図Ⅱ-5-23）といった客観的評価でも改善を認めている。

□コメント

　本症例は，主訴が「すぐに怒る」であり，初診当時は脳脊髄液減少症の可能性は高くないと考えていた。しかし，本症例では，視力検査など通常の眼科的検査ではまっ

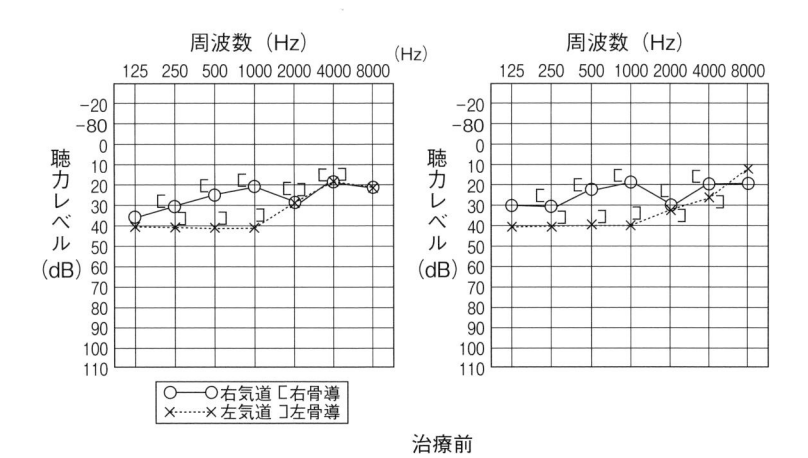

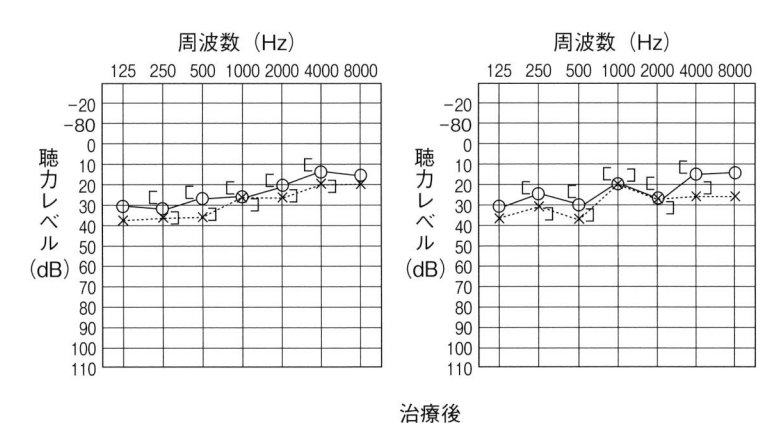

図Ⅱ-5-22　聴力の変化

治療前後で，聴力の改善を認めている。

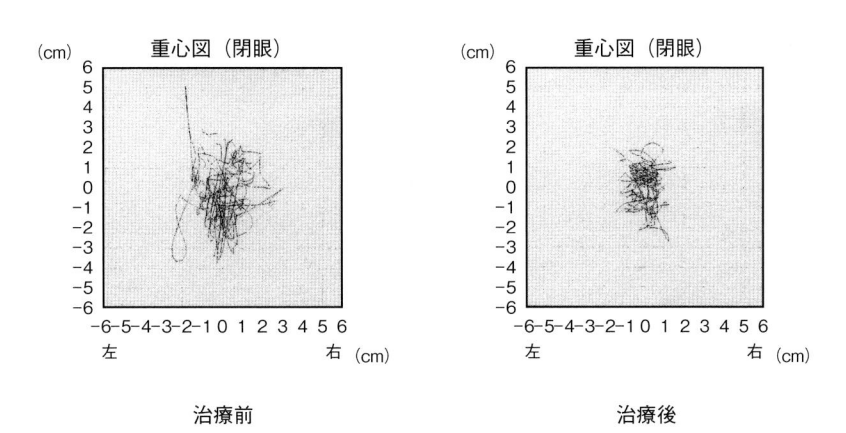

図Ⅱ-5-23　重心動揺

治療前後で比較すると，明らかに，身体の動揺揺れ幅を示す重心動揺面積が縮小している。平衡機能の改善を客観的に認めている。

たく異常を認めなかったが，焦点調節機能検査の結果からは，非常に焦点が合わせにくく，物をほとんど見られていない可能性があったと眼科医師は指摘し，視覚や聴覚に大きな障害があったと推察される．大人でも正確に自分の症状を伝えるのが困難な場合があるため，小児例に関して病状を聴取する困難さを痛感した症例である．

ブラッドパッチ施行部位に関しては，いったん軽快した症状が再発しており，効果を示した初回注入部位，もしくは1，2椎体上のレベルからのブラッドパッチの追加で効果を示した．さらに本症例の脳槽シンチ所見は，国内外から発表されている論文で典型的とされているものである．しかし，厚生労働省脳脊髄液減少症の診断・治療法に関する研究班が発表した脳脊髄液漏出症画像判定基準によると，本症例に認められる腰部両側対称性集積は参考所見にとどまるのみで，大きな問題点と考える．

【症例3】 15歳，女性

海外からブラッドパッチ目的に来日したアメリカ人．

□主訴

頭痛．

□病歴・経過

サッカー部のゴールキーパー（アメリカ・ナショナルチーム代表候補）で，某年1月，強固な頭痛が出現し，通学不能となった．頭痛は，臥床により軽減する傾向があった．アメリカ国内で数カ所の病院を受診したが，どこでも決まったように'You must be depression.'「あなたは，うつです」と診断された．症状が軽快せず，発症7カ月後に当院を受診．頭部MRIによる検査では，明らかな異常を認めなかった（図Ⅱ-5-24）．脳槽シンチでは，髄液漏出像は明らかでないが，RI注入1時間後に明白な膀胱内RI集積，およびRI残存率低下を認め，脳脊髄液減少症と診断した（図Ⅱ-5-25）．

脳脊髄液減少症の診断にてブラッドパッチ（L2/3 20mL）を施行．その後，頭痛は著明に軽快し，ほとんど頭痛は消失した．しかし，アメリカ帰国の際に症状が再発．脳脊髄液減少症診療で世界的な権威であるDr. Schievinkを受診した．当院での検査結果持参で，ブラッドパッチが効果的だった経緯を説明したが，当初は髄液の漏出がないと脳脊髄液減少症とは診断できないし，ブラッドパッチはしないと言われた．

それでも強く依頼することで，何とか承諾し，腰椎よりブラッドパッチを追加，その後に症状は軽快し，3年ぶりにサッカー選手として復帰した．

□コメント

脳脊髄液減少症は，日本人のみに発症すると指摘する医師がいるが，本例，成人例を含め，外国人症例は数例経験している．

それから余談であるが，Schievink, Mokriらが，彼らの経験に加え，最新の知見をもとに2011年に診断基準を提唱したが[2]，そこでは，髄液漏出像が明らかでなくても，

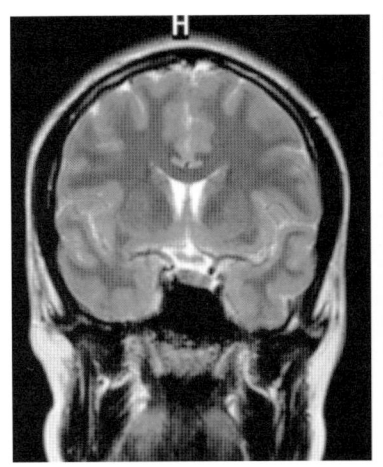

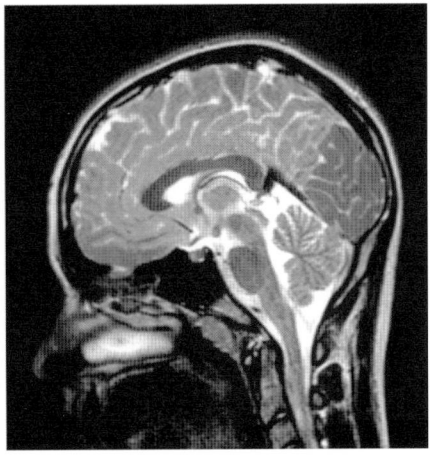

図Ⅱ-5-24 頭部 MRI

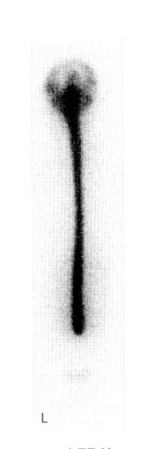

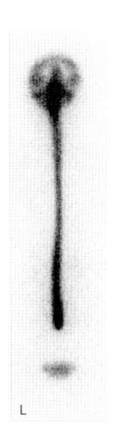

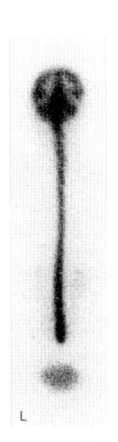

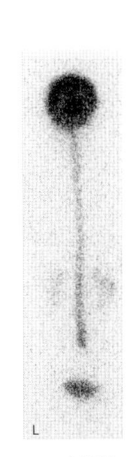

1 時間後　3 時間後　5 時間後　24 時間後
RI 残存率：24 時間後　19.6%

図Ⅱ-5-25 脳槽シンチ

ブラッドパッチが効果を示せば，脳脊髄液減少症と診断できるとしている。

【症例4】 27歳，女性

精神疾患と診断され経過観察されていた脳脊髄液減少症症例。

□**主訴**

頭痛，めまい，嘔気。

□**病歴・経過**

小学校時代より，特に外傷などの誘因がなく頭痛，めまい，嘔気などが出現した。症状が強固なため，通学に支障をきたした。20歳時に，精神神経科で「統合失調症」と診断。さらに，某大学病院で「大うつ病」と診断され，大量の抗うつ剤を投与されるが，効果が乏しかった。その後，自殺未遂数回。

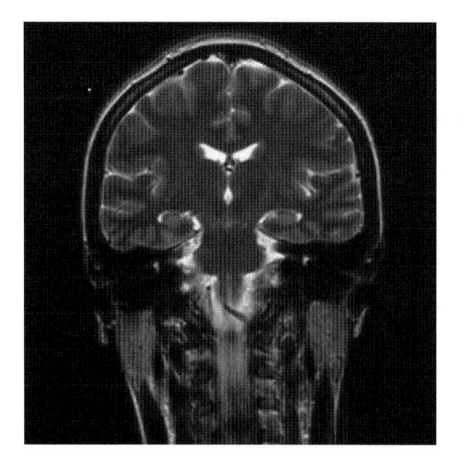

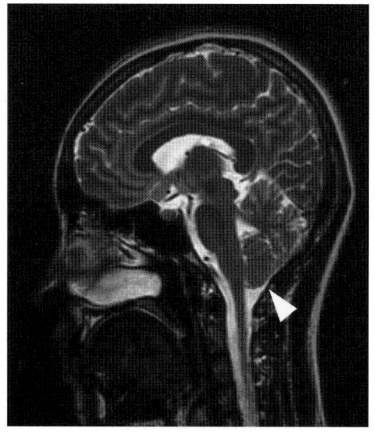

図Ⅱ-5-26 頭部MRI

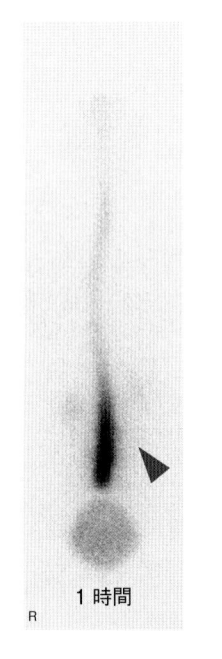

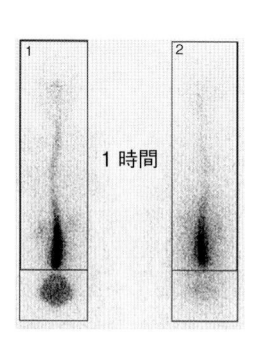

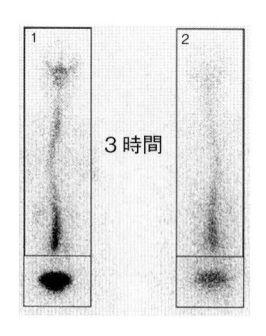

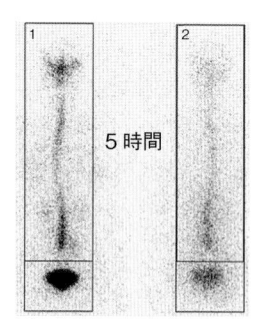

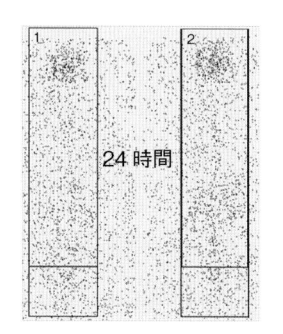

図Ⅱ-5-27 脳槽シンチ

RI残存率：24時間後　4.3％

　26歳のとき，本人，家族が脳脊髄液減少症を疑い当院を受診した。頭部MRIでは小脳扁桃の下垂を認めた（図Ⅱ-5-26）。また脳槽シンチでは腰椎より髄液漏出像を認め，RI残存率は4.3％（24時間後）と，著明に低下していた（図Ⅱ-5-27）。
　発症から10年以上経過後，脳脊髄液減少症と診断し，ブラッドパッチを施行（L2/3 25mL）。治療後，頭痛，めまいなどが改善し，抗精神薬を減量した。しかし，治療8カ月後に頭痛，めまい，倦怠感などが再燃，近医にて抗精神薬減量が原因と考えられ，精神神経科病院に入院加療を行った。しかし効果が乏しく，症状が再燃してから1カ月後にブラッドパッチを追加（L2/3 25mL）。治療後，頭痛，めまいなどが改善した。

現在は抗精神薬から離脱した。軽度の頭痛などを持続しているが，複数の資格試験に合格し，充実した社会人生活を送っている。

□コメント

うつ病や統合失調症など，精神疾患の診断で経過観察されていても，治療効果が乏しい場合は，脳脊髄液減少症を発症している場合がある。

【症例5】 22歳，女性

発症から治療までの経過が長期間に及び，ブラッドパッチ効果が乏しかった一例。

□主訴

起立性頭痛，倦怠感。

□病歴・経過

元来，非常に活発な女児であったが，7歳のとき，起立性頭痛，倦怠感などで，体調を崩す。幼稚園時，鉄棒から落下して尻もちをついたことがあった。病院は10カ所以上受診し，起立性調節障害や難治性頭痛，てんかん性頭痛などの診断にて投薬を受けるが，効果が乏しい。激しい頭痛のため，通常学校への就学は不能で，養護学校に通う。何度も，入院治療を受けたが，症状は改善しない。

発症から15年経過して，脳脊髄液減少症の存在を知り，当院を受診，頭部MRIにて小脳扁桃の下垂を認めた（図Ⅱ-5-28）。また脳槽シンチにて腰椎から胸椎にかけて髄液漏出像を認め（図Ⅱ-5-29），脳脊髄液減少症と診断した。発症から15年後に初回ブラッドパッチを施行（L2/3 20mL），その8カ月後に2回目のブラッドパッチ（Th11/12 10mL），さらにその6カ月後に3回目のブラッドパッチ（C7/Th1 12mL）を施行したが，多少の頭痛の改善があるのみであった。現在，日中でも半分以上寝ている状態が続いている。

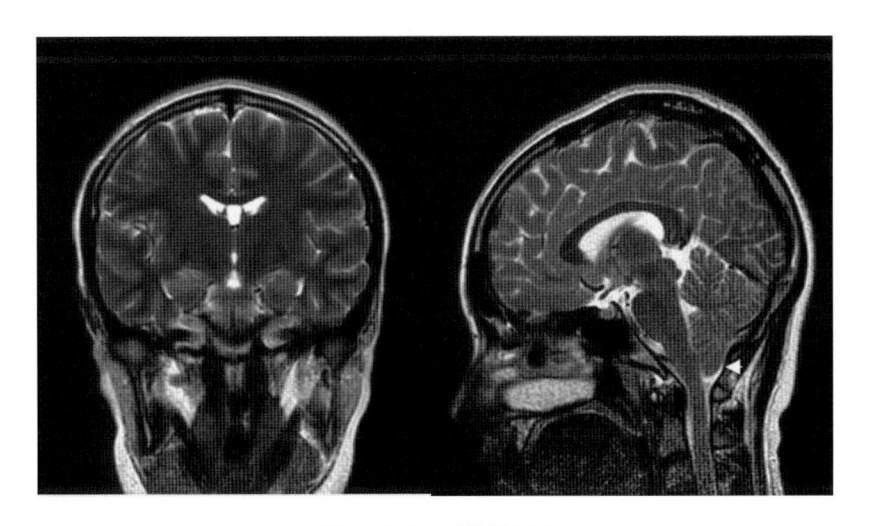

図Ⅱ-5-28　頭部MRI

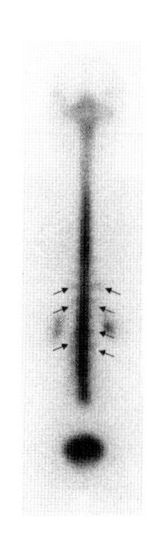

図Ⅱ-5-29　脳槽シンチ

□コメント

　本例は，頭部MRI, 脳槽シンチともに，脳脊髄液減少症として典型的な画像所見である。したがって7歳時より，脳脊髄液減少症を発症していた可能性が高い。発症から治療までの経過が長期間に及ぶと，治療効果が乏しくなる傾向にある。そのためにも，起立性調節障害や難治性頭痛，てんかん性頭痛などの診断を受けたとしても，治療効果が乏しい場合は，脳脊髄液減少症を考慮すべきである。

【症例6】　14歳，男性

　ブラッドパッチ後の環境悪化により，体調不良が持続した一例。

□主訴

　無気力，意欲低下。

□病歴・経過

　中学2年の夏に交通事故にて受傷。その後，強固な起立性頭痛が出現し，ほとんど寝たきり状態になる。受傷5カ月後に当院を受診，脳脊髄液減少症の診断にて2回のブラッドパッチを施行した。治療後，頭痛はほとんど消失し復学した。しかし，復学後，深刻ないじめに遭い，事故の裁判も行われる予定であった。中学生の男児にとっては，非常にストレスであったと思われ，無力感，無気力，何ごとにもやる気がでないなど，うつ状態となった。

　頭痛は訴えないので，脳脊髄液減少症に関しては治療効果を認めているが，体調不良が持続している。

□コメント

　脳脊髄液減少症の診断，そしてブラッドパッチ治療も重要だが，治療後の環境や周囲の協力が大切であると感じた症例である。

文献

1) 高橋浩一,美馬達夫.小児期に発症した脳脊髄液減少症 9 例の検討―臨床像とその対応―. 小児の脳神経 2008;33:462-468.
2) Schievink WI, Dodick DW, Mokri B, et al. Diagnostic Criteria for Headache Due to Spontaneous Intracranial Hypotension: A Perspective. Headache 2011; 51: 1442-1444.

日本語索引

①五十音順に配列。
②――は上記の単語を表す。

あ

安静臥床（臥床安静）
　　… 53,54,57,68,73,75,127-130
　厳重な―― ……… 127,128

い

易感染性………………… 138
意識消失…………………97
易刺激性…………………97
一次性頭痛……………… 2
一次性咳嗽性頭痛……… 4
一次性雷鳴頭痛…………79
一次性労作性頭痛……… 4
易怒性…………………… 155
易疲労性………………97,99

う

ウイルス性髄膜炎による頭痛
　………………………… 4
うつ病（うつ症状）…… 90,100

え

炎症性ポリープ……………41

お

音過敏……………………97

か

外国人症例………………… 158
外傷後脳脊髄液減少症…… 128
外傷性脳脊髄液漏出症
　………………………… 56,57,77
架橋静脈………………… 12,19,95
学力低下………………… 100
臥床安静（安静臥床）
　………………………… 90,92,103
下垂体卒中……………… 31,79
　――による頭痛………… 4
下垂体の腫大→脳下垂体腫大
風邪………………………90
貨幣状頭痛……………… 4
ガンマカメラ…………… 113

き

キアリ（Chiari）奇形…… 107
記憶力低下……………… 100
逆流性食道炎…………… 130
急性副鼻腔炎…………… 31,38,39
　――による頭痛……… 3,4,38
急性連日性頭痛………… 31,50
起立試験…………………67
起立性頭痛…… 5-13,31,41,56,64,
　　　　　66,74,90,98,99
起立性調節障害………… 11,60,64,
　　　　　90-92,106,138,149,151,161
起立性低血圧……………61
起立直後性低血圧………65

起立負荷試験……………67
起立不耐症………………64
緊張型頭痛……………… 2-4,31

く

くも膜下出血による頭痛…… 4
クリスマスツリー所見
　………………………… 113,148
群発頭痛………………… 3,31

け

頸椎捻挫……… 90,137,139,145
けいれん………… 120,135
血圧回復時間……………67
血管性頭痛………………95

こ

高次機能障害…………… 153
後頭神経痛……………… 3,4,31
硬膜外RI異常集積所見
　………………………… 114,148
硬膜外自家血注入→ブラッド
　パッチ
硬膜外静脈叢拡大……… 107
硬膜外生食水注入→硬膜外生理
　食塩水注入試験
硬膜外生食水注入試験→硬膜外
　生理食塩水注入試験
硬膜外生理食塩水注入試験
　… 68,93,96,106,120,124,131

硬膜外穿刺･････････････････93
硬膜外（の）水信号所見（病変）
　　･････････････････92,109,122
硬膜下腔／くも膜下腔開大
　　････････････････････････107
硬膜下血腫･･･････････32,107
硬膜下水腫････････････････107
硬膜穿刺後頭痛･･･････････5
硬膜嚢の拡大･･････････････95
厚労省研究班の画像診断基準
　　･････････････････106,107,109
国際頭痛分類････････････････2
腰高位･･････････････････13,14

し

視覚異常（障害）･･････97,100
篩骨洞炎･････････････････39,41
自然治癒････････････････････127
自然治癒力･････････････････130
持続性頭痛･････････････････30
持続性特発性顔面痛････････4
失見当識･････････････････････97
耳鳴･･･････････････････････････97
社会不適応･････････････127,129
習慣性頭痛･････････････････68
集中力低下･････････････97,100
上顎洞炎･････････････････39,41
小脳扁桃の下垂･･････32,107,161
静脈拡張所見････････････103
静脈洞血栓症･････････31,79
静脈洞内圧亢進･･･････････19
食思不振････････････66,68,69
自律神経失調症････････90,91
自律神経症状････････････100
視力低下････････････････････100
心因性･･････････････････62,92

心因性頭痛･･････････････10
新規発症持続性連日性頭痛
　　･･･････････････････8,30,50
新起立試験･･････････65,67150
神経調節性失神･･････････65
身体表現性障害････････････90

す

髄液圧･･････････････102,103,114
髄液圧測定･･････････93,106,114
髄液吸収亢進････････････95
髄液産生低下････････････95
髄液循環･･････････････････62
髄液瘻性頭痛･････････5,6,7
水分摂取････････････90,92,103
髄膜炎･････････････････････31
睡眠時頭痛････････････････4
睡眠障害････････････････97,101
頭蓋内圧低下症････････102,103
頭蓋内出血････････････････31
頭蓋内静脈拡張･････････107
頭痛診療･･････････････････2
スポーツ外傷･････････････97

せ

性行為に伴う一次性頭痛･････4
生理不順････････････････101
脊髄 MRI/MR ミエロ→脊髄
　　MRI/MR ミエログラフィー
脊髄 MRI/MR ミエログラフィー
　　････92,93,104,106,109-111,122
脊髄周囲静脈叢･･････････62,63
線維筋痛症･･････････････134
遷延性起立性低血圧･･････65
穿刺部（針穴）漏出
　　･････････････････113,115,119
全身倦怠感････････66,68,69,99
前兆のない片頭痛･･････34,35
前頭洞炎･･･････････39,41,80,83

そ

早期膀胱内 RI 集積所見
　　･････････････････････115,122
側脳室狭小化････････････107

た

体位性頻脈症候群
　　･････････････11,60,65,91,149
大うつ病････････････････159
体温調節障害････････････100
脱水････････････････････････141

ち

注意力低下････････････96,100
聴覚異常････････････････100
聴覚過敏････････････････100

つ

椎骨動脈解離による頭痛･････4

て

低髄液圧症
　　･････5,91,98,102-104,107,114
低髄液圧性（による）頭痛
　　････････････････5-9,29,30,53
てんかん性頭痛･････････161

と

頭蓋内圧低下症 102,103
頭蓋内出血 31
頭蓋内静脈拡張 107
動悸 100
統合失調症 159
疼痛症状 99
頭部外傷 96,97
頭部打撲 139
特発性低髄液圧性頭痛 5-7,59
特発性脳脊髄液漏出症 59
トリプタン 10,29,47

な

内分泌障害 101
難治性頭痛 161
難治性片頭痛 10

に

二次性頭痛 2,31,91,98,106
二次的な障害 130
25Gペンシルポイント針 113
24時間後RI残存率 117,118,122
認知機能の障害 97

の

脳下垂体腫大 8,107,108
脳下方偏位所見 107,108
脳幹扁平化 107
脳振盪 96,97

脳振盪後症候群 97,147,152
脳脊髄液減少症 5,63,64,90,95-100,104,128,132
脳脊髄液循環不全 112
脳脊髄液循環不全所見 116,122
脳脊髄液漏出症 5,57,63,103,104,107
　——画像診断案 93
脳槽シンチ→RI脳槽・脊髄液腔シンチグラフィー
脳動脈解離 31,79
脳ヘルニア 107,114

は

反復性頭痛 2

ひ

光過敏 97
非ステロイド抗炎症薬（NSAIDs） 10
微熱 100
鼻副鼻腔炎による頭痛 42
肥満 130
びまん性硬膜肥厚 107
　——所見 8,102,103,108,122
標準的運用法 18
頻尿 100

ふ

複合性局所疼痛症候群 134
複視 97,100
不登校 10,50,84,92,127
不明熱 100,138

へ

ブラッドパッチ 7,11,90,93
　——施行部位 133
　——治療 103,132
　——の合併症 134

平衡感覚障害 97
片頭痛 2,15,31,90,92,139
便秘 130

ほ

補液 53,63,74
保存的治療 77,103,127

ま

慢性頭痛 2
慢性副鼻腔炎 43,45,83
慢性連日性頭痛 30,50,105

め

メニエール病 96
めまい 97,100
免疫力低下 101

も

森田療法 129

や

薬物乱用頭痛 4,31

よ

腰椎穿刺………… 93,106,109
抑うつ状態………………97

ら

ラジオアイソトープ（RI）
　　　…………………… 112,113

り

緑内障……………………96

れ

連日性持続性頭痛……………10
連日性頭痛………… 22,30,31,84

外国語索引

①外国語と外国語を関した語句をまとめた。
②日本語部分を除き，アルファベット順に配列した。
③は上記の単語を表す。

C

C 型 → combined pain type）
Chiari 奇形による頭痛……… 4
combined pain type（C 型）
　…………………………16
complex regional pain syndrome
　（CRPS）……………… 134
Crowned dens syndrome … 4
CRPS → complex regional pain syndrome
CTミエロ→CTミエログラフィー
CTミエログラフィー
　……………… 93,104,106,122

D

deconditioned type …………64
delayed OH → delayed orthostatic hypotension
delayed orthostatic hypotension
　（delayed OH）……………65
developmental POTS ………65

E

Ehlers-Danlos 症候群 … 59,61
Epidural blood patch（EBP）
　……………… 11,62,63,68,77

F

floating dural sac sign
　………… 76,110,111,122,146

G

Gd 造影 T1 強調画像脂肪抑制
　………………………… 109

H

head-hanging-down maneuver
　（HHD 法）…………… 17,18
heavy T2 強調脂肪抑制法
　………………………… 111
HHD 法 → head-hanging-down maneuver
hyperadrenergic POTS ……64
hyperadrenergic type………64

I

ICHD ………………… 2,98
ICHD-3 beta …………… 98,113
ICHD-Ⅱ ………………98
^{111}In-DTPA ………… 112,113
INOH → instantaneous orthostatic hypotension
instantaneous orthostatic hypotension（INOH）……65
inter-scapular pain …………27

J

Joint hypermobility syndrome
　…………………………61

L

Lumbar-uplift（LUP）
　――position ………………13
　――test ………… 9,13,92,105
LUP test 陽性頭痛
　… 17,25-27,29,31,56,74,77,84,

M

Marfan 症候群 ………… 59,61
Monro-Kellie の仮説……… 107
MR ミエログラフィー
　………………… 109,111

N

NSAIDs ………………… 10,32
NDPH 様パターン …………30
neurally mediated syncope
　（NMS）………………65
neuropathic POTS …………64
NMS → neurally mediated syncope

O

O 型 → orthostatic pain type
OD → orthostatic dysregulation
OD テスト ……………… 149
OD 症状 ………………………66
orthostatic dysregulation (OD)
　　………… 11,60,64,91,106
orthostatic pain type (O 型)
　　………………………………14

P

partial dysautonomic type (PD type) ………………64
PD type → partial dysautonomic type
Phase I …………………13
　　――増強法………………17
　　――体位…………………15
Phase II …………………13
　　――体位…………………15
placebo 効果 …………… 62,75

postural tachycardia syndrome
　　(POTS) … 11,60,64,65,91,149
POTS → postural tachycardia syndrome

R

reverse orthostatic pain type
　　(RO 型) …………………15
reversible cerebral vasoconstriction syndrome (RCVS) ……………… 31,79
RI 異常集積 ………… 112-114
RI クリアランス …… 117,122
RI 脳槽・脊髄液腔シンチグラフィー（脳槽シンチ）
　　………… 93,106,112,122
RO 型 → reverse orthostatic pain type

S

S 型 → steady pain type
Schellong テスト ……………67

second-half-of-the-day headache
　　………………………………26
single-shot fast spin echo 法
　　……………………… 111
sit-up position ………………13
spontaneous intracranial hypotension (SIH) … 59,127
steady pain type (S 型) ……16

T

T2 強調画像脂肪抑制 …… 109
translaminar 圧差…………96
Trendelenburg 体位 … 8,9,13

V

Valsalva 手技 ………………20
vitamin A ……………………61

小児・若年者の起立性頭痛と脳脊髄液減少症

2014年11月20日　第1版第1刷　ⓒ

編著者	中川紀充	NAKAGAWA, Norimitsu
発行者	市井輝和	
発行所	株式会社金芳堂	
	〒606-8425 京都市左京区鹿ヶ谷西寺ノ前町34番地	
	振替　01030-1-15605	
	電話　075-751-1111（代）	
	http://www.kinpodo-pub.co.jp/	
制　作	株式会社見聞社	
印　刷	株式会社サンエムカラー	
製　本	有限会社清水製本所	

落丁・乱丁本は弊社へお送り下さい．お取り替え致します．

Printed in Japan
ISBN978-4-7653-1619-4

JCOPY ＜(社)出版者著作権管理機構　委託出版物＞

本書の無断複写は著作権法上での例外を除き禁じられています．複写される場合は，そのつど事前に，(社)出版者著作権管理機構（電話 03-3513-6969, FAX 03-3513-6979, e-mail: info@jcopy.or.jp）の許諾を得てください．

●本書のコピー，スキャン，デジタル化等の無断複製は著作権法上での例外を除き禁じられています．本書を代行業者等の第三者に依頼してスキャンやデジタル化することは，たとえ個人や家庭内の利用でも著作権法違反です．